MANUAL DE

ENFERMAGEM PEDIÁTRICA

MANUAL DE

ENFERMAGEM PEDIÁTRICA

Coordenadoras

RENATA PEREIRA

MAGDA BUDZINSKI

MANOLE

Sabará HOSPITAL INFANTIL

Instituto PENSI PESQUISA E ENSINO EM SAÚDE INFANTIL

Editora: Eliane Otani
Coordenação e produção editorial: Eliane Otani/Visão Editorial
Projeto gráfico e diagramação: Eliane Otani/Visão Editorial
Capa: Sopros Design

CIP-BRASIL. CATALOGAÇÃO NA PUBLICAÇÃO
SINDICATO NACIONAL DOS EDITORES DE LIVROS, RJ

M251
Manual de enfermagem pediátrica / coordenadoras Renata Pereira, Magda Budzinski. -
1. ed. - Santana de Parnaíba [SP] : Manole, 2021.
304 p. ; 23 cm.

Apêndice
Inclui bibliografia
ISBN 978-85-204-6387-1

1. Enfermagem pediátrica. I. Pereira, Renata. II. Budzinski, Magda.

21-72057 CDD: 618.9200231
CDU: 616-083-053.2

Meri Gleice Rodrigues de Souza - Bibliotecária - CRB-7/6439

1ª edição – 2021

Editora Manole Ltda.
Alameda América, 876 – Polo Empresarial – Tamboré
Santana de Parnaíba – SP – Brasil – CEP: 06543-315
Tel.: (11) 4196-6000
www.manole.com.br – atendimento.manole.com.br

Impresso no Brasil | *Printed in Brazil*

São de responsabilidade da autora as informações contidas nesta obra.

Aos autores que contribuíram generosamente com seu conhecimento, sua competência, seu tempo e sua dedicação para a elaboração deste *Manual de Enfermagem Pediátrica*.

Ao Instituto PENSI, ao Dr. José Luiz Egydio Setúbal e à Dra. Fátima Rodrigues Fernandes, por estimularem o desenvolvimento acadêmico de todas as categorias profissionais da Fundação, pela confiança e credibilidade que depositaram em nosso trabalho para cumprirmos mais esse desafio em nossas carreiras.

Ao Dr. Ary Costa Ribeiro e ao Dr. Renato José Vieira, por apoiarem as equipes do Sabará Hospital Infantil para que desempenhem suas atividades com respeito e profissionalismo na busca incansável pela Excelência do Cuidado Pediátrico.

Coordenadoras

Renata Pereira

Graduada em Enfermagem pela Universidade Federal de São Paulo (Unifesp). Mestranda do Programa de Saúde Baseada em Evidências da Universidade Federal de São Paulo (Unifesp). MBA Gestão de Pessoas pela Fundação Getúlio Vargas (FGV). Supervisora de Educação Continuada do Instituto PENSI do Sabará Hospital Infantil.

Magda Budzinski

Graduada em Enfermagem pela Universidade Nove de Julho (Uninove). Especialista em Gerenciamentos dos Serviços de Enfermagem pela Universidade Federal de São Paulo (Unifesp). Gerente Assistencial do Sabará Hospital Infantil.

Autores

Aldenora Dias Neta

Graduada em Enfermagem pela Universidade Nove de Julho (Uninove). Pós-graduanda em Oncologia Multiprofissional em Adulto do Hospital Israelita Albert Einstein (HIAE). Liderança Técnica de Coleta do Banco de Sangue do Grupo GSH de São Paulo, SP.

Aline Rodolfo Lopes

Graduada em Enfermagem e Pós-graduada em Neonatologia e em Administração Hospitalar pelo Centro Universitário São Camilo. MBA em Gestão Hospitalar pela Fundação Getulio Bargas (FGV). Enfermeira Supervisora das Unidades de Internação do Sabará Hospital Infantil.

Amparito del Rocío Vintimilla Castro

Graduada em Enfermagem pela Universidad Central del Ecuador. Doutora e Mestre em Ciências pela Escola de Enfermagem da Universidade de São Paulo (USP). Especialista em Pediatria e Puericultura pela Escola de Enfermagem da Universidade Federal de São Paulo (Unifesp). Especialista em Administração Hospitalar pela Universidade de Ribeirão Preto. Coordenadora do Serviço de Educação Permanente e Supervisora de Seção da Divisão de Enfermagem do Instituto da criança e do Adolescente do Hospital das Clínicas da Faculdade de Medicina da Universidade de São Paulo (ICr-HCFMUSP).

Ana Paula Almeida

Graduada em Enfermagem e Obstetrícia pela Universidade Estadual de Londrina (UEL). Mestre em Ciências da Saúde pela Escola de Enfermagem da Universidade de São Paulo (USP). Supervisora de Setor Hospitalar no Serviço de Educação Permanente do Instituto da Criança do Hospital das Clínicas da Faculdade de Medicina da Universidade de São Paulo (ICr-HCFMUSP).

Ana Paula Brecheret

Graduada em Medicina pela Universidade Federal de São Paulo (Unifesp). Especialista em Nefrologia Pediátrica, e Mestre e Doutora em Ciências Médicas pela Unifesp. Médica-assistente da Nefrologia Pediátrica da Unifesp. Nefrologista Pediátrica do Sabará Hospital Infantil.

Ana Paula Carrijo Rodrigues

Graduada em Medicina pela Faculdade de Medicina de Botucatu da Universidade Estadual Paulista (FMB-Unesp). Residência Médica em Hematologia e Hemoterapia na Unesp. Título de Especialista em Hematologia e Hemoterapia pela Sociedade Brasileira de Hematologia e Hemoterapia (SBHH). Responsável Técnica pela Agência Transfusional do Sabará Hospital Infantil. Gerente Médica da Coleta de Doadores do Banco de Sangue do Grupo GSH de São Paulo, SP, Unidade Paraíso.

Ana Valeska Siebra e Silva

Graduada em Enfermagem pela Universidade Estadual do Ceará (Ueca). Doutora em Saúde Pública pela Faculdade de Saúde Pública da Universidade de São Paulo (USP). Mestre em Saúde Pública (Epidemiologia) pela Universidade Federal do Ceará (UFC). Professora Adjunta da Uece. Coordenadora do Time de Acesso Vascular da Uece.

Anahi Bassi

Graduada em Farmácia e Bioquímica pela Universidade Nove de Julho (Uninove). Especialista em Farmacoterapia Clínica e Atenção Farmacêutica pelo Instituto de Pós-graduação (Ipog). Especialista e Administração Hospitalar pelo Centro Universitário São Camilo. Supervisora de Farmácia Clínica e Hospitalar e Farmacêutica Responsável Técnica do Sabará Hospital Infantil.

Andréia Cascaes Cruz

Doutora em Ciências pela Escola de Enfermagem da Universidade de São Paulo (USP). Especialista em Enfermagem Neonatal pelo do Hospital das Clínicas da Faculdade de Medicina da Universidade de São Paulo (HCFMUSP). Primeira Secretária da Sociedade Brasileira de Enfermeiros Pediatras (Sobep).

Benefran Junio da Silva Bezerra

Graduado em Enfermagem pela Universidade de Brasília (UnB). Mestre em Saúde Pública (Vigilâncias e Avaliação em Saúde) pela Fundação Oswaldo Cruz (Fiocruz). Especialista em Saúde Pública e Vigilância Sanitária pela Pontifícia Universidade Católica de Goiás (PUC-GO). Aluno do MBA em Gestão de Centro de Material e Esterilização pela Faculdade do Instituto Nacional de Ensino e Pesquisa (Inesp/SP). Especialista em Regulação e Vigilância Sanitária na Agência Nacional de Vigilância Sanitária (Anvisa). Professor de Pós-graduação em Vigilância Sanitária, Gestão de Qualidade em Serviços de Saúde e Segurança do Paciente do Instituto de Estudos Farmacêuticos (Ifar), em Brasília, DF. Professor de Concursos Públicos para Enfermagem.

Caio Marques Martins

Graduado em Biomedicina pela Universidade Metodista de São Paulo (Umesp). Especialista em Circulação Extracorpórea pela Universidade Federal de São Paulo (Unifesp). Especialista em Oxigenação por Membrana Extracorpórea (ECMO) pela Extracorporeal Life Support Organization (ELSO). Coordenador do Centro de ECMO/ELSO do Sabará Hospital Infantil.

Cléber Preusse

Graduado em Enfermagem pela Universidade Nove de Julho (Uninove). MBA Executivo em Saúde pela Fundação Getulio Vargas (FGV). Especialista em Cardiologia pelo Hospital Sírio-Libanês. Supervisor do Pronto-socorro, Centro de Diagnósticos e Centro de Excelência do Sabará Hospital Infantil.

Cristiane Cavalheiro

Graduada em Enfermagem pela Faculdade Santa Marcelina. Especialista em Terapia Intensiva Pediátrica pela Associação de Medicina Intensiva Brasileira (Amib). MBA em Gestão de Saúde do Centro Universitário São Camilo.

Daniel Garros

Graduado em Medicina pela Universidade de Passo Fundo (UPF). Professor Clínico de Pediatria da Faculdade de Medicina, na Divisão de Cuidado Intensivo, da Universidade de Alberta, Canadá. Médico Atendente e Líder do Comitê de Segurança e Qualidade e do Banco de Dados da UTI Pediátrica do Stollery Children's Hospital, Canadá. Membro do Comitê de Bioética do Complexo Hospitalar da Universidade de Alberta, Canadá.

Daniela das Neves Dias da Rocha

Graduada em Enfermagem e Pós-graduada em UTI Neonatal e Pediátrica pela Universidade Nove de Julho (Uninove). Enfermeira de Apoio ao Desenvolvimento Assistencial do Sabará Hospital Infantil. Enfermeira do Grupo de Oxigenação por Membrana Extracorpórea (ECMO) do Sabará Hospital Infantil.

Débora de Oliveira Cumino

Graduada em Medicina pela Universidade São Francisco (USF). Mestre e Doutora pela Faculdade de Ciências Médicas da Santa Casa de São Paulo (FCMSCSP). MBA em Saúde pelo Insper. Coordenadora do Serviço de Anestesiologia Pediátrica (SAPE) do Sabará Hospital Infantil.

Deborah de Campos Rosa Brites

Graduada em Enfermagem pela Escola de Enfermagem da Universidade de São Paulo (USP). Especialista em Clínica Médica e Cirúrgica pela Escola Paulista de Medicina da Universidade Federal de São Paulo (EPM-Unifesp). Especialista em Qualidade em Serviços de Saúde pelo Instituto Israelita de Ensino e Pesquisa Albert Einstein (IIEPAE). Enfermeira da Qualidade do Sabará Hospital Infantil.

Denise Lopes Madureira

Graduada em Fonoaudiologia pela Pontifícia Universidade Católica de São Paulo (PUC-SP). Mestre em Fonoaudiologia pela PUC-SP. Especialização em Cuidados Paliativos pela Faculdade de Ciências Médicas da Santa Casa de São Paulo (FCMSCSP). Título de Especialista em Linguagem pelo Conselho Federal de Fonoaudiologia. Coordenadora de Fonoaudiologia e de Cuidados Paliativos do Sabará Hospital Infantil. Diretora Clínica do Espaço Cria Saúde.

Denise Miyuki Kusahara

Graduada em Enfermagem pela Universidade Federal de São Paulo (Unifesp). Especialista em Cuidados Intensivos Pediátricos, Mestre e Doutora em Ciências pela Unifesp. Professora Adjunta do Departamento de Enfermagem Pediátrica da Escola Paulista de Enfermagem da Unifesp.

Dora Siqueira Batista Leite

Graduada em Psicologia pela Universidade de São Paulo (USP). Pós-graduada em Child Life Specialist pela University of California, Santa Barbara (UCSB) e pelo AdventHealth Hospital. Child Life e Coordenadora da Equipe Child Life do Sabará Hospital Infantil.

Edina Mariko Koga da Silva

Graduada em Medicina pela Universidade Federal de São Paulo (Unifesp). Residência em Pediatria e Mestre e Doutora pela Unifesp. Professora Associada da Disciplina de Medicina de Urgência e Medicina Baseada em Evidências da Unifesp. Professora e Orientadora do Programa de Pós-graduação em Saúde Baseada em Evidências da Unifesp.

Eduarda Ribeiro dos Santos

Graduada em Enfermagem pela Fundação Hermínio Ometto e em Direito pelo Centro Universitário das Faculdades Metropolitanas Unidas (FMU). Mestre e Doutora em Ciências pela Unifesp. Docente Temporária da Escola de Enfermagem da Universidade de São Paulo (USP). Docente da Faculdade Israelita de Ciência da Saúde Albert Einstein. Primeira Secretária do Conselho Regional de Enfermagem de São Paulo (Coren-SP) no triênio 2018-2020.

Eloá Padilha

Graduada em Enfermagem e Obstetrícia pelo Centro Universitário São Camilo. Especialista em Cardiologia e UTI pela Universidade de Araras. MBA Executivo em Saúde pela Fundação Getulio Vargas (FGV). Supervisora do Bloco Cirúrgico e de Práticas Assistenciais do Sabará Hospital Infantil.

Francisco Ivanildo de Oliveira Junior

Graduado em Medicina pela Universidade Federal do Rio Grande do Norte (UFRN). Mestre pela Faculdade de Medicina da Universidade de São Paulo (FMUSP). Especialista em Administração Hospitalar pelo Centro Universitário São Camilo. Gerente de Qualidade Assistencial do Sabará Hospital Infantil. Supervisor Médico do Ambulatório do Instituto de Infectologia Emílio Ribas.

Giovana Abrahão de Araújo Moriya

Graduada em Enfermagem pela Escola de Enfermagem de Ribeirão Preto da Universidade de São Paulo (USP). Mestre em Enfermagem e Doutora em Ciências pela Escola de Enfermagem da USP. Especialista em Centro Diagnósticos pela Universidade Federal de São Paulo (Unifesp). Supervisora de Enfermagem do Centro Cirúrgico do Sabará Hospital Infantil. Presidente da Associação Brasileira de Enfermeiros de Centro Cirúrgico, Recuperação Anestésica e Centro de Material e Esterilização (Sobecc). Docente da Pós-graduação Stricto e Lato sensu do Instituto Israelita de Ensino e Pesquisa Albert Einstein (IIEPAE).

Gisela Ponce

Graduada em Enfermagem pela Escuela de Enfermería Helena L. Roffo, da Universidad Maimonides. Especialista em Suporte Extracorpóreo de Vida (ECLS) e Oxigenação por Membrana Extracorpórea (ECMO) pela Extracorporeal Life Support Organization (ELSO). Instrutora da ELSO. Coordenadora Técnica do Programa de Tratamento Intensivo e Recuperação Cardiopulmonar e Transplante da Unidade de ECMO do Hospital de Pediatria Juan P. Garrahan.

Gustavo Silva Oliveira

Graduado em Enfermagem pela Universidade Estadual do Mato Grosso do Sul (UEMS). Especialista em Saúde da Criança pelo Programa de Residência em Enfermagem da Universidade Estadual de Londrina (UEL). Enfermeiro Intensivista Pediátrico e Enfermeiro Navegador do Sabará Hospital Infantil.

Heloisa Fuzita Ionemoto

Graduada em Medicina pela Faculdade de Ciências Médicas da Santa Casa de São Paulo (FCMSCSP). Especialista em Pediatria pelo Instituto da Criança do Hospital das Clínicas da Faculdade de Medicina da Universidade de São Paulo (ICr-HCFMUSP). Mestre em Medicina pela Universidade de São Paulo (USP). Gerente Médica da Educação Continuada e Ensino do Instituto PENSI da Fundação José Luiz Egydio Setúbal.

Herika Aparecida da Silva Viana

Graduada em Ciências Biológicas pela Universidade Camilo Castelo Branco. Pós-graduada Especialista em Análises Clínicas pela Universidade Nove de Julho (Uninove). Coordenação da Agência Transfusional do Sabará Hospital Infantil.

Janaína de França Antoniassi

Graduada em Enfermagem e Pós-graduada em Centro Cirúrgico e Centro de Material e Esterilização pela Universidade Nove de Julho (Uninove). Enfermeira Sênior Líder do Centro Cirúrgico do Sabará Hospital Infantil.

Juliana Pepe Marinho

Graduada em Enfermagem pelo Centro Universitário São Camilo. Especialista em Pediatria com Ênfase em Oncologia Pediátrica pela Universidade Federal de São Paulo (Unifesp). Especialista em Gestão em Saúde pelo Centro Universitário Senac. Coordenadora de Enfermagem do Centro Cirúrgico e Centro de Material e Esterilização do Instituto de Oncologia Pediátrica do Grupo de Apoio ao Adolescente e à Criança com Câncer (IOP/GRAACC) da Unifesp. Preceptora do Programa de Residência Multiprofissional em Oncologia Pediátrica da Unifesp. Diretora de Desenvolvimento Profissional em Nursingcare Treinamento e Consultoria.

Kauan Tamandaré Oliveira

Graduado em Enfermagem pela Faculdade Anhanguera de Guarulhos. Pós-graduação em Gestão de Serviços e Práticas Assistenciais em Enfermagem pelo Hospital Alemão Oswaldo Cruz. Enfermeiro de Práticas Assistenciais do A.C.Camargo Cancer Center.

Lilian Nunes Hayashida

Graduada em Fisioterapia pelo Centro Universitário São Camilo. Especialização em Fisioterapia Pediátrica e Neonatal pela Universidade Federal de São Paulo (Unifesp). MBA em Gestão Estratégica de Pessoas pela Universidade Paulista (Unip). Sócia-fundadora da empresa Fisiokids Fisioterapia. Coordenadora do Serviço de Fisioterapia do Sabará Hospital Infantil.

Liliane Soares

Graduada em Farmácia Bioquímica pela Universidade Paulista (Unip). Pós-graduada em Gestão da Qualidade e Produtividade pela Faculdades Oswaldo Cruz e em Administração Hospitalar pelo Centro Universitário São Camilo. Gerente de Operações do Sabará Hospital Infantil.

Lívia Inês Dal Fabbro Nagata

Graduada em Enfermagem e Pós-graduada em Gestão e Administração Hospitalar pela Universidade Federal de São Paulo (Unifesp). Pós-graduação em Docência pelo Instituto Educacional de São Paulo (Intesp). Supervisora da Qualidade Assistencial do Sabará Hospital Infantil.

Luciano Marques dos Santos

Graduado em Enfermagem pela Universidade Estadual de Feira de Santana (UEFS). Doutorando em Ciências do Programa de Pós-graduação em Enfermagem da Escola Paulista de Enfermagem da Universidade Federal de São Paulo (Unifesp). Especialista em Enfermagem Neonatológica Escola de Enfermagem da Universidade Federal da Bahia (UFBA). Título de Enfermeiro Pediatra pela Sociedade Brasileira de Enfermeiros Pediatras (Sobep). Coordenador da Comissão Permanente de Publicação, Divulgação e Comunicação Social da Sobep (gestão 2019-2021).

Magda Budzinski

Graduada em Enfermagem pela Universidade Nove de Julho (Uninove). Especialista em Gerenciamentos dos Serviços de Enfermagem pela Universidade Federal de São Paulo (Unifesp). Gerente Assistencial do Sabará Hospital Infantil.

Maria Lucia Moreira Castanheira

Graduada em Enfermagem pela Universidade Federal de São Paulo (Unifesp).

Maria Paula Villela Coelho

Graduada em Medicina pela Faculdade de Medicina de Marília (Famema). Cirurgiã Pediátrica com Especialização em Cirurgia do Fígado e Transplante Hepático pela Pontifícia Universidade Católica de São Paulo (PUC-SP). *Senior Clinical Fellow* no Birmingham Children's Hospital e no Queen Elizabeth Hospital, Reino Unido. Coordenadora do Programa Avançado de Tratamento da Falência Intestinal (PATII) do Sabará Hospital Infantil.

Marília de Bastos Pinto Lattari

Graduada em Enfermagem pela Universidade Estadual de Campinas (Unicamp). Especialista em Enfermagem em Controle de Infecção Hospitalar pelo Instituto do Coração do Hospital das Clínicas da Faculdade de Medicina da Universidade de São Paulo (InCor-HCFMUSP). Enfermeira do Serviço de Controle de Infecção Hospitalar do Sabará Hospital Infantil.

Nelson Horigoshi

Graduado em Medicina pela Faculdade de Medicina da Universidade de São Paulo (FMUSP). Especialista em Pediatria pelo Instituto da Criança do Hospital das Clínicas da Faculdade de Medicina da Universidade de São Paulo (ICr-HCFMUSP). Especialista em Terapia Intensiva pela Associação de Medicina Intensiva Brasileira (Amib). Especialista em Administração Hospitalar e Sistemas de Saúde pela Fundação Getúlio Vargas (FGV). Gerente Médico da Unidade de Terapia Intensiva do Sabará Hospital Infantil.

Patricia Araújo Soto

Graduada em Enfermagem pela Universidade Federal do Amazonas (Ufam). Pós-graduação em Terapia Intensiva Pediátrica e Neonatal pelo Instituto da Criança do Hospital das Clínicas da Faculdade de Medicina da Universidade de São Paulo (ICr-HCFMUSP). Enfermeira Especialista em ECMO, Enfermeira Sênior Líder da Unidade de Terapia Intensiva (UTI) e Enfermeira Responsável pelo Núcleo de Substituição Renal do Sabará Hospital Infantil.

Paula Cardozo Pirolo

Graduada em Enfermagem pelo Centro Universitário São Camilo. Especialista em Enfermagem Pediátrica pelo Instituto da Criança do Hospital das Clínicas da Faculdade de Medicina da Universidade de São Paulo (ICr-HCFMUSP). Especialista em Enfermagem em UTI Pediátrica e em Auditoria de Contas e Qualidade pelo Centro Universitário São Camilo. MBA em Gestão dos Serviços de Saúde pela Fundação Getulio Vargas (FGV). Enfermeira Sênior Líder da Unidade de Internação do Sabará Hospital Infantil.

Regina Grigolli Cesar

Graduada em Medicina, Mestre e Doutora em Pediatria pela Faculdade de Ciências Médicas da Santa Casa de São Paulo (FCMSCSP). Especialista em Terapia Intensiva Pediátrica pelo Departamento de Pediatria e Puericultura da Santa Casa de São Paulo. Coordenadora do Programa de Residencia Médica em Terapia Intensiva Pediátrica do Sabará Hospital Infantil e da Santa Casa de São Paulo. Diretora Clínica do Sabará Hospital Infantil. Intensivista diarista da UTI Pediátrica do Sabará Hospital Infantil. Coordenadora da UTI Pediátrica da Santa Casa de São Paulo.

Renata Gasparre

Graduada em Enfermagem pela Universidade Nove de Julho (Uninove). Pós-graduada em Enfermagem em Cardiologia e em Enfermagem em Unidade de Terapia Intensiva Neonatal, Pediátrica e Pediatria pelas Faculdades Metropolitanas

Unidas (FMU). MBA em Gestão em Saúde pelo Centro Universitário São Camilo. Enfermeira Sênior Líder da Unidade de Terapia Intensiva do Hospital Infantil Sabará.

Renata Pereira

Graduada em Enfermagem pela Universidade Federal de São Paulo (Unifesp). Mestranda do Programa de Saúde Baseada em Evidências da Universidade Federal de São Paulo (Unifesp). MBA Gestão de Pessoas pela Fundação Getúlio Vargas (FGV). Supervisora de Educação Continuada do Instituto PENSI do Sabará Hospital Infantil.

Renato José Vieira

Graduado em Medicina pela Universidade Federal de São Paulo (Unifesp). Residência em Psiquiatria pela Faculdade de Medicina da Universidade de São Paulo (FMUSP). *Black-belt* em Metodologia Lean 6 Sigma. Diretor Médico do Sabará Hospital Infantil.

Roberta Cristina Vadala

Graduada em Enfermagem pela Universidade de Guarulhos (UNG). Pós-graduado em Controle e Prevenção da Infecção Relacionada à Saúde pela Universidade Federal de São Paulo (Unifesp). Enfermeira Sênior Líder do Pronto-socorro do Sabará Hospital Infantil.

Sabrina Bortolin Nery

Graduada em Medicina e Especialista em Pediatria pela Faculdade de Medicina do ABC. Especialista em Gastroenterologia Pediátrica pela Universidade Federal de São Paulo (Unifesp). Gerente Médica da Unidade de Internação/Centro Cirúrgico e Nutrição do Sabará Hospital Infantil. Gerente Responsável pelo Programa "Cuidado do Cuidador" do Sabará Hospital Infantil.

Sandra Regina Mutarelli Setúbal

Graduada em Química e Pós-doutora em Ciências pela Universidade de São Paulo (USP). *Child Life Specialist* pela University of California, em Santa Bárbara, EUA. Diretora do Voluntariado e *Child Life Specialist* do Sabará Hospital Infantil. Presidente do Instituto PENSI do Sabará Hospital Infantil.

Sarita Scorzoni Lessa Pires

Graduada em Enfermagem pela Escola de Enfermagem de Ribeirão Preto da Universidade de São Paulo (USP). Especialista em Enfermagem em Controle de Infecção Hospitalar pela Coordenadoria de Aprimoramento de Pessoal e pelo Instituto do Coração do Hospital das Clínicas da Faculdade de Medicina da Universidade de São Paulo (InCor-HCFMUSP). Coordenadora do Serviço de Controle de Infecção dos Hospitais do Americas Serviços Médicos.

Suzana Fiuza Boxwell

Graduada em Medicina, Residência em Psiquiatria e Especialista em Psiquiatria Clínica pela Universidade Federal de Pernambuco (UFPE). Coordenadora do Projeto "Cuidado com o Cuidados do Sabará Hospital Infantil.

Tatiane Aparecida Ribeiro de Araújo

Graduada em Enfermagem pela Universidade Anhembi Morumbi. Pós-graduada em Auditoria em Serviço de Saúde pelo Centro de Ensino Albert Einstein. Especialista em Enfermagem Oncológica pela Fundação Antonio Prudente. Supervisora de Enfermagem do Sabará Hospital Infantil.

Thais Oliveira Franco

Graduada em Enfermagem pela Uniban. Mestranda em Gestão de Saúde da Must University, Flórida, EUA. Especialista em Suporte Extracorpóreo de Vida (ECLS) e Oxigenação por Membrana Extracorpórea (ECMO) pela Extracorporeal Life Support Organization (ELSO). MBA em Gestão Hospitalar pelas Faculdades Metropolitanas Unidas (FMU). Supervisora de Enfermagem da UTI Pediátrica do Sabará Hospital Infantil. Coordenadora do Time de ECMO do Sabará Hospital Infantil.

Vanessa Santos Munhoz

Graduada em Enfermagem e Pós-graduada em Cuidados Intensivos Pediátricos pelo Centro Universitário São Camilo. Enfermeira do Grupo de Oxigenação por Membrana Extracorpórea (ECMO), Enfermeira Responsável pelo Grupo de Neurointensivismo e Enfermeira Sênior Líder da Unidade de Terapia Intensiva (UTI) do Sabará Hospital Infantil.

Prefácios

PREFÁCIO POR FÁTIMA RODRIGUES FERNANDES, Diretora Executiva do Instituto PENSI

"Jamais considere seus estudos uma obrigação, mas uma oportunidade invejável para aprender a conhecer a beleza libertadora do intelecto para seu próprio prazer pessoal e para proveito da comunidade à qual seu futuro trabalho pertencer. Nenhuma mente que se abre para uma nova ideia voltará a ter o tamanho original." — Albert Einstein

O Instituto PENSI foi instituído em 2013 como braço da Fundação José Luiz Egydio Setúbal e é responsável pela geração e disseminação do conhecimento por meio de seus núcleos de pesquisa, ensino e educação continuada. Atuando na formação e atualização de profissionais que cuidam da saúde infantil, realizamos cursos, congressos, programas de residência, pós-graduação e produção de materiais científicos.

Desde 2015, desenvolvemos e aprimoramos o conteúdo da educação continuada para os profissionais de saúde do Sabará Hospital Infantil e, em 2016, realizamos nosso primeiro programa de pós-graduação de enfermagem em medicina intensiva e centro cirúrgico. Paralelo a isso, também estimulamos a execução de pesquisas e publicações em enfermagem pediátrica.

Pensando na nossa missão de produzir e disseminar conhecimento, o Instituto PENSI incentivou a elaboração deste manual, complementando uma série de livros produzidos com foco em saúde infantil. O resultado não poderia ter sido melhor. Parabenizo os coordenadores e autores por esta produção.

Encontramos nesta obra uma referência de qualidade, fruto da colaboração entre diferentes instituições e profissionais de várias áreas, produzindo um manual de excelência, um guia completo e útil para a prática assistencial do cuidado em enfermagem pediátrica.

Certamente, será de grande valia contar com conceitos e experiências descritas nos diferentes capítulos, do modelo assistencial centrado no paciente e sua família aos temas de alta complexidade, incluindo programas inovadores e essenciais em pediatria como o de *Child Life Professional* e cuidados paliativos. Tudo isso sem esquecer a humanização, um dos aspectos mais importantes da atividade do profissional de enfermagem.

Esse sentido do "cuidar" em todas as suas vertentes – assistência, ensino e pesquisa – é o que melhor caracteriza a cultura da nossa instituição.

Portanto, cuide bem e aprecie a leitura deste livro.

PREFÁCIO POR ARY COSTA RIBEIRO, CEO do Hospital Sabará Infantil

Infância saudável para uma sociedade melhor. Este é o propósito da Fundação José Luis Egydio Setúbal, na qual o Sabará Hospital Infantil tem como missão, além de prestar assistência de excelência, propiciar condições para o ensino e a geração de conhecimento, em atuação interdependente com o Instituto PENSI.

Este *Manual de Enfermagem Pediátrica*, na sua essência, representa o cumprimento desta missão.

O Sabará Hospital Infantil está próximo de completar 60 anos de uma muito bem-sucedida jornada de existência e serviços prestados ao cuidado pediátrico. O *Manual* tem no seu "DNA" a contribuição, ainda que de forma indireta, de todos os que participaram e participam dessa jornada.

Em um hospital, a enfermagem é a espinha dorsal, e, ao ler este *Manual*, esse conceito ficou mais ainda fortalecido, assim como outro que tenho sedimentado ao me engajar como Diretor de um hospital pediátrico: "criança não é um adulto pequeno".

O conteúdo deste *Manual* evidencia como a vivência e a experiência geradas em um hospital exclusivamente pediátrico contribuem para a assistência de excelência.

A massa crítica de conhecimento demonstrada no *Manual de Enfermagem Pediátrica* é bastante evidente no desenrolar de seus capítulos. E assim o faz abordando os assuntos de forma abrangente e com equilíbrio entre o novo, o visionário e o prático.

Desfrute do aprendizado que o *Manual* propicia!

Boa leitura!

PREFÁCIO POR JOSÉ LUIZ SETÚBAL, presidente da Fundação José Luiz Egydio Setúbal

"Onde houver amor pela arte da medicina, também haverá amor pela humanidade" — Hipócrates, 400 a.C.

Ninguém desempenha melhor esse papel descrito por Hipócrates no hospital do que o corpo de enfermagem. Isso, aprendi desde muito cedo, nos corredores sagrados da Santa Casa de São Paulo, quando lá estudei medicina e tive contato com as enfermeiras comandadas pela irmã Ursulina, entre outras, que ensinavam as jovens alunas da escola de enfermagem. Ali, passei a ver a importância dos profissionais de enfermagem em um hospital.

Passadas muitas décadas, o destino me tornou pediatra e presidente de uma Fundação dedicada à difusão de conhecimento, ensino, educação e pesquisa em saúde infantil; e nada me deixa mais contente do que ver o lançamento de um livro elaborado pelo Instituto PENSI em parceria com o corpo técnico assistencial do Sabará Hospital Infantil, instituições da Fundação José Luiz Egydio Setúbal.

O Sabará Hospital Infantil completará 60 anos em menos de um ano, e, nesse período de existência, é reconhecido como um local de excelência e inovação na prática da medicina pediátrica de São Paulo e, por consequência, do Brasil.

Fiquei muito feliz ao ler este livro e ver em suas páginas nossos valores: ética, humanismo, cuidar, conhecimento e sustentabilidade. Somos um hospital credenciado pela Joint Commission International, com as melhores práticas na segurança do paciente, e também somos campo de estágio de alunos e de pesquisa – e todas essas coisas estão bem demonstradas como conseguir reproduzir e alcançar na prática das enfermeiras.

É muito bom ver neste livro nossas iniciativas pioneiras na área pediátrica, como nossa experiência em ECMO e em Enfermeiro Navegador, e também em outras áreas inovadoras no Brasil, como a do *Child Life Specialist*. Certamente, essas atividades logo estarão em outras pediatrias do país.

Parabéns à Magda Budzinski, à Renata Pereira e aos autores deste livro, que acredito que será de muita utilidade para todos aqueles que trabalham em enfermagem ou com saúde de crianças e adolescentes, por ser abrangente e trazer, além da experiência de um corpo de enfermagem de um hospital de referência desta área, também autores de outras instituições brasileiras e internacionais.

Sumário

Apresentação

Em 1962, o Sabará Hospital Infantil foi fundado por um grupo de pediatras oriundos das melhores escolas médicas de São Paulo. A credibilidade médica daqueles pioneiros foi emprestada ao Hospital, que, ao longo dos anos, consolidou a imagem de compromisso ético, excelência técnica e humanismo no atendimento às crianças de São Paulo.

O Sabará é referência em atendimento pediátrico há mais de 50 anos. Possui estrutura física personalizada e dedicada à criança, e conta com estrutura tecnológica de ponta e profissionais especializados e capacitados que contribuem para uma assistência de qualidade. O foco em processos, protocolos e técnicas de excelência, inerente ao Hospital e a seus colaboradores, garante o cuidado fundamentado em evidências e nas necessidades individualizadas dos seus pacientes.

No planejamento do atendimento pediátrico, um dos maiores desafios é o dimensionamento do atendimento no período das doenças sazonais, especialmente as afecções respiratórias que atingem as crianças no outono. Nesses meses, há uma alta demanda do serviço do pronto-socorro, elevando as taxas de ocupação e podendo, por vezes, ultrapassar a capacidade máxima. Por outro lado, no período de baixa demanda, a procura pelo pronto-socorro diminui e demarca em torno de 60% da capacidade total.

Diante desse cenário, é imprescindível manter o engajamento e preservar a saúde mental e física dos profissionais, bem como a eficiência operacional com qualidade técnica – e essa é uma atividade contínua e constante de todas as equipes.

O *Manual de Enfermagem Pediátrica* nasce a partir da vontade de contribuir com a formação, a capacitação e o desenvolvimento de alunos e profissionais de enfermagem a partir do trabalho desenvolvido pela Enfermagem do Sabará Hospital Infantil.

Ao elaborarmos este livro, procuramos construir uma ferramenta de uso prático que subsidie as ações dos profissionais de enfermagem e forneça informações fundamentadas e recentes, permitindo uma compreensão conceitual e prática de diversos aspectos da pediatria.

Para tanto, contamos com a colaboração de diversos profissionais de categorias distintas, as quais se complementam no trabalho das equipes multidisciplinares. Assim, os autores, por atuarem nas áreas de assistência direta ao paciente e de ensino e pesquisa, apresentam temas e conteúdos aplicáveis na prática cotidiana dos profissionais das diferentes áreas de cuidados pediátricos, transformando conhecimentos teóricos em padrões de boas práticas clínicas que resultem na realização de intervenções assertivas.

Esperamos que este manual contribua para a prática do dia a dia dos profissionais de enfermagem, agregando valor à especialidade pediátrica e propiciando um cuidado centrado nas necessidades desses pacientes.

Boa leitura e bom estudo a todos!

1.1

Enfermagem pediátrica – atendimento baseado em valor

Magda Budzinski
Renato José Vieira

INTRODUÇÃO

Classicamente, a precificação do setor de saúde esteve voltada à quantidade de serviços prestados, permitindo que os profissionais de saúde pudessem optar por procedimentos e tratamentos que não estivessem necessariamente associados à melhor escolha para o atendimento. O alto custo, a qualidade insatisfatória e o acesso limitado à assistência à saúde, além de contribuírem para o uso desnecessário de produtos e serviços, têm gerado frustração para todos os envolvidos no processo.[1-3]

Há décadas, o sistema de saúde tenta realizar uma reforma no setor, porém, os problemas crescem a cada dia, com aumento de custos e problemas de qualidade cada vez mais evidentes.[3]

A atual situação exige que novos modelos sejam criados na tentativa de reduzir custos e acabar com as demais falhas presentes no sistema vigente, e não apenas focar na redução de custos de materiais, medicamentos e tecnologia.[3]

Para que a mudança seja efetiva, é necessário manter o equilíbrio na gestão dos recursos, por meio da mensuração dos desfechos clínicos. Assim, os serviços de saúde conseguirão considerar as necessidades dos clientes, prestando de um serviço de qualidade e, consequentemente, gerando um valor correspondente. É a partir dessa ideia que surge o conceito de saúde baseado em valor, cujo objetivo é aumentar o valor derivado dos recursos disponíveis para uma população.[2]

EXPERIÊNCIA DO PACIENTE: COMO ENTREGAR VALOR EM SAÚDE

Porter e Teisberg definem valor em saúde como a relação entre os resultados que importam para os pacientes – ou seja, os desfechos clínicos – e o custo para atingi-los.[3] O objetivo é oferecer qualidade ao paciente e colocá-lo como centro da estratégia. Para entender melhor, o conceito pode ser resumido na seguinte fórmula:[3]

$$\text{Valor} = \frac{\text{Desfechos assistenciais}}{\text{Custos da assistência}}$$

Embora seja inquestionável a importância da medida dos desfechos e dos custos, a avaliação da pertinência do cuidado, que significa "fazer a coisa certa para o paciente certo no tempo certo", é fundamental para garantir a geração de valor. Nos últimos anos, há uma tendência em acrescentar mais um item ao conceito:[4]

$$\text{Valor} = \frac{\text{Pertinência do cuidado} \times \text{Desfechos}}{\text{Custos}}$$

Por isso, é preciso sempre pensar e investir na efetividade da jornada do paciente e na melhoria constante de sua experiência.

A experiência do paciente abrange todas as interações de um indivíduo com o sistema de saúde, incluindo operadora de saúde, médicos, enfermeiros, equipe interdisciplinar, consultórios, laboratórios e outros.[5]

Para proporcionar uma boa experiência, é preciso ir além de protocolos e normas institucionais: deve-se investir na adoção permanente e constante das melhores práticas, bem como na definição de um modelo assistencial adequado.

Triple aim (ou objetivo triplo, em tradução livre) é uma estratégia proposta pelo Institute for Healthcare Improvement (IHI), que visa a melhorar o sistema de saúde. Esse conceito propõe inovação na assistência médica por meio de estudo, análise, inovação e disseminação de novos conhecimentos e ideias, inicialmente em busca de um objetivo centrado em três dimensões (Figura 1):

- melhorar a experiência do indivíduo em relação à assistência;
- melhorar a saúde das populações;
- reduzir o custo *per capita* dos cuidados de saúde.

É um modelo integrado, no qual cada ponta do tripé influencia a outra.

São esforços para melhorar a qualidade dos cuidados de saúde, reduzir falhas nos processos de cuidado e eliminar o uso excessivo ou indevido de

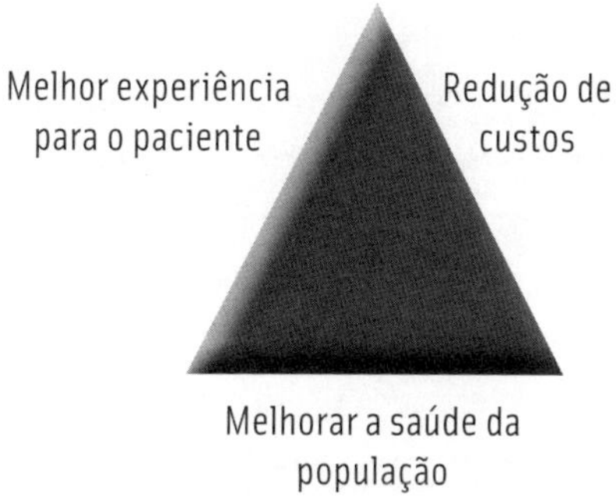
Melhor experiência para o paciente
Redução de custos
Melhorar a saúde da população

FIGURA 1. Esquema representativo do conceito *triple aim*.

Fonte: adaptada de Bisognano e Keeney, 2015.[6]

terapias, testes diagnósticos e recursos tecnológicos, o que pode resultar em diminuição de custos e melhoria dos resultados. Portanto, a redução dos custos *per capita* por meio da utilização correta dos recursos disponíveis, tendo em vista que uma maior eficiência na produção local pode ajudar na eficiência sistêmica com uma produção enxuta, melhorando a experiência do paciente no que diz respeito a aspectos como qualidade, acesso e confiança no serviço.[6]

A relação da experiência do paciente com a qualidade do serviço prestado não é uma mera questão de satisfação ou de engajamento do paciente com o serviço de saúde. Um número crescente de evidências tem mostrado que a experiência positiva do usuário de um serviço de saúde é um forte preditor de um bom desempenho assistencial. Glickman et al.,[7] da Universidade de Duke, nos EUA, demonstraram, ao analisar dados de 25 hospitais norte-americanos, que diversos indicadores clínicos de *performance* no tratamento do infarto do miocárdio eram melhores em pacientes mais satisfeitos, incluindo mortalidade. Também é importante ressaltar que essa pesquisa mostrou que o atendimento da equipe de enfermagem era o principal fator de influência na satisfação total do usuário.

Um dos pontos centrais na busca pelo valor da assistência é determinar, com clareza, o que é realmente importante para o paciente. Essa busca pela definição de medições significativas do valor em saúde – específicas por patologias – tem um marco importante no International Consortium for Health Outcomes Measurement (ICHOM), um consórcio internacional que, desde 2013, tem publicado consensos de desfechos relevantes para o paciente (PROMs, do inglês *patient-reported outcome measures*).[8] A ideia que norteia o ICHOM é ganhar escala com a padronização dos indicadores relevantes, permitindo que a competição na saúde se dê por conta do valor gerado, e não meramente pela "guerra de preços".

O caminho para a qualidade começa na busca pela excelência na liderança. Os melhores líderes, com os recursos necessários, podem gerar melhorias na qualidade e nos custos, alcançando alta *performance* (Figura 2).

Entretanto, médicos e outros membros da força de trabalho da área de saúde relatam esgotamento e insatisfação generalizados, caracterizando, muitas vezes, a síndrome de *burnout*. Essa síndrome dos cuidadores pode levar a uma menor satisfação do paciente e resultados de saúde reduzidos, aumentando diretamente os custos. O esgotamento, portanto, coloca em risco o triplo objetivo.[9]

Assim surgiu o *quadruple aim*, em que se considera a experiência do colaborador na prestação do serviço. Para muitas organizações, o quarto objetivo é obter alegria no trabalho; para outras, é buscar igualdade na área da saúde.[10]

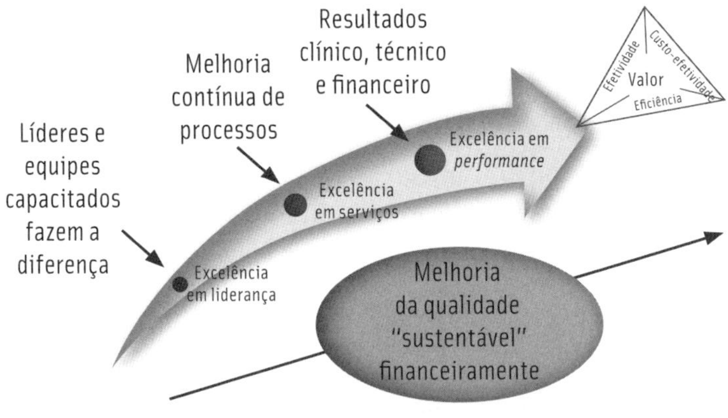

FIGURA 2. Processo para busca de melhoria da qualidade.

Fonte: adaptada de Institute for Healthcare Improvement.

Para isso, é necessário o investimento das instituições de saúde em programas de desenvolvimento técnico, desenvolvimento de lideranças e definição de programas de valorização dos cuidadores, incluindo a elaboração de planos de carreira.

Um dos investimentos do Sabará Hospital Infantil em relação à implementação do *quadruple aim* foi realizado na equipe de enfermagem, parte integrante da equipe multiprofissional da cadeia de assistência ao paciente.

PROGRAMAS DE DESENVOLVIMENTO DE ENFERMAGEM DO SABARÁ HOSPITAL INFANTIL

O Sabará Hospital Infantil dedicou-se intensamente ao desenvolvimento e à implantação de três pilares para o time de enfermagem a partir do ano de 2019.

Programa de desenvolvimento de líderes de enfermagem

Os enfermeiros participaram de um treinamento robusto de desenvolvimento de líderes com os objetivos de:

- garantir um atendimento de excelência;
- capacitar os participantes para o exercício de suas responsabilidades e para a compreensão de seu papel na real aplicação dos valores do Sabará Hospital Infantil;
- facilitar a utilização de técnicas e ferramentas de trabalho em equipe, comunicação, atendimento e gestão de pessoas;
- melhorar a retenção dos profissionais com alto desempenho;
- formar profissionais com maior responsabilidade e profissionalização.

Programas de desenvolvimento técnico-científico

Foram implementados:

- núcleos de estudo;
- programa de multiplicador (enfermeiro que exerce função de multiplicador das melhores práticas e valores institucionais diretamente nas unidades assistenciais);
- programa de tutoria;
- figura do enfermeiro *trainee*;
- reuniões clínicas de enfermagem;

- treinamentos técnicos especializados e individualizados de acordo com as necessidades de cada equipe, realizados no Centro de Simulação Realística do Instituto PENSI e por meio da utilização de plataformas de educação a distância (EAD).

Plano de carreira baseado em meritocracia

Utilizando a ferramenta de planejamento estratégico SWOT (acrônimo em inglês para *strengths, weaknesses, opportunities and threats*), foram identificadas as forças (*strengths*), as fraquezas (*weaknesses*), as oportunidades (*opportunities*) e as ameaças (*threats*) da enfermagem do Sabará Hospital Infantil em relação a outras instituições pediátricas similares.

A partir das oportunidades e ameaças identificadas, foram criados os planos e projetos de desenvolvimento contínuo e permanente. Por meio das forças e fraquezas identificadas, foram criados os critérios para processos de promoções internas, implementando um plano de carreira institucional consistente e transparente, melhorando, assim, o engajamento da equipe de enfermagem e sua confiança na gestão.

CONCLUSÃO

A estratégia de atendimento baseado em valor apresenta muitos efeitos potenciais positivos, porém, para que sejam mensurados e percebidos, além dos desfechos técnicos, é necessário um intenso gerenciamento da cultura organizacional.

As unidades de atendimento devem atuar de forma integrada, garantindo a continuidade do cuidado. A participação de todos os envolvidos no desenho do modelo assistencial e a navegação dos pacientes são imprescindíveis para que não ocorra a fragmentação do cuidado.[4]

A equipe de enfermagem tem um papel fundamental no processo da experiência do paciente, na construção e implantação de sua jornada e no controle da qualidade e dos custos institucionais. Dessa forma, ela deve ser diligente nos esforços para alcançar os objetivos citados neste capítulo. Cabe à instituição proporcionar, à equipe de enfermagem, sistemas de apoio para um bom desempenho.

Equipes especializadas no cuidado tendem a obter melhores resultados. Investir no aprimoramento e no engajamento da equipe de enfermagem é imperativo para atingir o objetivo final, que é a entrega de valor não apenas para os pacientes, mas também para todo o sistema de saúde.

REFERÊNCIAS

1. Bessa RO. Análise dos modelos de remuneração médica no setor de saúde suplementar brasileiro. [dissertação de mestrado]. São Paulo, SP: Escola de Administração de Empresas de São Paulo, Fundação Getúlio Vargas, 2011.
2. Sistema de Educação Continuada a Distância (Secad). Conceito de saúde baseado em valor: por que aderir? Março/2019. Disponível em: <https://secad.artmed.com.br/blog/medicina/conceito-de-saude-valor/>. Acesso em: 1 dez. 2020.
3. Porter ME, Teisberg EO. Repensando a saúde: estratégias para melhorar a qualidade e reduzir os custos. Tradução de Cristina Bazan. Porto Alegre: Bookman, 2007.
4. Portal Hospitais Brasil. A transformação do cuidado baseada em valor. Disponível em: <https://portalhospitaisbrasil.com.br/a-transformacao-do-cuidado-baseada-em-valor/>. Acesso em: 1 dez. 2020.
5. Valor em Saúde/DRG Brasil. Experiência do paciente: como entregar valor em saúde? Blog. 12 ago. 2020. Disponível em: <https://www.drgbrasil.com.br/valoremsaude/experiencia-do-paciente/>. Acesso em: 1 dez. 2020.
6. Bisognano M, Keeney C. Buscando o Triple Aim na saúde: 8 inovadores mostram o caminho para melhor tratamento, melhor saúde e menores custos. São Paulo: Atheneu, 2015.
7. Glickman SW, Boulding W, Manary M, Staelin R, Roe MT, Wolosin RJ et al. Patient satisfaction and its relationship with clinical quality and inpatient mortality in acute myocardial infarction. Circ Cardiovasc Qual Outcomes. 2010;3(2):188-195. doi.org/10.1161/CIRCOUTCOMES.109.900597.
8. Porter ME, Larsson S, Lee TH. Standardizing patient outcomes measurement. N Engl J Med. 2016;374(6):504-506. doi.org/10.1056/NEJMp1511701.
9. Bodenheimer T, Sinsky C. From triple to quadruple aim: care of the patient requires care of the provider. Ann Fam Med. 2014;12(6):573-576. doi.org/10.1370/afm.1713.
10. Feeley D. The triple aim or the quadruple aim? Four points to help set your strategy. 28 nov. 2017. Disponível em: <http://www.ihi.org/communities/blogs/the-triple-aim-or-the-quadruple-aim-four-points-to-help-set-your-strategy>. Acesso em: 1 dez. 2020.

1.2

Estruturação do serviço de enfermeiro navegador em pediatria

Magda Budzinski
Eloá Padilha

INTRODUÇÃO

Na década de 1990, o médico norte-americano Harold Freeman introduziu o conceito de navegação de pacientes na área da saúde, com os objetivos de agilizar a confirmação do diagnóstico e garantir a continuidade do tratamento. Nesse conceito, o profissional denominado navegador de paciente, podendo ser integrante da equipe de saúde ou leigo, guia o paciente, visando a ultrapassar barreiras socioeconômicas, financeiras, culturais, burocráticas e psicológicas que dificultem o acesso aos serviços e sistemas de saúde.[1]

Inicialmente focado no tratamento de pacientes oncológicos, o programa de navegação de pacientes ganhou força com o surgimento da figura do enfermeiro navegador, profissional especializado e com experiência clínica e competências técnicas e administrativas para o direcionamento e tomadas de decisão em conjunto com a equipe multidisciplinar.[2]

Os enfermeiros navegadores direcionam e guiam os pacientes, familiares e cuidadores para a tomada de decisão conjunta com a equipe multidisciplinar responsável pelo tratamento.[3] As ações desenvolvidas vão além do manejo do cuidado: supervisionam todo o processo de tratamento, empoderam os pacientes e fornecem informações e suporte, além de atuarem como elo entre os pacientes e os profissionais da equipe.[4]

O empoderamento surge no paciente a partir de um processo educativo direcionado para transmitir conhecimentos e ajudá-lo a desenvolver habilidades, atitudes e autoconhecimento, permitindo gerenciar a sua condição de saúde e participar ativamente do seu próprio tratamento.[5] Pacientes empoderados interagem de forma mais eficaz com os profissionais de saúde, pois estão mais informados, envolvidos e responsabilizados.

Estudo realizado nos Estados Unidos avaliou a atuação dos enfermeiros navegadores na assistência ao paciente com câncer, evidenciando que esses profissionais melhoraram significativamente a percepção dos pacientes acerca do seu tratamento.[6] Os pacientes sentiram-se mais envolvidos no seu próprio tratamento e mais bem preparados para o futuro, pois tinham mais conhecimento sobre as formas como o câncer afetava suas vidas.[6]

O modelo de navegação deve ser desenhado de acordo com as características do serviço em que é implantado, bem como ser revisitado com frequência a fim de serem realizadas novas implementações. Sabe-se que, embora seja um programa que existe há décadas, o navegador quase não é conhecido. Ainda há muitos desafios na definição de processos, funções e qualificação dos navegadores, além de pesquisas e desenvolvimento de trabalhos sobre o tema. Trata-se de um mercado de trabalho em amplo crescimento, e o profissional enfermeiro, sem dúvida, é peça fundamental para essa atividade, uma vez que o trabalho exige conhecimento tanto assistencial quanto administrativo.

OBJETIVOS DA NAVEGAÇÃO

Os principais objetivos da navegação são:

- aumentar o acesso aos recursos disponíveis e sua utilização;
- evitar o desgaste do paciente ou de sua família no que diz respeito aos processos burocráticos;
- ajudar o paciente/família a superar o impacto do diagnóstico e a dificuldade de entendimento sobre a evolução da doença;
- promover tomada de decisão consciente;
- facilitar o processo de vivência das doenças complexas e a interface com serviços externos;
- reduzir as idas e vindas ao serviço de saúde;
- melhorar a qualidade de vida dos pacientes.

A função do enfermeiro navegador está muito além do manejo do cuidado. Esse profissional é responsável pela supervisão de todo o processo envolvido no tratamento e no empoderamento dos pacientes diante de sua patologia, fornecendo informações suficientes para que assumam um papel ativo dentro do seu plano de cuidado.[1,3]

A área de atuação do enfermeiro navegador já está bem desenvolvida no exterior, especialmente em Estados Unidos, Canadá, Austrália e alguns países da Europa. No Brasil, as poucas instituições que adotam esse programa o aplicam, em sua maioria, para a área de oncologia.[1]

A NAVEGAÇÃO DO SABARÁ HOSPITAL INFANTIL: ATRIBUIÇÕES DO ENFERMEIRO NAVEGADOR

Na pediatria, entendemos que a navegação tem um papel importante na humanização do atendimento e é fundamental para a adesão ao tratamento. Quando se trata de criança com doença de alta complexidade, o acompanhamento torna-se bastante delicado.

O ponto central da ação do enfermeiro navegador na pediatria é a coordenação do cuidado, visando a garantir que o paciente e a equipe estejam alinhados com o objetivo e as expectativas do tratamento, visando ao cuidado integrado centrado no paciente e na família, por meio de um plano de cuidado individualizado, e melhorando, assim, os desfechos e a experiência do paciente.

As atribuições do enfermeiro navegador no Sabará Hospital Infantil incluem:

- facilitar a navegação do paciente dentro das estruturas do hospital, bem como os agendamentos de consultas presenciais ou por telemedicina, exames diagnósticos e tratamentos;
- manter acompanhamento periódico do paciente, garantindo que suas necessidades sejam atendidas;
- auxiliar na organização estratégica do plano de cuidados;
- facilitar a comunicação entre os profissionais envolvidos no atendimento, a família e o paciente;
- identificar barreiras que possam afetar a adesão ao atendimento ou ao tratamento do paciente;
- ser suporte durante consultas e exames, facilitando questões administrativas e burocráticas;
- conhecer os protocolos institucionais;
- auxiliar no desenvolvimento e participar de treinamentos de enfermagem, sessões clínicas, palestras e casos clínicos relacionados às especialidades de navegação;

- participar ativamente das passagens de plantão entre setores de forma detalhada e completa;
- participar de e realizar pesquisas científicas, contribuindo para o desenvolvimento da função em âmbito nacional;
- coordenar a navegação do paciente complexo dentro das estruturas do hospital;
- realizar a triagem por teleconsulta para identificar a pertinência e a elegibilidade do atendimento;
- minimizar possíveis dificuldades de compreensão por parte do paciente ou de sua família (p.ex., onde ir? Quando ir? Como ir? Por que ir?).

RELATO DE CASO: ESTRUTURAÇÃO DA NAVEGAÇÃO PARA A ESPECIALIDADE AERODIGESTIVA

Para compreender melhor como se pode atuar na navegação, será utilizado, a seguir, o exemplo de como foi formatado o serviço de navegação do Sabará Hospital Infantil para a especialidade aerodigestiva.

O Grupo Aerodigestivo trata pacientes com alterações laríngeas que produzem desconforto respiratório e/ou alterações de deglutição, para melhora da sua qualidade de vida. Para o acompanhamento dos pacientes, a equipe é composta por diversos especialistas: gastroenterologista, pneumologista, otorrinolaringologista de via aérea difícil, nutrólogo, fonoaudiólogo e fisioterapeuta, além de contar com o apoio de todas as outras especialidades, sendo, assim, um grupo interdisciplinar. A equipe atua tanto no âmbito ambulatorial quanto no hospitalar.

Essa especialidade foi escolhida por se tratar de uma área institucional estratégica. Uma vez definida, foram desenvolvidos os critérios para o acompanhamento dos pacientes e, consequentemente, o nível de atenção que eles devem receber.

Os pacientes do grupo aerodigestivo necessitam de um acompanhamento contínuo de sua patologia, podendo ser acompanhados até seus 17 anos, 11 meses e 29 dias, conforme política da instituição. Mediante a necessidade de acompanhamento prolongado e a grande quantidade de pacientes inseridos no programa, foi implantada uma pirâmide com diferentes níveis de atenção para melhorar a organização do atendimento.

A pirâmide, dividida em três partes, é classificada pelo nível de atenção demandado ao paciente, como mostra a Figura 1.

No ápice, está o nível alto de atenção, que indica a necessidade de contatos diários ou semanais com o paciente e sua família. Dentre as principais ações desenvolvidas estão o planejamento de cuidados para o pré e pós-operatório; o acompanhamento durante o período de internação; e o planejamento de alta, com agendamento de consultas, exames, procedimentos e orientações ao paciente em relação ao autocuidado.

No centro da pirâmide, está o nível médio de atenção, em que são realizados contatos mensais ou a cada três meses. As principais ações incluem o planejamento de consultas interdisciplinares ambulatoriais; a programação de procedimentos e exames futuros; e as orientações de cuidado, fortalecendo o vínculo e empoderando o paciente e sua família durante o tratamento.

Na base, está o nível baixo de atenção. Nessa etapa, são realizados contatos semestrais ou anuais para monitoramento do tratamento e realização de buscas ativas, caso não haja retorno em consultas ou procedimentos programados.

O objetivo da estruturação da navegação para a especialidade aerodigestiva é manter a maioria dos pacientes na base da pirâmide, pois isso caracteriza um acompanhamento adequado e um quadro estável de sua patologia, reduzindo internações indesejadas.

Trata-se de uma pirâmide dinâmica, em que os pacientes podem migrar de um nível para o outro de acordo com o estado de sua saúde e fase de tratamento. Caso o paciente tenha uma intercorrência, ele passa para o nível alto de atenção e será acompanhado com maior frequência pelo enfermeiro navegador.

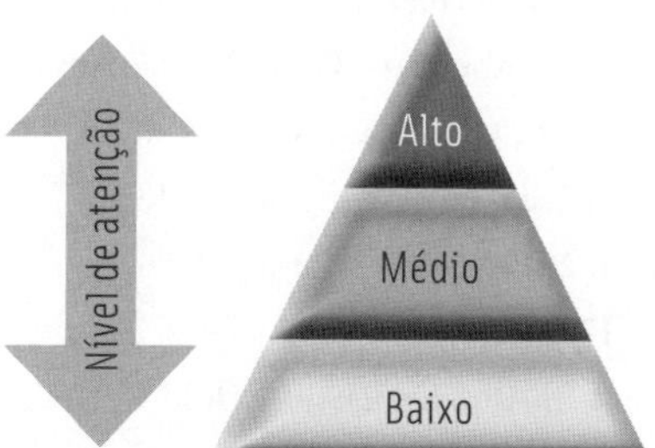

FIGURA 1. Pirâmide de atenção ao paciente.

A classificação dos pacientes por nível de atenção é realizada pelo enfermeiro navegador após cada avaliação, quando será definida a frequência de contato, conforme a programação de tratamento.

CONCLUSÃO

A implantação do programa de enfermeiro navegador deve ser personalizada de acordo com o público e as especificidades de cada área escolhida, em alinhamento com o planejamento estratégico da instituição.

No Sabará Hospital Infantil, o programa ainda está em fase de implantação, podendo passar por alterações em seu processo.

Consideramos a navegação um ganho importante para o paciente e seu desenvolvimento, fazendo parte da missão, da visão e dos valores institucionais do hospital.

REFERÊNCIAS

1. Freeman HP, Rodriguez RL. History and principles of patient navigation. Cancer. 2011;117(15 Suppl):3539-3542. Disponível em: <https://www.ncbi.nlm.nih.gov/pmc/articles/PMC4557777/>. Acesso em: 29 nov. 2020.
2. Associação Amigos da Oncologia. Navegação de pacientes. Disponível em: <https://amigosdaoncologia.org.br/navegacaodepacientes/sobre>. Acesso em: 29 nov. 2020.
3. Pautasso FF, Zelmanowicz AM, Flores CD, Caregnato RCA. Atuação do nurse navigator: revisão integrativa. Rev Gaúcha Enfermag. 2018;39:e2017-0102. Disponível em: https://www.scielo.br/scielo.php?script=sci_arttext&pid=S1983-14472018000100503&lng=en&nrm=iso>. Acesso em: 29 nov. 2020.
4. Shejila CH, Mamatha SP, Fernandes DJ. Oncology nurse navigator programme: a narrative review. Nitte Univ J Health Sci. 2015;5(1):103-107. Disponível em: <http://nitte.edu.in/journal/december2014/ONNP.pdf>. Acesso em: 29 nov. 2020.
5. Taddeo PS, Gomes KWL, Caprara A, Gomes AMA, Oliveira GC, Moreira TMM. Acesso, prática educativa e empoderamento de pacientes com doenças crônicas. Ciênc Saúde Coletiva. 2012;17(11):2923-2930. Disponível em: <http://www.scielo.br/pdf/csc/v17n11/v17n11a08.pdf>. Acesso em: 29 nov. 2020.
6. Wagner EH, Ludman EJ, Bowles EJA, Penfold R, Reid RJ, Rutter CM et al. Nurse navigators in early cancer care: a randomized, controlled trial. J Clin Oncol. 2014;32(1):12-18. Disponível em: <https://www.ncbi.nlm.nih.gov/pmc/articles/PMC3867643/>. Acesso em: 29 nov. 2020.

2

Prática de enfermagem baseada em evidências

Renata Pereira
Edina Mariko Koga da Silva

INTRODUÇÃO

A prática baseada em evidências (PBE) é definida como "o uso consciente, explícito e criterioso das melhores evidências atuais na tomada de decisões sobre o cuidado de pacientes".[1] Tem por objetivo tornar a tomada de decisão clínica do profissional mais efetiva e segura. Para isso, procura integrar a experiência clínica aos desejos e às necessidades do paciente e, ainda, às evidências científicas coletadas sistematicamente a partir de pesquisas estruturadas com qualidade metodológica.[2,3]

A utilização desse método nas disciplinas de graduação em enfermagem teve início em alguns países nos anos de 1990 e, por essa razão, houve um aumento significativo no número de pesquisas abordando essa temática desde então.[4,5]

Atualmente, a PBE tem sido reconhecida como padrão-ouro nos conceitos relacionados à prestação de cuidados em saúde. Além disso, é considerada a metodologia recomendada para a prestação de cuidados seguros e de alta qualidade por órgãos regulatórios, por organizações e pela comunidade científica de saúde (Joint Commission, American Nurses Association [ANA] e Conselho Federal de Enfermagem [Cofen]).[6]

PRÁTICA BASEADA EM EVIDÊNCIAS E ENFERMAGEM

A definição de qualidade na prestação de cuidados deve compreender os princípios éticos, de justiça, de valor, de beneficência e de prudência. Quando aplicada ao cuidado de saúde, pode-se afirmar que a busca de uma assistência de alta qualidade ou excelente é uma obrigação ética tanto dos enfermeiros como de outros profissionais de saúde. Esses princípios são o ponto central do código de ética para o exercício da enfermagem, segundo o qual esses profissionais são responsáveis por cumprir integralmente suas responsabilidades éticas, beneficiando o paciente e não causando o mal.[7]

No atual cenário dos cuidados em saúde centrado no paciente e sua segurança, tem sido muito enfatizado que os profissionais devem apresentar competências relacionadas à avaliação de evidências científicas, para garantirem um atendimento de excelência por meio de estudos clínicos de qualidade.[6]

Essas competências são realmente significativas quando se trata dos enfermeiros, uma vez que é incontestável que a enfermagem compõe o maior grupo de profissionais de saúde dentro de um hospital. Quando capacitados de forma efetiva, podem estabelecer cuidados mais adequados, maximizando os resultados dos pacientes e também das instituições.[8]

Entende-se que um enfermeiro competente em PBE deve apresentar conhecimentos e habilidades para avaliar a evidência relacionada a cada caso e, ainda, manter-se atualizado e embasado para tomar as melhores decisões nas suas atividades diárias.[6] Assim, os serviços de saúde que apresentam equipes competentes nessa metodologia serão mais capazes de enfrentar os desafios de prestar um serviço com resultados mais satisfatórios aos seus pacientes e aos seus próprios profissionais.[3]

Apesar do amplo reconhecimento da PBE como uma competência central para a prática da enfermagem contemporânea, estudos que avaliam a utilização da metodologia por enfermeiros evidenciam que sua aplicação está aquém do desejado, de maneira que as condutas de enfermagem continuam sendo, muitas vezes, motivadas por tradições não científicas.[5,6,9,10]

Dentre esses estudos, alguns apontam razões organizacionais para que essa deficiência ocorra, como carência de recursos; excesso de serviço; pouca autonomia para inovar em práticas já estabelecidas; e ausência de uma política de treinamento formal na área, o que não desenvolve a habilidade de pesquisar e avaliar as evidências nos profissionais.[5,6,11,12] Além disso, outros estudos sugerem que os enfermeiros frequentemente percebem a PBE como uma demanda adicional às suas já sobrecarregadas atividades rotineiras. Com isso, acabam priorizando tarefas operacionais do dia a dia sem exercer um senso crítico, o que poderia ser alcançado com a capacitação e a avaliação de produções científicas.[2,13]

A literatura disponível deixa claro que, via de regra, os profissionais de enfermagem não atualizam seus conhecimentos com base em estudos científicos. Um estudo significativo de Pravikoff et al., realizado nos EUA, em 2005, revela que artigos de periódicos e relatórios de pesquisa raramente foram usados como fontes de informação por enfermeiros e, ainda, que muitos profissionais relataram nunca usar essas fontes em seu exercício profissional.[14]

Em razão da maior facilidade de acesso e confiança no conteúdo, os enfermeiros apresentam maior probabilidade de obter seus conhecimentos em manuais, políticas, procedimentos operacionais e treinamentos em serviço, os quais, muitas vezes, não são baseados em evidências. Por essa razão, é de suma importância que esses documentos institucionais e treinamentos de equipes sejam baseados nas melhores e mais recentes evidências científicas, apropriadas aos contextos locais e prontamente acessíveis aos seus destinatários.[12-14]

Uma vez que o conhecimento científico produzido na área da saúde não tem permeado adequadamente a prática da enfermagem, foi estabelecido que, para que os profissionais da saúde obtivessem uma adequada abordagem baseada em evidência, eles deveriam ter as seguintes habilidades, frequentemente não adquiridas durante a graduação:[2,15]

- fazer uma pergunta clínica: transformar problemas clínicos reais em questões focadas;
- buscar as melhores evidências em bases de dados científicos;
- avaliar criticamente a evidência em sua validade científica e aplicabilidade na prática;
- avaliar o resultado e/ou a implementação na prática.

Entende-se que esses componentes possibilitam, ao profissional, uma abordagem de solução de problema para a tomada de decisão clínica individualizada para cada paciente, ou seja, quanto mais informado o enfermeiro estiver sobre cada um desses componentes, mais assertiva será a sua tomada de decisão.[2]

Nesse contexto, é importante ressaltar que treinamentos focados e assertivos e tempo para aplicar adequadamente o conhecimento, além de estruturas institucionais de apoio, são essenciais para que o enfermeiro possa adotar essa prática como ferramenta facilitadora de sua rotina de trabalho.[2,6]

Algumas evidências recentes sugerem também que as principais habilidades de liderança, como criar uma visão clara e utilizar boas habilidades interpessoais e de comunicação efetiva, além de proverem educação continuada para apoiar os enfermeiros, são componentes essenciais para manter o compromisso com a entrega de um cuidado baseado em evidências científicas.[5,9]

Os benefícios da metodologia são reconhecidos por tornarem os resultados dos pacientes melhores e, consequentemente, aumentarem a satisfação do profissional que prestou o cuidado. Para tanto, os enfermeiros precisam ser capazes de localizar, avaliar e utilizar pesquisas relacionadas às suas responsabilidades nas atividades assistenciais. Promover o uso de evidências na prática da assistência diária pode contribuir para atitudes mais positivas em relação ao uso da metodologia, o que, por sua vez, pode influenciar positivamente o atendimento ao paciente.[16]

Simpson, em 2006, já relatava que a enfermagem baseada em evidências só se tornará uma realidade se as evidências forem prontamente disponibilizadas aos enfermeiros no ponto de atenção e na tomada de decisão e, ainda, se eles estiverem capacitados para compreender tal informação.[17]

CONCLUSÃO

Com o propósito de incentivar e apoiar o desenvolvimento técnico-científico dos enfermeiros em nosso meio,[4] aliado à necessidade crescente por profissionais cada vez mais qualificados para a prestação de um cuidado de excelência, a prática de enfermagem deve ser baseada em evidências de pesquisas que apresentem qualidade metodológica evidente.

REFERÊNCIAS

1. Sackett DL, Rosenberg WM, Gray JA, Haynes RB, Richardson WS. Evidence based medicine: what it is and what it isn't. BMJ. 1996;312(7023):71-72. doi.org/10.1136/bmj.312.7023.71.
2. Van der Goot WE, Keers JC, Kuipers R, Nieweg RMB, de Groot M. The effect of a multifaceted evidence-based practice programme for nurses on knowledge, skills, attitudes, and perceived barriers: a cohort study. Nurse Educ Today. 2018;63:6-11. doi.org/10.1016/j.nedt.2018.01.008
3. Dalheim A, Harthug S, Nilsen RM, Nortvedt MW. Factors influencing the development of evidence-based practice among nurses: a self-report survey. BMC Health Serv Res. 2012;12:367. doi.org/10.1186/1472-6963-12-367.
4. Caine C, Kenrick M. The role of clinical directorate managers in facilitating evidence-based practice: a report of an exploratory study. J Nurs Manag. 1997;5(3):157-165. doi.org/10.1046/j.1365-2834.1997.00012.x.
5. Bianchi M, Bagnasco A, Bressan V, Barisone M, Timmins F, Rossi S et al. A review of the role of nurse leadership in promoting and sustaining evidence-based practice. J Nurs Manag. 2018;26(8):918-932. doi.org/10.1111/jonm.12638.

6. Laibhen-Parkes N, Kimble LP, Melnyk BM, Sudia T, Codone S. An adaptation of the original Fresno test to measure evidence-based competence of pediatric bedside nurses. Worldviews Evid Based Nursing. 2018;15(3):230-240. doi.org/10.1111/wvn.12289.
7. Conselho Federal de Enfermagem (Cofen). Resolução Cofen n. 564/2017. Aprova o novo código de ética dos profissionais de enfermagem (CEPE). Brasília, DF: Cofen, 2017. Disponível em: <http://www.cofen.gov.br/resolucao-cofen-no-5642017_59145.html>. Acesso em: 3 dez. 2020.
8. Magers TL. Using evidence-based practice to reduce catheter-associated urinary tract infections. Am J Nurs. 2013;113(6):34-42. doi.org/10.1097/01.NAJ.0000430923.07539.a7.
9. Fleiszer AR, Semenic SE, Ritchie JA, Richer MC, Denis JL. Nursing unit leaders' influence on the long-term sustainability of evidence-based practice improvements. J Nurs Manag. 2016;24(3):309-318. doi.org/10.1111/jonm.12320.
10. Makic MBF, VonRueden KT, Rauen CA, Chadwick J. Evidence-based practice habits: putting more sacred cows out to pasture. Crit Care Nurse. 2011;31(2):38-61. doi.org/10.4037/ccn2011908.
11. Stokke K, Olsen NR, Espehaug B, Nortvedt MW. Evidence based practice beliefs and implementation among nurses: a cross-sectional study. BMC Nurs. 2014;13(1):8. doi.org/10.1186/1472-6955-13-8.
12. Bertulis R. Barriers to accessing evidence-based information. Nurs Stand. 2008;22(36):35-39. doi.org/10.7748/ns2008.05.22.36.35.c6541.
13. Williams B, Perillo S, Brown T. What are the factors of organisational culture in health care settings that act as barriers to the implementation of evidence-based practice? A scoping review. Nurse Educ Today. 2015;35(2):e34-e41. doi.org/10.1016/j.nedt.2014.11.012.
14. Pravikoff DS, Tanner AB, Pierce ST. Readiness of US nurses for evidence-based practice: many don't understand or value research and have little or no training to help them find evidence on which to base their practice. Am J Nurs. 2005;105(9):40-51. doi.org/10.1097/00000446-200509000-00025
15. Fineout-Overholt E, Melnyk BM, Schultz A. Transforming health care from the inside out: advancing evidence-based practice in the 21st century. J Prof Nurs. 2005;21(6):335-344. doi.org/10.1016/j.profnurs.2005.10.005.
16. League K, Christenbery T, Sandlin V, Arnow D, Moss K, Wells N. Increasing nurses' access to evidence through a web-based resource. J Nurs Adm. 2012;42(11):531-535. doi.org/10.1097/NNA.0b013e3182714476.
17. Simpson RL. Automation: the vanguard of EBN. Nursing Management. 2006;37(6):13-14. doi.org/10.1097/00006247-200606000-00004.

3.1

Modelo assistencial

Magda Budzinski
Aline Rodolfo Lopes

INTRODUÇÃO

Este capítulo aborda um pouco a temática de modelo assistencial, no qual a enfermagem é essencial, já que atua na interligação com as demais áreas que prestam cuidado direto ao paciente.

Nos últimos anos, mudanças importantes foram observadas nas estruturas e na organização do seguimento hospitalar. A fim de se manterem nesse mercado extremamente competitivo e garantirem a perenidade da organização, os hospitais têm transformado seu modelo de gestão ao incluírem seus pacientes/clientes nas decisões, tirando-os de um lugar passivo, de aceitar o que lhes é proposto, e colocando-os à frente das decisões sobre o seu tratamento. Além disso, sua satisfação e sua fidelidade à instituição são fundamentais para que o hospital se mantenha sustentável.[1]

Portanto, essa mudança de paradigma impulsiona o corpo de enfermagem, especificamente o profissional enfermeiro, a se adaptar e se preparar para novos desafios. Esses profissionais, que originalmente são os responsáveis pelo cuidado, devem buscar conhecimentos de modo a gerenciar a assistência, garantindo qualidade e segurança no atendimento e se posicionando estrategicamente na organização.[1]

DEFINIÇÃO

Segundo o dicionário, a palavra "modelo" é definida como aquilo no qual alguém se pauta para construir outra coisa idêntica; é a reunião de hipóteses, teoremas, ideias que, num sistema físico, servem para explicar as propriedades de um sistema; ou, ainda, é relativa à assistência, algo que fornece algum tipo de assistência, de auxílio ou ajuda para estabelecimento assistencial. Portanto, trata-se de construir um sistema com o objetivo de garantir um cuidado efetivo ao paciente, por meio de resultados mensuráveis.

De acordo com Gerolin e Cunha,[1] o processo de trabalho da enfermagem particulariza-se em uma rede de subprocessos que são denominados cuidar (ou assistir), administrar (ou gerenciar), pesquisar e ensinar. Cada uma dessas etapas pode ser tomada como um processo à parte, com seus próprios elementos (objeto, meios/instrumentos e atividade), que podem ou não coexistir em determinado momento e instituição.

O processo de trabalho do enfermeiro resume-se em cuidar e administrar, ou seja, em uma atuação assistencial e outra gerencial – ambas devem estar alinhadas, focando no alcance de um objetivo comum, norteado por evidências científicas e práticas assistenciais que otimizem recursos e garantam uma assistência segura, coordenada, organizada e com foco no paciente e sua família.[1]

O enfermeiro assistencial é responsável pelo planejamento dos cuidados e pelo estabelecimento de vínculo com o paciente e sua família. É o profissional que mais possui capacidade de vínculo com o paciente. À beira do leito, o enfermeiro exerce igualmente o papel de integrador, facilitador e coordenador das relações entre paciente, equipe multiprofissional, médicos e instituição.[2]

No universo pediátrico, o paciente e os integrantes de sua família são membros participantes e ativos no cuidado, pois eles fornecem, à equipe multiprofissional, informações importantes que norteiam o planejamento da assistência e colaboram para a obtenção dos melhores resultados.

Existem mais de dez modelos publicados e adaptados para a realidade da saúde no Brasil, dentre os quais se destacam:

- modelo de prática baseada em evidência;
- modelo assistencial centrado no paciente;
- sistema clínico avançado;
- *primary nursing*;
- cuidado restaurativo para autonomia assistida;
- cuidado holístico;
- modelo de sistema Neumann;
- cuidado baseado na espiritualidade.

Vale a pena ressaltar que cada organização de saúde deve adotar o modelo que melhor se enquadra na cultura local. Esse modelo deve fazer sentido para equipe e também estar em constante alinhamento com as demais ações estratégicas do hospital. Afinal, a implantação de um modelo assistencial efetivo requer grande esforço da gestão e muito engajamento por parte daqueles que efetivamente estão à beira do leito, operacionalizando o modelo desenhado.[1]

Trata-se de um contínuo trabalho em equipe, no qual se destaca a atuação do enfermeiro, sendo primordial também a atuação da equipe interdisciplinar para o sucesso na implantação e continuidade de um modelo assistencial. Cada membro da equipe interdisciplinar deve ter bem claro seu papel e atuar sempre pensando em como sua atividade pode impactar e/ou contribuir para o trabalho do outro membro da equipe. É preciso trabalhar de maneira orquestral, entendendo e respeitando o paciente e sua família, com o desafio individual de mitigar os impactos e contribuir com processos que permitam o alcance do objetivo comum, ou seja, o melhor desfecho para o paciente e sua família.

Para Shields et al., o cuidado centrado na família tornou-se uma pedra angular da prática pediátrica, porém, sua eficácia não é conhecida. Não existe uma definição única, mas, sim, uma lista de elementos que constituem o cuidado centrado na família. No entanto, reconhece-se a importância de envolver os pais no planejamento do cuidado da criança nos serviços de saúde.[3] Uma nova definição é apresentada a seguir.

MODELO ASSISTENCIAL DO SABARÁ HOSPITAL INFANTIL – CUIDADO CENTRADO NO PACIENTE

O cuidado centrado na pessoa auxilia assistentes sociais e profissionais de saúde, que trabalham em conjunto, a desenvolverem os conhecimentos, as aptidões e a confiança exigidas para o trabalho em equipe. O cuidado deve ser coordenado tendo-se em mente as necessidades do paciente e sua família, sendo fundamental assegurar que as pessoas sejam sempre tratadas com dignidade, compaixão e respeito.[4]

O modelo assistencial tem como objetivo definir as diretrizes da assistência do Sabará Hospital Infantil, que são pautadas nos seguintes pilares:

- cuidado centrado na criança e na família;
- atendimento individualizado e humanizado;
- assistência interdisciplinar;
- fundamentação científica;
- programa de qualidade reconhecido internacionalmente e suportado pela devida infraestrutura tecnológica.

Esse modelo deve ser aplicado a todos os pacientes internados no Sabará Hospital Infantil, cujas evidências estarão devidamente registradas nos prontuários. O modelo também considera a satisfação dos clientes e dos profissionais envolvidos no cuidado e no tratamento dos pacientes.

Seja o paciente recém-nascido, criança ou adolescente, ele será considerado um ser único e multidimensional no seu desenvolvimento biopsicossocial e espiritual. Dessa forma, cada assistência será focada no tratamento e no cuidado de acordo com as respectivas necessidades individuais.

Cada paciente e sua família influenciam – e são influenciados – no seu processo assistencial, respeitando os recursos internos e externos, sociais, culturais, financeiros, emocionais, educacionais, conhecimentos da doença, histórias de vida, crenças, valores, relacionamentos e expectativas.

O Sabará entende que a família é uma constância na vida da criança e a primeira responsável por ela. Define família como um sistema composto de vários subsistemas em contínua interação; aquela nomeada pelo paciente e responsável legal.

O processo de assistência procura favorecer a relação do profissional de saúde com o paciente e sua família, visando à participação e à cooperação bilateral nas decisões e alcance das metas assistenciais.

O relacionamento interpessoal paciente-familiares-profissionais é pautado por transparência, respeito e ética.

DESAFIOS DA LIDERANÇA NO DESENVOLVIMENTO DA EQUIPE DE ENFERMAGEM PARA O MODELO CENTRADO NO PACIENTE

O primeiro passo importante para desenvolver a equipe de enfermagem para o modelo de cuidado centrado no paciente é contextualizá-la sobre a importância de sua atuação dentro da equipe interdisciplinar. Todos da equipe devem trabalhar em conjunto em busca de um resultado comum.

A enfermagem é a equipe com maior possibilidade de estabelecer vínculos com o paciente e a família, fazendo com que se sintam ouvidos em relação às suas necessidades e expectativas.

Estar inserido na equipe interdisciplinar também traz muitas responsabilidades. À enfermagem, cabe principalmente a tarefa de assumir a atenção direta, encarregando-se de ações de promoção à saúde e realizando consultas domiciliares por telemedicina, invertendo, assim, as prioridades em relação às atividades administrativas.

Também é essencial o estabelecimento de ferramentas de cuidado consistentes e bem estabelecidas, dentre as quais podem-se citar:

- planos educacional, terapêutico e de alta;
- grupos de estudo e reuniões clínicas de enfermagem;
- participação ativa nas reuniões interdisciplinares.

Para isso, o Sabará Hospital Infantil desenvolve a equipe de enfermagem em três competências fundamentais:

- Conhecimento técnico-científico, por meio de atualizações direcionadas para cada equipe, individualizando os treinamentos por meio do Programa de Educação Continuada do Instituto PENSI; participação nas reuniões clínicas para discussão de casos; atuação como multiplicador, disseminando conhecimento para toda a equipe. Também contamos com um Centro de Simulação Realística.
- Liderança: o Programa de Desenvolvimento de Lideranças para Enfermagem, desenvolvido para os enfermeiros, visa a aumentar o empoderamento e a visibilidade desses profissionais dentro da equipe interdisciplinar e, consequentemente, no cuidado direto ao paciente.
- Engajamento, por meio da atuação da equipe de enfermagem nas visitas multidisciplinares; da participação ativa em discussões de casos complexos e grupos de estudos; e da implantação da equipe de enfermeiros navegadores nas linhas de cuidado estratégicas (aerodigestivo, neurologia, cardiologia e terapia fetal) como coordenadores do cuidado.

REFERÊNCIAS

1. Gerolin FSF, Cunha IC. Modelos assistenciais na enfermagem – Revisão de literatura. Enfermagem em Foco. 2013;4(1):37-40. doi.org/10.21675/2357-707X.2013.v4.n1.500.
2. Portal Proqualis. Simplificando o cuidado centrado na pessoa – Guia rápido. Disponível em: <https://proqualis.net/sites/proqualis.net/files/Simplificando-o-cuidado.pdf>. Acesso em: 5 dez. 2020.
3. Shields L, Pratt J, Hunter J. Family centred care: a review of qualitative studies. J Clin Nurs. 2006;15(10):1317-1323. Disponível em: <https://pubmed.ncbi.nlm.nih.gov/16968436/>. Acesso em: 5 dez. 2020.
4. Pinto JP, Ribeiro CA, Pettengill MM, Balieiro MMFG. Cuidado centrado na família e sua aplicação na enfermagem pediátrica. Rev Bras Enferm. 2010;63(1):132-135. Disponível em: <https://www.scielo.br/scielo.php?script=sci_arttext&pid=S0034-71672010000100022>. Acesso em: 5 dez. 2020.

3.2

Aplicação do modelo Calgary de avaliação e intervenção com famílias em unidades pediátricas

Luciano Marques dos Santos
Andréia Cascaes Cruz

INTRODUÇÃO

Família pode ser definida como um sistema formado por outros micro e macrossistemas regidos por regras estabelecidas ao longo de gerações e que determinam os limites familiares, incluindo quem dela faz parte.[1] Assim, a família forma uma unidade cujos membros estão em constante interação não apenas entre si, mas também com sua rede de apoio e suporte social. Em determinados momentos, essa unidade terá a sua estabilidade alterada em razão de perturbações decorrentes de vários processos e experiências da vida humana, dentre eles, doenças e hospitalização.

A família vivencia uma fase de impacto quando um parente próximo se encontra hospitalizado, principalmente se estiver internado em unidade de cuidados intensivos,[2] provocando medo e desesperança em seus membros, que descrevem a circunstância como um momento difícil, que gera um estado de intensa preocupação.[3] Esses impactos enfrentados pelas famílias demandam readaptação, pois geram mudanças na rotina e no convívio familiar, assim como em seus domínios de funcionamento cognitivo, afetivo e comportamental.

Durante o adoecimento de um de seus membros e consequente hospitalização, muitas famílias reconhecem o hospital como um local estranho e desconfortável. Há aumento de atividades que sobrecarregam o cotidiano familiar, causando desequilíbrio na sua capacidade de funcionamento, conflitos, distanciamento e alteração na vida familiar, contribuindo para o sofrimento físico e psíquico de seus membros.[3,4]

A vida familiar sofre alterações diante das exigências emocionais causadas pela doença e pela hospitalização, provocando conflitos, instabilidade emocional, alteração nos relacionamentos familiares e distanciamento entre os membros. A possibilidade e o medo de uma separação definitiva em razão do distanciamento da criança hospitalizada incentivam a família a elaborar estratégias para preservar a integridade da criança, em uma tentativa de buscar manter sua unidade.[3]

As famílias que vivenciam situações de doença e hospitalização de uma criança sofrem por diferentes motivos e de maneiras diversas, assim como cada um dos seus membros. O sofrimento exacerba-se porque a doença acarreta mudanças significativas na estrutura e na dinâmica do funcionamento da família. Essas mudanças, que podem ser temporárias ou definitivas, alteram o rumo da vida das pessoas – muitas vezes, para sempre.

Em vista disso, durante a hospitalização, os indivíduos do grupo familiar devem ser compreendidos de maneira sistêmica, e não individualmente. É preciso considerar a família em sua totalidade para que, de fato, sejam planejados e implementados cuidados que possibilitem mudanças nos micro e macrossistemas, a promoção da saúde de seus membros e a recuperação da unidade e da estabilidade familiar.[1]

Por isso, no caso de doença e hospitalização de um dos membros de uma unidade familiar, é necessário compreendê-la como um sistema vivo que foi afetado pelas demandas decorrentes desses processos, que, de fato, desorganizam temporariamente seu equilíbrio e provocam mudanças significativas em sua composição. Nessa experiência, cada componente do núcleo familiar e dos sistemas dos quais essa família faz parte pode ser afetado de maneiras diferentes, devendo esse aspecto ser valorizado pelos trabalhadores da saúde durante o planejamento do cuidado proposto para a família.[1]

MODELOS DE AVALIAÇÃO E INTERVENÇÃO COM FAMÍLIAS

Pelo fato de as famílias estarem no mesmo ambiente em que os enfermeiros exercem o seu trabalho, fazendo parte do seu cotidiano, é necessário que elas sejam vistas como um dos focos de cuidado. Os enfermeiros participam das histórias dessas famílias nas situações em que elas estão mais vulneráveis, relacionando-se com elas em momentos de mudanças e sofrimento.

Por isso, é um imperativo ético reconhecer as famílias como unidades de cuidado que precisam ser atendidas em suas demandas de equilíbrio e restauração do funcionamento familiar, a fim de ajudá-las durante momentos de intensa crise. Para tanto, é preciso que os enfermeiros utilizem referenciais teóricos e metodológicos para fundamentar suas ações, como o Modelo

Calgary de Avaliação da Família (MCAF) e o Modelo Calgary de Intervenção com Família (MCIF).[1]

O MCAF é uma estrutura multidimensional e integrada que se baseia nos fundamentos teóricos que envolvem os conceitos de sistemas, cibernética, comunicação e mudança. Esse modelo, que permite a avaliação da organização familiar a partir do subsistema individual, do subsistema familiar e do suprassistema, é constituído por três categorias principais: estrutural, de desenvolvimento e funcional.[1]

A categoria estrutural compreende a estrutura da família, ou seja, quem faz parte dela, o vínculo afetivo entre seus membros, principalmente em comparação com os indivíduos de fora, e o seu contexto. Três aspectos da estrutura familiar podem ser examinados prontamente: elementos internos (composição da família, gênero, orientação sexual, ordem de nascimento, subsistemas e limites), elementos externos (família extensa e sistemas mais amplos) e contexto (etnia, raça, classe social, religião e ambiente).[1,5]

A categoria de desenvolvimento refere-se à transformação progressiva da história familiar durante as fases do ciclo de vida: sua história, curso de vida, crescimento da família, nascimentos, mortes.[1,5] Por sua vez, a categoria funcional refere-se ao modo como os indivíduos da família interagem. Podem ser explorados dois aspectos: o funcionamento instrumental, que se refere às atividades da vida cotidiana, e o funcionamento expressivo, que diz respeito aos estilos de comunicação, solução de problemas, papéis, crenças, regras e alianças.[1,5]

O enfermeiro responsável pela entrevista da família é quem decide quais subcategorias do MCAF serão exploradas e quando isso ocorrerá.

No MCAF, são utilizados o genograma e o ecomapa. O genograma é um desenho ou diagrama da árvore familiar que agrega informações sobre os membros da família e seus relacionamentos nas três últimas gerações.[6] Para sua elaboração, são utilizados símbolos e códigos padronizados, em que as mulheres são representadas por círculos e os homens, por quadrados.

Já o ecomapa é um diagrama das relações entre a família e a comunidade, cujo objetivo é avaliar os apoios e suportes disponíveis e sua utilização pela família. Trata-se, essencialmente, de um diagrama dos contatos da família com pessoas, grupos ou instituições, como escolas, serviços de saúde e comunidades religiosas.[6] As conexões são estabelecidas por diferentes tipos de linhas: quando contínuas, representam ligações fortes; pontilhadas, ligações frágeis; com barras, aspectos estressantes; e as setas significam energia e fluxo de recursos.[7]

No ecomapa, a família é colocada no centro, enquanto as instituições com as quais serão estabelecidas relações são colocadas circulantes a ela. Esse recurso é realizado como alternativa para a análise simples e rápida dos apoios sociais preestabelecidos. Dessa forma, quando se percebem falhas ou recursos fracos ou indisponíveis à família, faz-se necessária a elaboração de intervenções de enfermagem que busquem alternativas contundentes à realidade de cada rede social.[7]

Após ser concluída uma avaliação minuciosa, o enfermeiro e a família podem determinar se há ou não a necessidade de alguma intervenção. Os enfermeiros podem considerar de que forma intervir para facilitar a mudança nos domínios cognitivos, afetivos e comportamentais de um funcionamento familiar ou, então, apenas propor intervenções à família.[8]

O MCIF fornece meios de conceitualizar um ajuste entre os domínios do funcionamento familiar e as intervenções propostas pelo enfermeiro. Esse modelo ajuda a determinar o domínio predominante do funcionamento familiar que necessita de mudança e a intervenção mais adequada para efetuar tal mudança.[1]

De acordo com o MCIF, as intervenções de enfermagem referem-se a qualquer ação terapêutica que ocorra dentro do contexto dos relacionamentos enfermeiro-paciente e enfermeiro-família e que objetive mudanças necessárias para o bem-estar da família. Enfatiza-se que o enfermeiro tem ou pode desenvolver habilidades para solucionar os problemas e que a sua função é ajudar a família a encontrar suas próprias soluções.[1]

As intervenções em um sistema familiar devem ser sugeridas de modo a promover ou facilitar a mudança – e esse é o aspecto mais desafiador do trabalho clínico da enfermagem em relação às famílias. Essas intervenções devem ser executadas a fim de promover mudanças nos domínios da família afetados pelo processo de doença e hospitalização.[1]

Para tanto, os enfermeiros devem elaborar e potencializar estratégias, facilitando a adaptação da família durante esse longo processo de ajustamento e minimizando os danos potenciais. Os profissionais de saúde necessitam sensibilizar-se sobre a importância do desenvolvimento de intervenções que minimizem os traumas potenciais decorrentes de situações estressantes provocadas pela doença e pela hospitalização da criança.

Para o domínio cognitivo, as intervenções recomendadas são: estímulo da verbalização de novas ideais e opiniões; fortalecimento das crenças; fornecimento de informações ou orientações sobre um problema ou risco de saúde em particular. Para o domínio afetivo, é proposto reduzir ou aumentar emoções intensas que podem bloquear a família na solução de alguns dos problemas identificados. No domínio comportamental, pode-se sugerir, como intervenção, ajudar os membros da família a interagirem e se comportarem de modo diferente uns com os outros.[1]

Em relação ao modo como o MCAF e o MCIF vêm sendo referenciados nas pesquisas desenvolvidas no Brasil, levantamento da literatura[9] constatou que a maioria dos estudos utilizou apenas parcialmente os modelos, restringindo-se somente à avaliação estrutural da família por meio dos instrumentos genograma e ecomapa. No entanto, a utilização do MCAF vai muito além da aplicação desses instrumentos isoladamente. Muitos estudos fizeram a avaliação da família para fins de pesquisa, não sendo aplicados e avaliados os resultados da utilização do MCAF na prática clínica.

EXEMPLO DE APLICAÇÃO DO MCAF E DO MCIF NA UNIDADE DE TERAPIA INTENSIVA NEONATAL

Narrativa da família

História narrada pela puérpera adulta e seu parceiro, ambos acompanhados de uma prima materna. Durante sua fala, a puérpera teve alguns períodos de silêncio, chorando bastante. Seu parceiro a ajudou a relatar a experiência da gravidez e do parto, sendo complementada pela prima do casal. História bem detalhada e marcada por intensa emoção. A prima mostrou-se muito emocionada, bem como toda a equipe que participou do encontro terapêutico.

No início da gravidez, a puérpera estava sendo acompanhada por um médico obstetra da sua cidade, período que foi vivenciado com muita tranquilidade. Um laudo de ultrassom morfológico indicou cardiopatia complexa e, após avaliação de um especialista em medicina fetal, a família foi orientada a procurar atendimento em um centro de referência em gestação de alto risco, podendo escolher entre duas grandes capitais brasileiras. A família decidiu mudar-se para uma dessas cidades. No centro, foi realizado um ecocardiograma fetal e uma segunda ultrassonografia morfológica, sendo detectado que o feto possuía, além da cardiopatia complexa, síndrome de Down e pé torto congênito. A profissional responsável pelo atendimento da gestante a informou que sua filha "não teria chance em lugar nenhum do país" e morreria imediatamente após o nascimento. A família decidiu retornar para sua cidade e continuar o pré-natal com o médico que já conhecia seu caso, o qual não mediu esforços para ajudá-los.

O parto ocorreu com 39 semanas de gestação e por via operatória. (Nesse momento do depoimento, a puérpera começou a chorar intensamente.) A puérpera relatou ter levado, para a cena do parto, uma roupinha que deveria ser utilizada no preparo do corpo de sua filha após o parto. (Mais uma vez, a puérpera e os demais participantes do encontro terapêutico ficaram em silêncio e retomaram o choro.)

Após o parto, a puérpera solicitou para a equipe de enfermagem que sua filha não fosse apresentada a ela, pois temia ficar com uma imagem negativa da criança, já que imaginava que ela seria parecida com um "monstro". Para sua surpresa e de toda a equipe obstétrica, sua filha nasceu fisicamente diferente do que fora apontado pelos exames de imagem, não possuindo as síndromes presumidas. A recém-nascida foi transferida para a unidade de terapia intensiva neonatal (UTIN) e, no seu segundo dia de vida, esteve presente no momento da avaliação de sua família.

O pai relatou que, quando soube que a filha teria que ficar na UTIN, ficou muito surpreso com a notícia, pois, para ele, a bebê não teria nem ao menos um minuto de vida. A puérpera permaneceu em silêncio nesse momento e a prima relatou que também ficou surpresa, mas sabia que os aparelhos utilizados na UTIN "seriam bons para a criança e a ajudariam em sua respiração". A puérpera contou que a experiência vivida até então estava sendo muito difícil para ela e sua família, principalmente o momento de entrada na UTIN para ver a filha. Para ela, entrar na UTIN representaria um momento de muito medo e sofrimento, pois, na sua percepção, ela poderia chegar lá a qualquer momento e não ver mais a sua filha. Ela chegou até a se sentir muito mal e a desmaiar nas vezes que tentou ir sozinha para a UTIN, pois associou aquela vivência a uma experiência recente que tinha tido, relativa ao acompanhamento hospitalar e posterior perda de sua mãe após um acidente de motocicleta. Destacou, também, que não estava sentindo mais vontade de ter contato com a filha na UTIN, sendo essa uma estratégia de fuga e de não estabelecer vínculo com ela. A família destacou o medo da UTIN, inclusive dos aparelhos de suporte ventilatório, bombas de infusão, monitorização e sondagens que estavam sendo utilizados na recém-nascida, associando-os à possibilidade de sofrimento da filha. A genitora destacou o seu sentimento de culpa pela situação da filha e relatou ter vontade de tirá-la da UTIN e levá-la para casa, já que ela e seu marido estavam preocupados com o futuro da criança.

A doença e a hospitalização da filha perturbaram o equilíbrio e a dinâmica de funcionamento familiar, demandando a mudança do pai para a casa de sua sogra, juntamente com o filho de quatro anos de idade. Para o pai, a experiência estava sendo muito difícil, apesar de compreender todo o processo vivenciado pela filha. O filho mais velho passou a perguntar pela irmã hospitalizada com certa frequência e, segundo relatos da família, expressou sentir vontade de conhecê-la e visitá-la na UTIN. A puérpera ora todos os dias "pedindo a Deus" pela saúde da filha e por amenização de seu sofrimento. Diz ter apoio, dentro da UTIN, de uma das médicas e da equipe como um todo.

Ao final do encontro terapêutico, a puérpera relatou se sentir sem forças para poder ajudar a filha, mas o pai e a prima mostraram-se fortes para enfrentar a situação. A família destacou, também, que os profissionais de saúde não tinham o direito de retirar da família o direito de ter esperança. Os participantes do encontro terapêutico mostraram-se preparados para a perda da recém-nascida, vivenciando essa possibilidade com intensos sofrimento e dor.

Avaliação da família

Avaliação estrutural

- **Família interna:** a família é formada pela puérpera, seu marido, o filho de 6 anos de idade e a recém-nascida com dois dias de vida. Moram todos juntos.
- **Família ampliada:** com relação à sua família ampliada, a puérpera considerou, como membros, o seu pai, seus irmãos, sua prima, seus tios e a família de seu parceiro. Ela relatou que todos são bem unidos. Após a hospitalização da recém-nascida na UTIN, a família ampliada se aproximou mais ainda. Diariamente, a puérpera recebe ligações telefônicas de familiares com o intuito de obter informações sobre a recém-nascida. A família tem frequentado diariamente o hospital, principalmente o parceiro e a sua prima, que também estava no encontro terapêutico.

- **Contexto:** a família é protestante. Eles acreditam em Deus como uma saída para a resolução do problema vivenciado, mas dizem já estar se preparando para o óbito da filha. Relataram que têm recebido muito apoio de seus familiares e de funcionários da UTIN.

Desenvolvimento

Família vivenciando um novo estágio, representado pelo nascimento esperado do bebê com cardiopatia complexa e que demandou hospitalização em UTIN. Experiência marcada por intenso sofrimento dos familiares.

Avaliação funcional

- **Instrumental:** a família teve sua rotina diária modificada, mas, mesmo assim, seus membros estão servindo de rede de apoio para a puérpera, estando mais próximos.
- **Expressiva:** família muito resiliente, tendo expressado de forma emocionante sua experiência de doença e hospitalização da filha na UTIN. Demonstrou um bom padrão de comunicação verbal e circular durante o encontro terapêutico. Com relação à comunicação não verbal, as expressões faciais e os gestos adotados durante a conversa terapêutica (choro, emoção e silêncio) evidenciaram o medo e o intenso sofrimento diante da situação. Família com muita fé em Deus, mesmo sabendo que a chance de sobrevivência da filha é mínima. Estão se preparando para o possível óbito da filha.

Forças da família

- Família ampliada disposta a ajudar a puérpera a enfrentar o processo de hospitalização da recém-nascida na UTIN.
- Família tem forte apoio da prima materna/família ampliada.
- Ligações diárias realizadas pela família ampliada para a puérpera.
- Forte crença de que a família é uma importante fonte de apoio para a puérpera.
- Forte crença em Deus e esperança de que vai dar tudo certo.

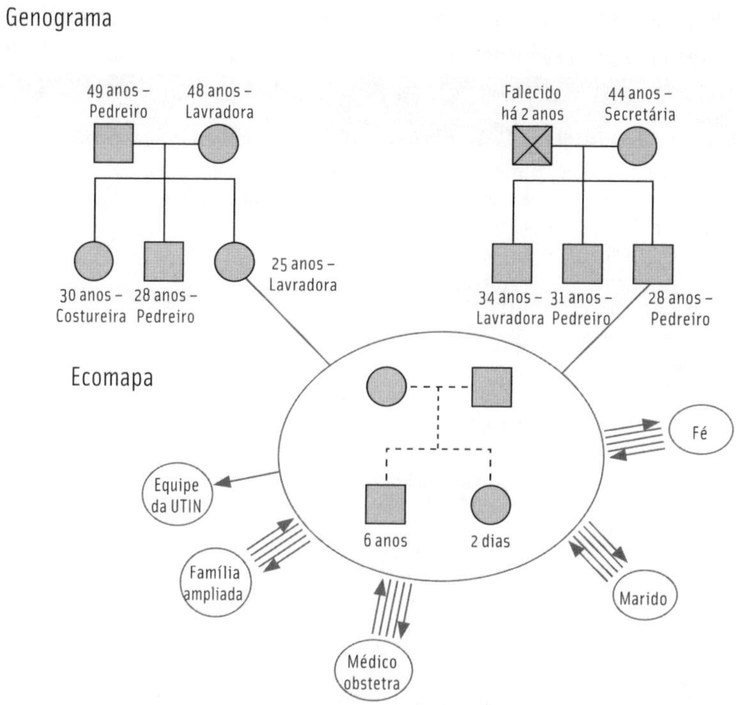

FIGURA 1. Genograma e ecomapa.

Reavaliação da família

Segundo encontro terapêutico

Família mostrou-se mais tranquila com relação à experiência vivenciada. Genitor e prima mantiveram o apoio solicitado no encontro terapêutico. Relataram seguir as intervenções propostas e que elas estão proporcionando alívio do sofrimento vivenciado.

TABELA 1. Problemas afetivos, cognitivos e comportamentais, intervenções, objetivos e implementação das intervenções com a família.

Domínio	Problemas da família	Intervenções	Objetivos das intervenções	Implementação das intervenções
Cognitivo	Medo da notícia de óbito da recém-nascida Concepção que a recém-nascida está sofrendo na UTIN em razão do uso de aparelhos e equipamentos	Orientar quanto à necessidade de hospitalização da recém-nascida na UTIN Orientar que a recém-nascida não está sofrendo por estar na UTIN Orientar que a utilização dos aparelhos é necessária para a estabilização da recém-nascida e que eles não causam sofrimento Fornecer livro com imagens dos aparelhos e equipamentos utilizados na UTIN	Reduzir o medo dos pais	Durante o encontro terapêutico
	Família com medo do futuro da recém-nascida	Orientar a não pensar no futuro da criança, mas no momento atual Estimular a família a utilizar suas crenças religiosas	Reduzir o sentimento de medo do futuro da recém-nascida	Durante o encontro terapêutico
Afetivo	Puérpera com medo da UTIN	Orientar a não ter medo da UTIN e enfrentar, aos poucos, esse medo	Reduzir o medo da puérpera	Durante o encontro terapêutico
	Puérpera com dificuldade de expressar sentimentos relacionados à hospitalização da filha	Explicar para a puérpera que a dificuldade é muito comum na situação vivenciada Estimular o pai a narrar sua experiência de ter uma filha na UTIN	Melhorar a dificuldade de expressão da puérpera	Durante o encontro terapêutico
	Família vivenciando intenso sofrimento relacionado à hospitalização	Estimular a família a narrar sua experiência de hospitalização	Reduzir o sofrimento da família	Durante o encontro terapêutico
	Filho de 4 anos com vontade de ver a irmã recém-nascida	Agendar com a psicóloga a entrada do irmão na UTIN Estimular os pais a sugerirem para o filho que ele faça um desenho para a irmã	Aproximar os irmãos	Dentro de 48 horas
Comportamental	Puérpera não consegue entrar na UTIN	Orientar quanto a entrar na UTIN acompanhada de um familiar e nunca sozinha	Diminuir o medo da UTIN	Durante o encontro terapêutico
	Puérpera não sente vontade de entrar na UTIN	Orientar quanto à importância de sua presença perto da filha	Diminuir o medo da UTIN	Durante o encontro terapêutico

Terceiro encontro terapêutico

Realizado telefonema terapêutico para a família. A puérpera informou que solicitou, ao serviço social do hospital, a possibilidade de passar o final de semana em seu domicílio com o filho, sendo a ela concedido esse direito. Relatou que sua família estava mais confortável. Achou interessante o telefonema terapêutico. Condutas foram mantidas.

Quarto encontro terapêutico

Família recebeu alta do projeto de extensão em virtude da transferência da filha para a UTIN de outro hospital da cidade.

CONSIDERAÇÕES FINAIS

Considerando o cuidado à família como uma ação profissional, mais do que querer, poder e dever cuidar de famílias, os enfermeiros precisam saber o que fazer e como fazer para atendê-las em suas demandas durante a hospitalização da criança. Para tanto, faz-se necessário obter conhecimento teórico e desenvolver habilidades e competências para estar com a família, identificar seus problemas e propor intervenções, contribuindo para a redução ou o alívio do sofrimento vivenciado.

REFERÊNCIAS

1. Wright LM, Leahey M. Nurses and family: a guide to family assessment and intervention. 6.ed. Philadelphia: F. A. Davis Company, 2012.
2. Azevêdo AVS, Crepaldi, MA, More CLOO. Família no contexto da hospitalização: revisão sistemática. Estud Pesqui Psicol. 2016;16(3):772-799.
3. Côa TF, Pettengill MAM. A experiência de vulnerabilidade da família da criança hospitalizada em Unidade de Cuidados Intensivos Pediátricos. Rev Esc Enferm USP. 2011;45(4):825-832. doi.org/10.1590/S0080-62342011000400005.
4. Pettengill MAM, Angelo M. Vulnerabilidade da família: desenvolvimento do conceito. Rev Latino-Am Enfermagem. 2005;13(6):982-988. doi.org/10.1590/S0104-11692005000600010.
5. Silva L, Bousso RS, Galera SAF. Aplicação do Modelo Calgary para avaliação de famílias de idosos na prática clínica. Rev Bras Enferm. 2009;62(4):530-534. doi.org/10.1590/S0034-71672009000400006.

6. Pereira APS, Teixeira GM, Bressan CAB, Martini JG. O genograma e o ecomapa no cuidado de enfermagem em saúde da família. Rev Bras Enferm. 2009;62(3):407-416. doi.org/10.1590/S0034-71672009000300012.
7. Nascimento LC, Rocha SMM, Hayes VE. Contribuições do genograma e do ecomapa para o estudo de famílias em enfermagem pediátrica. Texto Contexto Enferm. 2005;14(2):280-286. doi.org/10.1590/S0104-07072005000200017.
8. Christoffel MM, Pacheco STA, Reis CSC. Modelo Calgary de avaliação da família de recém-nascidos: estratégia pedagógica para alunos de enfermagem. Esc Anna Nery. 2008;12(1):160-165. doi.org/10.1590/S1414-81452008000100025.
9. Cruz AC, Angelo M. Modelos utilizados para o cuidado da família do recém-nascido na prática clínica de enfermagem. In: Anais do 3º Congresso Brasileiro de Enfermagem Neonatal COBENEO, 1º Congresso Internacional de Enfermagem Neonatal, 3º Encontro de Enfermagem Obstétrica e Neonatal do Centro-Oeste ENEON e VII Fórum Nacional de Formação de Enfermeiros na Saúde da Mulher e do Neonato, 2014 nov. 12-14, Goiânia, GO. Rio de Janeiro: ABENFO, 2014. p.18-19. Disponível em: <http://abenfo.redesindical.com.br/arqs/outros/292_anais-cobeneo.pdf>. Acesso em: 30 jun. 2021.

3.3

Child life specialist

Sandra Regina Mutarelli Setúbal
Dora Siqueira Batista Leite

DEFINIÇÃO

> Os *child life specialists* são profissionais formados e clinicamente treinados para lidar com o impacto de doenças e lesões no desenvolvimento infantil. Seu papel ajuda a melhorar o atendimento, a satisfação e a experiência geral do paciente e sua família.
>
> Bebês, crianças e jovens enfrentam uma ampla variedade de eventos estressantes e potencialmente traumáticos que podem afetar sua capacidade de enfrentamento. Essas experiências relacionadas à saúde podem gerar sentimentos de medo, confusão, perda de controle e isolamento, que podem inibir seu desenvolvimento e ter efeitos negativos sobre sua saúde e bem-estar físico e emocional.
>
> Em ambientes de saúde e comunitários, os *child life specialists* ajudam bebês, crianças, jovens e famílias a lidarem com o estresse e a incerteza de doenças agudas e crônicas, lesões, traumas, incapacidades, perdas e luto. Eles fornecem intervenções baseadas em evidências, adequadas ao desenvolvimento infantil e ao risco de estresse psicológico, incluindo diversas modalidades de brincadeiras, preparação para procedimentos e explicações, para reduzir o medo, a ansiedade e a dor.[1] (tradução livre)

A principal função do *child life specialist* é ajudar a criança a mobilizar ou acionar suas ferramentas internas para enfrentar situações estressantes dentro do hospital. Esse profissional entende que a criança está acompanhada de sua família, que também está vulnerável e passando por momentos estressantes, e, por isso, seu trabalho inclui o atendimento da família do paciente infantil. Seu foco de atuação é o cuidado centrado no paciente e em sua família.

O *child life specialist* trabalha diretamente com as crianças e também em colaboração com a equipe de profissionais de saúde de hospitais infantis ou em alas pediátricas de hospitais gerais.

O Sabará Hospital Infantil é reconhecido pela excelência dos profissionais e também pelo cuidado humanizado com o paciente e sua família, qualidade presente em todas as equipes. Uma vez que um dos valores do hospital é o humanismo, a pessoa sempre vem em primeiro lugar.

Em 2014, o Dr. José Luiz Egydio Setúbal, presidente da Fundação José Luiz Egydio Setúbal, da qual faz parte o Sabará Hospital Infantil, participou de um *summit* internacional com líderes de países onde programas de *child life specialist* estavam sendo desenvolvidos. Nessa ocasião, ele pôde perceber que a profissão tem bases científicas e avaliou como um grande benefício proporcionar aos pacientes do Sabará esse tipo de cuidado.

A partir desse evento, o Sabará Hospital Infantil trouxe o programa ao Brasil de forma pioneira, iniciando um projeto-piloto em 2016. Depois disso, a equipe cresceu, com profissionais formados pela Universidade da Califórnia de Santa Bárbara e pelo Adventhealth Care, ambos nos Estados Unidos.

No Sabará, o *child life specialist* atua acolhendo a criança e sua família desde a chegada ao hospital, ajudando-os a enfrentar, de maneira positiva, as situações que os levaram à hospitalização.

A ATUAÇÃO DO *CHILD LIFE SPECIALIST* NO HOSPITAL

No seu cotidiano, esse profissional faz visitas diárias aos pacientes, elaborando intervenções específicas de sua profissão com base em sua avaliação do estresse da criança. Essa avaliação considera aspectos da natureza da criança, da sua família, da situação hospitalar que a levou àquela internação e de seu histórico em relação a outras internações. As intervenções dos *child life specialists* são, na grande maioria das vezes, brincadeiras, pois os profissionais acreditam que por meio delas a criança consegue se expressar e se comunicar.[2]

O *child life specialist* trabalha em colaboração com profissionais da saúde de inúmeras maneiras diferentes. Ele pode, por exemplo, auxiliar uma equipe médica com um paciente que se alimentará por via oral pela primeira vez, organizando brincadeiras manuais com materiais de diferentes texturas, para que esse paciente possa ir se familiarizar com a papinha, por exemplo, cuja consistência pode ser, para ele, totalmente desconhecida.

Em casos de colaboração com a equipe de enfermagem, há uma série de atividades que o *child life specialist* elabora para que o procedimento que o colega enfermeiro irá realizar se torne menos traumático para a criança. Por exemplo, durante a realização de um exame de *swab* - que, apesar de ser um procedimento rápido, para uma criança pequena pode parecer invasivo e assustador -, o *child life specialist* dá um *swab* na mão da criança e pede que ela faça o exame em uma marionete que abra a boca; dessa forma, a criança vai se familiarizando com o procedimento e acaba deixando o enfermeiro realizar o exame. No caso de uma punção venosa, o *child life specialist* prepara a criança da seguinte maneira: primeiro, explica como será a punção venosa; em seguida, passa a ela uma tarefa, como respirar fundo ou apertar uma bolinha de relaxamento, o que faz com que a criança tenha um senso de controle sobre o procedimento. Existem, nesses casos, posições de conforto para que a criança não fique tão estressada durante a punção. Quando a criança for muito pequena, é importante que ela esteja no colo da mãe, que é seu maior vínculo de confiança. Isso também dá ao enfermeiro maior tranquilidade e agilidade para fazer a punção.

Em outras situações, o paciente pediátrico passa por estresse depois do procedimento médico ou cirúrgico. Nesses casos, o *child life specialist* prepara uma brincadeira para que a criança possa escapar desse estresse por meio de uma dessensibilização: o profissional entrega à criança uma boneca de pano (feita especialmente para essas situações) e inúmeros objetos do cotidiano hospitalar (devidamente higienizados e dentro de embalagens do tipo *zip lock*), para que ela possa brincar à vontade e como quiser. Nessa brincadeira, a criança pode utilizar os objetos da forma que achar melhor, sem a obrigatoriedade de seguir regras. Nos EUA, essa brincadeira é chamada de *medical play*. Ela também pode ser oferecida para crianças que já chegam muito estressadas ao hospital.

Uma pesquisa recente demonstrou que o trabalho do *child life specialist*, em colaboração com a equipe de enfermagem, tem diminuído o número de profissionais da enfermagem com acometimento da síndrome de *burnout*.[3]

Essa pesquisa mostra a importância do *child life specialist* no hospital pediátrico, pois, ao acolher as crianças e suas famílias, deixando-as mais preparadas para enfrentar as situações que ocorrem no cotidiano hospitalar, ele possibilita que os profissionais de saúde exerçam suas funções de maneira mais tranquila, o que ameniza o número de casos de *burnout*.[3]

CASO FERNANDA – ANGIOTOMOGRAFIA

O *child life specialist* pode ser crucial na realização de alguns exames sem o uso de anestesia geral nos pacientes pediátricos.

Fernanda, 2 anos de idade, paciente do Sabará Hospital Infantil, diagnosticada com insuficiência intestinal, precisava realizar uma angiotomografia venosa de tórax, abdome superior e pelve. Esse é um exame contrastado e, portanto, exige um jejum prévio de quatro horas.

Alguns importantes fatores que compõem o nível de estresse pelo qual Fernanda poderia estar passando incluem: (1) A idade é crucial para compreendermos algumas reações. Para uma criança de 2 anos, o principal fator de minimização de estresse é a presença do cuidador, além de serem muito predominantes a ansiedade e o estresse na presença de estranhos, em situações de imobilidade ou restrição de movimento e na falta de rotina.[4] (2) A longa hospitalização, por conta de um diagnóstico complexo, é algo que se soma ao cansaço cotidiano. Assim, nos momentos de maior estresse, a carga da exaustão acumulada pode aparecer de forma intensa em comportamentos explosivos ou angustiados. (3) O fato de ser uma tomografia pressupõe que a criança fique deitada na maca até adentrar o tubo em que se realizarão as fotos do caminho venoso. Isso minimiza a sensação de controle, que é crucial, nessa etapa do desenvolvimento psicossocial, para o florescimento da confiança. (4) O tempo prévio de jejum gera irritação nas crianças, uma vez que o ambiente não está fornecendo a ela o que seu corpo esfomeado está clamando. (5) Por ser uma angiotomografia de três áreas do corpo, o exame dura em média 20 a 30 minutos, período em que Fernanda deverá permanecer imóvel dentro do tubo.

Diante desse contexto, haveria a indicação de exame com sedação, mas isso aumenta o tempo de exame, o tempo em jejum e adicionaria os riscos comuns da anestesia geral. A equipe do *Child Life* foi acionada para o acompanhamento da angiotomografia da Fernanda, que seria feita, porém, sem anestesia. No quarto da criança, foi conversado com a sua mãe sobre como poderíamos organizar o dia para que a realização do exame ocorresse forma mais fácil e confortável possível para Fernanda. A mãe contou que a menina já havia realizado algumas tomografias sem anestesia, mas que, como essa levaria mais tempo e teria a adição do contraste, uma possibilidade seria fazê-la dormir no horário agendado no Centro de Diagnósticos, pois, segundo a mãe, ela tinha sono pesado e não acordaria durante o procedimento.

No dia marcado, portanto, a rotina de Fernanda foi reorganizada para que a hora do sono fosse mais tarde do que normalmente é. Descemos até a sala de tomografia e explicamos o planejamento para a equipe. Em um primeiro momento, Fernanda entrou andando na sala, junto com os pais. Ela viu os desenhos na parede e os pais a colocaram de pé na maca, para que ela visse a nave desenhada na máquina de tomografia. Fernanda chorou algumas vezes e a mãe disse que era sono. Deixamos a sala à meia-luz, com Fernanda e sua mãe assistindo a um desenho. Às vezes, Fernanda se assustava e começava a chorar de novo, mas foi se acalmando até adormecer naturalmente.

Foi feita uma contenção para a proteção de Fernanda e o exame foi realizado sem intercorrências, com contraste e de luzes apagadas, respeitando o sono da criança. As enfermeiras adaptaram-se ao tempo da família e, principalmente, de Fernanda para a realização do exame, desde o momento da entrada na sala. Isso minimizou o trabalho da enfermagem quanto a uma possível realização de anestesia e os riscos inerentes da sedação geral. Foram respeitados o processo natural da criança e o vínculo familiar, tão essenciais nesse momento de alto risco de estresse e ansiedade.

CASO PEDRO – O CURATIVO DO PICC

A intervenção do *child life specialist* conta, na enorme maioria das situações, com um trabalho em conjunto com os demais membros da equipe multidisciplinar no cuidado de saúde. Os procedimentos da enfermagem, às vezes considerados simples ou quase indolores, podem gerar diferentes sentimentos para cada criança. A retirada ou troca do curativo do cateter venoso central de inserção periférica de longa permanência (PICC) pode causar ansiedade, medo e dor em crianças e adolescentes que passam por um tratamento prolongado (p.ex., antibioticoterapia, quimioterapia, nutrição parenteral).

Pedro, de 6 anos, foi diagnosticado com osteossarcoma. É filho único e tem pais muito presentes e atentos ao estímulo do desenvolvimento e à implicação da doença nas atividades escolares. Eles foram muito importantes e acolhedores no cotidiano de Pedro no hospital, ainda mais em momentos de maior tensão ou dor devido a procedimentos médicos ou da enfermagem.

Desde o início do tratamento, Pedro manteve, como principal via de acesso aos medicamentos, o cateter central de inserção periférica. O seu primeiro PICC foi na região do pescoço (pela veia jugular), local sensível por estar próximo ao rosto e ser de difícil visualização. Para a manutenção dos parâmetros de higiene no local do PICC, a troca do curativo é necessária sempre que houver algum sangramento ou, então, de sete em sete dias. Para Pedro, o momento da troca do curativo era um grande desafio: o medo da dor e a angústia pelo local do procedimento eram os dois fatores que ele mais reclamava.

No dia de ir embora do hospital, Pedro ficou muito ansioso porque sabia que chegaria o momento da retirada ou troca do curativo, questionando: "Por que a gente tem que sentir dor?" e "Eu *tô* nervoso, será que a enfermeira vai vir agora?". A preparação para o procedimento de retirada do PICC incluiu uma intervenção educativa e uma abertura de diálogo para que Pedro tivesse algumas opções, como olhar ou não pelo espelho, ter uma música de fundo ou a voz dos pais cantando para ele e ouvir ou não a narração do passo a passo do que estava acontecendo.

Isso criou uma organização e uma confiança, porque Pedro passou a ter maior controle sobre a situação que tanto temia. Ele preferiu estar com os pais perto na maca, sem música nem narrações. Durante o procedimento, Pedro, o *child life specialist* e seus pais fizeram exercícios de respiração profunda para promover a minimização do estresse e da ansiedade. Em alguns momentos, Pedro conseguia dizer que estava com medo, tendo sido acolhido e reforçado o fato de todos estarem junto com ele, iniciando mais uma respiração profunda.

Enquanto isso, a enfermeira retirava, aos poucos, o curativo, a fixação, o ponto, até tirar o cateter por inteiro. Assim que estava tudo finalizado, confirmamos: "Acabou, Pedro!". Os pais comemoraram muito e o elogiaram pela força e coragem.

Nas trocas de curativo de suas outras internações, o mesmo profissional *child life* também esteve com ele, lembrando-o da respiração profunda e oferecendo as escolhas possíveis para que ele se sentisse no controle. A cada troca, Pedro precisava cada vez menos do auxílio desse profissional e conseguia enfrentar toda a situação com mais recursos. O trabalho da enfermagem, por sua vez, ficou também mais tranquilo a cada episódio de troca do curativo. Pedro foi capaz de compreender as possibilidades de enfrentamento daquele procedimento e se engrandeceu.

Da última vez que Pedro foi internado no Sabará Hospital Infantil, antes da realização do transplante de medula óssea, o *child life specialist* estava no corredor do seu andar quando a enfermeira saiu do quarto e comentou com a técnica de enfermagem que o procedimento tinha sido muito tranquilo, pois o Pedro não tinha mais medo da troca do curativo do PICC.

Desse modo, o profissional *child life* cumpre bem o seu trabalho quando a criança precisa cada vez menos da sua presença. A tranquilidade e a calma demonstrados na hora de procedimentos delicados podem minimizar o tempo da atuação da enfermagem e facilitar os processos de cuidado.

CASO SOFIA – O CURATIVO PÓS-CIRÚRGICO

Sofia, de 5 anos, tinha passado por uma intervenção cirúrgica para a retirada de um tumor benigno na região frontal direita da cabeça, logo acima da testa. Ainda na unidade de terapia intensiva (UTI), Sofia precisava fazer a primeira troca do curativo. Como estava muito nervosa e com medo, a troca do curativo foi realizada com a criança sedada, para a minimização do estresse e de possíveis traumas.

Já na unidade de internação, Sofia precisava retirar o curativo para poder receber alta hospitalar na manhã seguinte. A ansiedade por esse momento já assolava o quarto e o posto de enfermagem, devido à experiência prévia de troca de curativo na UTI. Foi então que a enfermeira responsável pelo andar ligou para a equipe do *Child Life*, para solicitar auxílio na retirada do curativo da Sofia.

O *child life specialist* levou ao quarto massinha, papeis coloridos, canetinhas e adesivos. O objetivo inicial era conhecer a criança e criar um vínculo de confiança com ela. Sofia era comunicativa e aberta a brincadeiras novas. Depois de um tempo brincando com ela e sua mãe, foi explicado para Sofia que a retirada o curativo deveria acontecer para que ela pudesse ir embora na manhã seguinte. A expressão da menina na mesma hora se modificou, e ela comunicou que preferia continuar brincando e não queria viver a dor e o medo do procedimento.

Quando ela permitiu a entrada da enfermeira para a troca do curativo, começou a chorar e a negar a intervenção da enfermagem. Após conversar mais um pouco com ela, explicando a importância do cuidado com o curativo e sempre a incluindo no processo, finalmente, a solução foi unir a brincadeira com a necessidade médica daquele momento. Assim, com a permissão da enfermeira sobre a possibilidade de Sofia participar da retirada do curativo, fez-se uso de um espelho, a fim de proporcionar que ela mantivesse o controle do que estava acontecendo, ao imaginar que estava em um salão de beleza francês, cuidando da pele do rosto. Sofia ajudou a passar o óleo de remoção do curativo, fingindo que estava cuidando esteticamente de si mesma.

Finalizada a retirada do curativo, ainda no plano fantasioso do salão de beleza, o novo corte de cabelo foi comemorado junto com a tarefa cumprida. Sofia grandiosamente utilizou seus próprios recursos para enfrentar o também grandioso temor gerado pelo curativo da sua cirurgia. Ela usou a fantasia para lidar com uma situação que seria insuportável no plano puramente real.

REFERÊNCIAS

1. Association of Child Life Professionals. What is a certified child life specialist? Disponível em: <https://www.childlife.org/the-child-life-profession>. Acesso em: 6 dez. 2020.
2. Thompson RH. The handbook of child life: a guide for pediatric psychosocial care. Springfield: Charles C Thomas Publisher, 2018.
3. Drayton NA, Waddups S, Walker T. Exploring distraction and the impact of a child life specialist: perceptions from nurses in a pediatric setting. J Spec Ped Nurs. 2019;24(2):1-8.
4. Richter L, Foster G, Sherr L. Where the heart is: meeting the psychosocial needs of young children in the context of HIV/AIDS. The Hague, The Netherlands: Bernard van Leer Foundation, 2006.

BIBLIOGRAFIA CONSULTADA

Koller D. Therapeutic play in pediatric health care: the essence of child life practice. Child Life Council, 2008. Disponível em: <https://csds.qld.edu.au/sdc/Provectus/GAPP/Play%20as%20therapy/files/Koller%202008%20EBP%20Play%20statement%20-%20therapeutic%20play.pdf>. Acesso em: 6 dez. 2020.

3.4

Enfrentamento familiar durante o cuidado paliativo

Denise Lopes Madureira
Renata Pereira

INTRODUÇÃO

No mundo contemporâneo, a morte é cada vez mais distanciada do cotidiano das nossas vidas, favorecendo a falsa concepção de que somos infinitos e capazes de nos superarmos sempre – ideia fortemente amparada pela moderna ciência médica, com todos os seus avanços tecnológicos e científicos. Os avanços e descobertas do mundo atual trouxeram ganhos e possibilidades de imensurável valor e uma capacidade de prolongamento de vida jamais sonhada. Todavia, infelizmente, nem sempre esse prolongamento segue em proporcionalidade com a qualidade de vida.

Nesse cenário desafiante, a abordagem de cuidados paliativos ganha cada vez mais força na área da saúde, visto que antepõe o indivíduo frente a uma condição vulnerável, causada por uma doença ameaçadora à vida, propondo cuidados totais e proporcionais a cada condição e buscando a dignidade em cada dia vivido. A abordagem paliativista propõe, dentro do rigor científico, intervenções criativas e personalizadas por uma equipe multidisciplinar especializada em criar condições para o enfrentamento da morte como uma etapa natural do processo de viver.

Muitas são as barreiras no momento de abordar a terminalidade e a morte em crianças e adolescentes. No âmbito familiar, a morte de crianças e adolescentes é considerada uma tragédia, em função da sua precocidade, justificando-se, dessa maneira, a necessidade de suporte familiar contínuo e intenso pela equipe de cuidados paliativos pediátricos.[1]

Este capítulo busca refletir questões inerentes aos pressupostos da abordagem paliativista pediátrica no âmbito das famílias.

PRESSUPOSTO 1 – CONFERÊNCIAS FAMILIARES: COMO, QUANDO E QUEM

Pensar o cuidado em saúde é conceber uma ação integral que vai muito além das competências e tarefas técnicas. Implica acolhimento do paciente e seus familiares, vínculos estabelecidos, escuta e atitude de reconhecimento e respeito pelo sofrimento e pela história de vida, elementos capazes de criar espaço de negociação e de inclusão dos desejos e das necessidades do outro.[1]

O enfrentamento de uma doença crônica e ameaçadora à vida exige adaptação a uma nova realidade transformadora do cotidiano familiar, que vai muito além das alterações orgânicas. O longo tratamento, que geralmente é acompanhado de internações repetidas e deslocamentos constantes, transforma o ambiente hospitalar em local central e desloca o paciente e seu grupo familiar da sua rotina, o que implica, muitas vezes, ruptura dos seus projetos de vida.[1] Essa avalanche de mudanças e constantes adaptações que ocorrem ao longo do enfrentamento de um quadro irreversível exige cuidados constantes e intensos.

Para garantir o apoio das necessidades globais dos pacientes e de seus familiares, a equipe de cuidados paliativos pediátricos deve ser interdisciplinar e prover assistência médica e cuidado psicossocial e espiritual exemplares. Com o estabelecimento e a organização do plano abrangente de cuidados, a equipe deve eleger um líder para comunicar à família sobre os passos a serem dados em relação à condição clínica subjacente do paciente. Todas as informações poderão ser mais bem transmitidas por meio de uma conferência familiar.[2]

Após um encontro planejado entre os membros da equipe interdisciplinar e o paciente e seus familiares sobre aspectos como o estado clínico, a trajetória da doença, o plano de tratamento, o prognóstico e os objetivos de cuidado, pode-se identificar a necessidade de uma conferência familiar. Dentro do contexto de mudanças no estado clínico, antecipação de uma futura decisão, demanda por uma falha de comunicação ou, ainda, resposta a um sofrimento moral ou questões éticas suscitadas pela equipe ou pela família, cabe muito bem o agendamento de uma conferência familiar.[2]

O principal objetivo das conferências familiares é garantir a total compreensão da trajetória da doença, do plano de tratamento e dos objetivos gerais de cuidados por paciente, familiares e membros da equipe de saúde. É fundamental que a comunicação dentro da equipe seja efetiva a ponto de possibilitar a eleição dos representantes para liderar a conferência, bem como selecionar as informações que deverão ser transmitidas para o paciente e seus familiares.[2]

As conferências familiares podem se tornar estratégias muito eficazes de comunicação, já que são estruturadas para favorecer a qualidade de vida do paciente e de seus familiares, assim como para minimizar conflitos.

PRESSUPOSTO 2 – COMUNICAÇÃO DE (MÁS) NOTÍCIAS

"Observe seus semelhantes com olhos serenos
Ouça-os com ouvidos serenos
Trate as emoções com coração sereno
Analise os fatos com mente serena".
(Hung Ying-Ming)

A mudança cultural ocorrida na prática médica na última década trouxe o paciente e seus familiares para o centro dos cuidados, criando a possibilidade de diálogos abertos e compartilhamento de decisões. Dentro dessa perspectiva, as habilidades de comunicação da equipe multidisciplinar assumem importância vital na qualidade dos cuidados prestados.

Ao longo do processo de acompanhamento de um paciente em cuidados paliativos, muitos são os momentos em que más notícias devem ser transmitidas. A efetividade do processo de transmitir notícias com clareza, sinceridade e afeto, de acordo com Maria Julia Paes da Silva,[3] contempla os processos de três tipos de comunicação: interpessoal, verbal e não verbal.

Existem muitas ferramentas que auxiliam o processo de comunicar más notícias, porém nenhuma delas é capaz de abranger todas as situações. Variáveis como idade, gênero, contexto biopsicossocial, natureza da doença que acomete o paciente, entre outras, estão sempre presentes e exigem que o mensageiro da notícia possua flexibilidade suficiente para identificar cada momento particular.

Dentre as habilidades de comunicação que podem favorecer o processo de comunicação de uma má notícia, de acordo com Kyrillos,[4] estão:

- simplicidade;
- leveza;
- conexão com o outro;
- escuta empática;
- não minimização dos sentimentos do outro.

Quando a equipe multiprofissional consegue demonstrar seus próprios sentimentos diante do sofrimento sem emitir qualquer natureza de julgamento, pacientes e familiares se sentem mais seguros e amparados.[5,6]

Acatando o alerta de Maria Julia Paes da Silva, o componente não verbal da comunicação deve ter a devida relevância na relação interpessoal. Entre os aspectos mais destacados da manifestação não verbal da comunicação estão a expressão facial, a troca de olhares e a proximidade corporal. A influência dos sinais expressos pela comunicação não verbal parece se sobrepor categoricamente e impactar a relação de forma favorável, quando em sintonia com os sinais evidenciados pela comunicação verbal.[5,7]

De acordo com Soares,[8] "só vai conseguir cuidar do sofrimento de alguém quem aprendeu a acolher a própria sombra e deixá-la de lado quando a dor do outro for mais urgente".

CASO CLÍNICO

Para elucidar os aspectos abordados neste capítulo, utilizaremos como exemplo um caso clínico que foi acompanhado pela equipe de cuidados paliativos pediátricos do Sabará Hospital Infantil.

Hugo (nome fictício) foi internado na unidade de teria intensiva (UTI), pela última vez, aos 3 anos e 5 meses, com diagnóstico de encefalopatia hipóxico-isquêmica secundária a evento de anoxia neonatal grave e prematuridade extrema. Desde o nascimento, sua vida foi marcada por longos períodos de internação, que, ao longo do seu desenvolvimento, se tornaram recorrentes por motivos que envolviam aspectos de natureza respiratória e do trato gastrointestinal. Hugo apresentava importante comprometimento das funções sensório-motoras e permanecia deitado durante a maior parte do tempo. Apresentava hipotonia global, sem controle de tronco e cabeça. Sua interação com o meio era limitada a alterações da expressão facial e contato visual esporádico. Apresentava déficit visual e auditivo. Alimentava-se exclusivamente por tubo de alimentação da gastrostomia e respirava através do orifício da traqueostomia, com impedimento das expressões verbais e de choro.

O motivo que o levou ao hospital nessa última internação foi um quadro de pancreatite aguda, que se tornou bastante grave e preocupante, levando, com todos os critérios, ao acionamento dos cuidados paliativos. Ao longo dos primeiros contatos estabelecidos com os familiares, notava-se uma oscilação entre os sentimentos de tristeza e medo manifestados pelos pais diante do aumento da cronicidade de um quadro já anteriormente complexo. Havia momentos em que o pai parecia querer proteger a mãe e se mostrar preparado para aceitar eventuais decisões de limitação de suporte terapêutico. Entretanto, em outros momentos, a situação se invertia e a mãe assumia o protagonismo, demonstrando aparente preparo e discursando em uníssono com a equipe sobre os valores de dignidade de vida e não prolongamento do sofrimento.

O casal havia dado à luz um novo bebê, e as ausências do hospital eram frequentes. No entanto, era clara a existência de um forte vínculo entre os pais e a criança, e eles traziam, na memória, os momentos de alegria que a estabilidade de Hugo fora capaz de proporcionar nos encontros familiares. Eles conseguiam enxergar e interpretar os sinais de Hugo e transformá-los em linguagem e expressão de desejos e de sentimentos vividos.

Com o agravamento do quadro respiratório e no auge da pandemia, Hugo apresentou teste positivo para SARS-CoV-2, vírus causador da covid-19. Em razão do diagnóstico de mais um agente infeccioso e ameaçador, foram reunidas a equipe e a família para comunicar a (má) notícia e realinhar novamente o plano de cuidados.

Ao longo de todo o processo de internação, foi preciso remodelar e reajustar o plano de tratamento de acordo com as novas situações reveladas. Muitos foram os sentimentos que surgiram no decorrer do tempo, como desamparo, tristeza, esperança, dúvida, raiva, ambivalência e, até mesmo, vivências do luto antecipatório. Todos puderam ser escutados e acolhidos por cada membro da equipe de cuidados paliativos pediátricos em uníssono com intensivistas e especialistas atuantes no caso.

Hugo evoluiu para o processo de terminalidade e seus pais conseguiram preservar a sua dignidade frente ao posicionamento anteriormente estabelecido de não prolongamento do processo da morte. Foi possível, nesse caso, chegar muito próximo ao processo conhecido como ortotanásia, mediante o qual a morte ocorre por processo natural e sem interferências desproporcionais e desumanas.

Apesar da dor incomensurável da perda de um filho, os pais puderam vivenciar o conforto e o consolo proporcionados por todos os cuidados amplamente direcionados ao longo de todo o processo, além de serem amparados na tomada de decisões tão difíceis e acompanhados durante e após o luto.

CONSIDERAÇÕES FINAIS

O embasamento ético em saúde é fundamental para mediar reflexões, decisões e suporte em cuidados paliativos pediátricos, a fim de garantir a eficiência da assistência e medidas de proteção às crianças e suas famílias frente a doenças ameaçadoras à continuidade da vida.

As conversas sobre limitações de recursos e investimentos desproporcionais ao curso de uma doença ou condição clínica sem chance de cura não devem ameaçar a relação entre equipe e paciente e sua família.

Os cuidados paliativos trazem, em seu cerne, a possibilidade de um cuidado ativo, organizado e direcionado às reais necessidades do paciente e de seus familiares dentro de uma atmosfera de comunicação verdadeira e cuidadosa. A comunicação eficiente deve conter detalhes técnicos que, aliados aos componentes de humanismo e escuta verdadeira, podem expressar o respeito a todas as esferas que integram a vida.

Para Hennemann-Krause,[9] "com a morte, deixamos neste mundo um legado, uma herança (nossa continuidade), ainda que seja um corpo que se transforma".

REFERÊNCIAS

1. Martins GB, Hora SS. Família e cuidados paliativos em pediatria: desafios à garantia do cuidado. Rev Bras Canc. 2016;62(3):259-262.
2. Blazin LJ, Cecchini C, Habashy C, Kaye EC, Baker JN. Communicating effectively in pediatric cancer care: translating evidence into practice. Children (Basel). 2018;5(3):40. doi.org/10.3390/children5030040.
3. Silva MJP. Comunicação tem remédio: a comunicação nas relações interpessoais de saúde. São Paulo: Edições Loyola, 2002.
4. Kyrillos L. As grandes lições de comunicação e liderança de Carlos Alberto Sardenberg. 02/10/2020. Podcast CBN Comunicação e Liderança, 2020.
5. Castro RBR, Silva MJP. A comunicação não-verbal nas interações enfermeiro-usuário em atendimentos de saúde mental. Rev Latino-Am Enfermagem. 2001;9(1):80-87.
6. Valadares MTM, Mota JAC, Oliveira BM. Cuidados paliativos em pediatria: uma revisão. Rev Bioét. 2013;21(3):486-493.
7. Silva MJP. Comunicação de más notícias. O Mundo da Saúde. 2012;36(1):49-53.
8. Soares AM. Enquanto eu respirar. Rio de Janeiro: Ed. Sextante, 2019. p.213.
9. Hennemann-Krause L. Ainda que não se possa curar, sempre é possível cuidar. Rev HUPE, UERJ. 2012;11(2):18:25.

4.1

Segurança e qualidade no hospital infantil – norteando as práticas assistenciais em pediatria

Eloá Padilha
Kauan Tamandaré Oliveira

PRÁTICAS ASSISTENCIAIS

Historicamente, a normatização de cuidados em saúde destinados ao paciente e a seus acompanhantes/familiares tem sido uma prática desenvolvida pelos serviços há décadas. Há estudos que descrevem que, desde 1929, nos Estados Unidos, e 1934, no Brasil, já existia a discussão de casos envolvendo a história natural e a evolução da doença, os cuidados e o tratamento médico, bem como o método de ensino e o estabelecimento de uma prática.[1]

Segundo a literatura, prática assistencial é, primeiramente, a descrição metodológica sobre como proceder em um cuidado assistencial. No entanto, há uma profundeza e uma complexidade bastante amplas envolvendo essa definição.

Outras definições descrevem a prática assistencial como um processo de reflexão dos passos a serem seguidos antes da efetiva aplicação de uma assistência, tendo como proposta unir o cotidiano do trabalho com a busca da qualidade assistencial e da segurança do paciente. Esses conceitos vão ao encontro de assuntos que estão relacionados ao planejamento da assistência ao paciente, que compreende um programa de cuidados de uma equipe multidisciplinar assistencial a ser destinado aos pacientes.

Atualmente, os serviços de saúde que buscam cuidados cada vez mais seguros e efetivos têm investido na criação de departamentos designados a avaliar essas práticas assistenciais, pensando na translação do conhecimento disponível e descrito em literatura para a operacionalização e aplicação na prática, o que deve considerar os recursos disponíveis, a missão da instituição e a necessidade dos pacientes.

A criação de protocolos, normatização ou padronização de cuidados é descrita como um importante componente para a qualidade assistencial e para a segurança do paciente, uma vez que tais protocolos, normas e padrões são discutidos previamente por grupos de trabalho especializados, fundamentados em uma prática baseada em evidência e com um olhar direcionado ao processo de tornar práticas essas diretrizes. Embora essa padronização do cuidado seja essencial, observa-se, principalmente na pediatria, que esse cuidado protocolado necessita ser individualizado, pensado individualmente para cada paciente, para cada família, sobretudo no que tange aos contextos sociais, financeiros, culturais e psicológicos.

A criação de uma prática assistencial está conectada ao modelo assistencial definido pela instituição, mesmo que diretamente ainda não se tenha dado um nome ao modelo de assistência. A literatura descreve uma série de modelos que, em teoria, se referem à forma como os serviços são organizados em uma determinada sociedade, com ações de atenção à saúde que levam em conta os aspectos tecnológicos e assistenciais, ou seja, que incluem os recursos físicos, tecnológicos e humanos, unidos para combater, controlar e enfrentar os problemas da coletividade. Não existe modelo assistencial certo ou errado, já que é uma construção teórica. Eles devem ser pautados em requisitos de interesse e necessidade da população atendida e no modelo de gestão da instituição, que, por sua vez, deve considerar a construção conceitual e operacional pensando na estruturação dos processos de trabalho, organização e otimização de recursos.

Na pediatria, as práticas assistenciais são a estruturação dos processos que envolvem a assistência ao binômio paciente/família. Há de se considerar uma assistência ao paciente e outra ao seu cuidador principal, pensando na qualidade, na segurança e na experiência, já que essa parceria tem a capacidade de promover e recuperar a saúde e, consequentemente, o desenvolvimento da criança.[2,3]

PRÁTICAS ASSISTENCIAIS, QUALIDADE NA ASSISTÊNCIA À SAÚDE

A assistência em saúde é, atualmente, uma das mais complexas atividades desenvolvidas pela sociedade humana. O conhecimento que se tem hoje a respeito de diagnóstico, tratamento e acompanhamento das diversas doenças tornou-se extremamente amplo. O mundo digital tem ajudado em relação à disseminação das informações, porém, o que pode parecer simples, em relação ao processo de cuidar, desperta inúmeras variáveis, causando medo e insegurança não apenas no paciente, mas também no profissional.

Com tantas variáveis, questiona-se, então, qual a melhor forma de se realizar a assistência à saúde com qualidade e segurança.

Em 2001, o Institute of Medicine (IOM), dos Estados Unidos, publicou um relatório intitulado "*Crossing the quality chasm: a new health system for the 21st century*" (em tradução livre: "Cruzando o abismo da qualidade: um novo sistema de saúde para o século 21"),[4] em que sugere seis metas importantes para que a assistência possa ser considerada de qualidade:

- **Segura:** é a primeira e, sem dúvida, a mais importante característica que a assistência ao paciente deve ter, justamente por ser a base para as demais. A segurança do paciente pode ser traduzida como tudo aquilo que deve ser feito para evitar o sofrimento por danos desnecessários, causados pela assistência que deveria apenas ajudar.
- **Efetiva:** a assistência deve ser realizada com base nas melhores evidências científicas, com foco em fazer a coisa certa para quem precisa. Em outras palavras, significa não cometer excessos, muito menos deixar de realizar quaisquer medidas, desde que sempre seja observado o princípio de fazer a coisa certa, para a pessoa certa e na hora certa.
- **Centrada no paciente:** o paciente deve ser ativo nas decisões sobre qualquer intervenção. Suas vontades e dúvidas devem ser sempre levadas em conta. Os valores e as preferências de um indivíduo sempre devem ser contemplados para a tomada de decisão. Aqui, cabe ressaltar a inserção da família, especialmente quando se trata de pacientes pediátricos.
- **Oportuna:** qualquer perda ou atraso de tempo deve ser evitado a todo custo, tanto do ponto de vista do paciente quanto do ponto de vista de quem presta a assistência.
- **Eficiente:** a assistência ao paciente deve ser racional, sem desperdícios e sem excessos. Não devem ser gastos quaisquer recursos sem real necessidade, seja a realização de um simples exame, o uso de um equipamento, uma complexa cirurgia, leitos hospitalares ou, até mesmo, recursos humanos.
- **Igualitária:** a qualidade da assistência prestada deve ser igual para qualquer ser humano, não importando gênero, raça, idade, religião, condição econômica ou característica social ou cultural.[5]

A assistência à saúde com segurança e qualidade é o serviço de maior importância que qualquer organização de saúde pode e deve oferecer.

O fato de "trabalhar com vidas" a difere de qualquer outra organização. A busca constante de melhores práticas deve ser vista, por todos, como elemento primordial na assistência ao paciente.

Com o objetivo de fomentar ainda mais a confiabilidade dos resultados assistenciais e a fim de promover uma assistência segura, a validação de boas práticas deve ser uma busca constante dentro das instituições de saúde.

É importante citar que, dentro das atividades de práticas assistenciais, estão o apoio ao desenvolvimento, a validação e a implementação dos procedimentos operacionais padrão, assim como as normas, as rotinas e os protocolos assistenciais – esses últimos serão elucidados mais adiante. Esse apoio está pautado em ampla participação científica, de forma a refletir a prática diária e o cotidiano de trabalho e a poder sugerir, de forma fundamentada, um novo modo de realizar a assistência, uma nova forma de agir.

A seguir, descreve-se um exemplo de metodologia simples para facilitar a compreensão em relação à validação e à implementação de práticas de assistência – é necessário que seja um processo sistemático e traçado a partir de um diagnóstico.

1. Realizar a leitura de um procedimento operacional padrão qualquer da instituição.
2. Acompanhar e avaliar a realização do procedimento na prática diária.
3. Realizar revisão de literatura e buscar as melhores práticas atuais; *benchmarking* com outras instituições será importante nesse momento.
4. Comparar a literatura encontrada com a prática realizada.
5. Propor implementações, se assim for necessário.
6. Atentar para a necessidade de novos produtos e buscar, no mercado, produtos de boa qualidade que estejam direcionados para o público atendido.
7. Realizar a validação do produto junto com a área técnica e outras áreas de apoio; cabe lembrar que não se pode esquecer de avaliar também a viabilidade financeira.
8. Realizar, em conjunto com o setor de educação continuada, o treinamento da equipe.
9. Acompanhar a implementação do novo processo e os resultados obtidos na prática diária.
10. Reavaliar se necessário. Nesse caso, os indicadores assistenciais poderão ser ótimos aliados.

Cabe pensar, ainda, em propostas de cunho educativo, ou seja, após a avaliação junto à área técnica, entender que há necessidade apenas de uma ação educativa, de um reforço.

IMPORTÂNCIA DOS PROTOCOLOS ASSISTENCIAIS

Os protocolos assistenciais vêm sendo cada vez mais defendidos na literatura, em virtude de sua importância ao promover o aumento da segurança do cuidado, da melhoria da comunicação entre os profissionais, de seu impacto na mortalidade, da melhor utilização de recursos em pacientes, do direcionamento para tomadas de decisões assistenciais ou de qualquer outro benefício dentre tantos já comprovados.[6,7]

Diante disso, para a operação do cuidado em saúde sustentado por uma prática assistencial e um modelo, é necessário aplicar alguns métodos que objetivam criar um processo de operação, considerando um modelo de criação que seja capaz de contemplar todos os atores envolvidos, bem como o gerenciamento dos recursos materiais e humanos necessários para tal implementação.

Os métodos da criação de uma prática assistencial podem variar entre as instituições, dependendo das necessidades, dos objetivos e dos resultados esperados por cada uma delas. Tais metodologias ajudam a reunir as informações essenciais ao processo ou à prática a ser implantada, levando em conta sua lógica de operação, do início ao término, bem como os papéis e as responsabilidades dos envolvidos.

O exercício é desenhar uma modelagem e, a cada *brainstorming* entre os envolvidos, buscar o aperfeiçoamento da prática a ser implantada. Para isso, alguns requisitos são necessários durante a construção ou modelagem:

- **Entradas:** são os elementos necessários para que a prática/processo aconteça. Representam dados, materiais, recursos tecnológicos, recursos humanos, entre outros. Para facilitar, pode-se utilizar a pergunta: "Quais os recursos humanos e materiais necessários para a realização dos procedimentos?".
- **Prática/processo proposta(o):** corresponde ao fluxo de trabalho de práticas que estão sendo mapeadas ou como serão executadas. Podemos utilizar, por exemplo, a pergunta: "Como se dará o processo de triagem dos pacientes pediátricos na emergência?".
- **Saídas do processo**: o resultado entregue ao paciente ou a uma equipe ou ao departamento. O que se espera da implantação de tal prática/processo?

Na assistência, pode-se pensar em: "Quais resultados o paciente e os profissionais terão com a implantação dessa prática ou desse processo?".

- **Fornecedores:** correspondem a pessoas, equipes ou departamentos que realizarão o processo.
- **Clientes:** são os beneficiados com o processo, sejam eles pessoas, equipes ou departamentos.

Outros aspectos também são de suma relevância e devem ser considerados na criação de uma prática assistencial:

- **Evidência científica:** a melhor evidência científica disponível traduz a base de segurança que se busca para as escolhas diagnósticas e terapêuticas que fundamentam a aplicação da prática assistencial.[8]
- ***Benchmarking*:** é uma forma de alcançar melhores práticas no mercado com o intuito de aperfeiçoar e replicar modelos de trabalho.[9]
- **Capacitação/treinamento:** é um componente essencial para a operacionalização da prática e representa a forma de instrumentalizar os profissionais, as equipes ou os departamentos com as orientações relacionadas ao processo de trabalho.
- **Divulgação:** corresponde ao processo de disseminação da prática para os envolvidos e pode ser utilizada por vários meios, como *e-mail*, treinamento presencial ou *on-line*, entre outros.
- **Controle:** corresponde ao controle da prática medido por meio de indicadores ou outras formas, como notificação de não conformidade.

CONCLUSÃO

Para realizar uma mudança ou, ainda, melhorar um processo ou uma prática, é necessário fazer reflexões a respeito dessas questões, como identificar pontos vulneráveis e perceber potencialidades que possam contribuir para uma melhor qualidade na assistência. É preciso compreender, também, que a variabilidade dos processos pode interferir diretamente nos resultados alcançados, além de aumentar consideravelmente os custos em relação aos recursos humanos e materiais e, infelizmente, causar possíveis danos ao paciente. Também não se pode deixar de afirmar que a integração da equipe multidisciplinar e do apoio institucional tem sido a grande alavanca para a implantação, implementação e padronização de novos procedimentos, bem como para a implantação de políticas de segurança.

REFERÊNCIAS

1. Andrade JS, Vieira MJ. Prática assistencial de enfermagem: problemas, perspectivas e necessidade de sistematização. Rev Bras Enferm. 2005;58(3):261-265. Disponível em: <https://www.scielo.br/pdf/reben/v58n3/a02v58n3.pdf>. Acesso em: 6 dez. 2020.
2. Morosini MVGC, Corbo AD (orgs). Modelos de atenção e a saúde da família. Rio de Janeiro: ESPJV/Fiocruz, 2007. Disponível em: <http://www.epsjv.fiocruz.br/sites/default/files/l26.pdf>. Acesso em: 6 dez. 2020.
3. Santos ER, Barros JR, Baraldi MM, Minto CA, Dupas G. Assistência de enfermagem em unidade pediátrica: uma proposta de início de sistematização. Rev Esc Enferm USP. 1997;31(1):36-50. Disponível em: <http://www.scielo.br/scielo.php?script=sci_arttext&pid=S0080-62341997000100003&lng=en>. Acesso em: 15 mar. 2021.
4. Institute of Medicine (IOM); Committee on Quality of Health Care in America. Crossing the quality chasm: a new health system for the 21st century. National Washington (DC): Academies Press (US), 2001.
5. Instituto Brasileiro para Segurança do Paciente (IBSP). As 6 dimensões da qualidade na assistência. 24 ago. 2015. Disponível em: <https://www.segurancadopaciente.com.br/noticia/as-6-dimensoes-da-qualidade-na-assistencia-a-saude/>. Acesso em: 6 dez. 2020.
6. Soares M, Bozza FA, Azevedo LCP, Silva UVA, Corrêa TD, Colombari F et al. Effects of organizational characteristics on outcomes and resource use in patients with cancer admitted to intensive care units. J Clin Oncol. 2016;34(27):3315-3324. Disponível em: <https://pubmed.ncbi.nlm.nih.gov/27432921/>. Acesso em: 6 dez. 2020.
7. Melo TP, Maia IHM, Silva FAA, Ferreira IS, Barbosa SM, Façanha MC. Protocolos assistenciais para a redução de mortalidade por sepse. Rev Nursing. 2020;23(261):3577-3682. Disponível em: <http://www.revistanursing.com.br/revistas/261/pg22.pdf>. Acesso em: 6 dez. 2020.
8. Siqueira SRDT. Dissecando as evidências científicas atuais. Rev Dor. 2017;18(1):1. Disponível em: <https://www.scielo.br/pdf/rdor/v18n1/pt_1806-0013-rdor-18-01-0001.pdf>. Acesso em: 6 dez. 2020.
9. Ferreira M, Ghiraldello L. O benchmarking como ferramenta de gestão: um estudo em departamentos de viagens corporativas nas empresas. Revista do Curso de Administração – PUC Minas, 2014. Disponível em: <https://www.pucpcaldas.br/graduacao/administracao/revista/artigos/v2014/Artigo31_2014.pdf>. Acesso em: 6 dez. 2020.

4.2

Qualidade e segurança – gerenciando riscos em instituições de saúde

Lívia Inês Dal Fabbro Nagata
Benefran Junio da Silva Bezerra

"Um defeito pode ser um tesouro".
(Don Berwick)

INTRODUÇÃO

As décadas de 1970 e 1980 foram marcadas por uma série de acidentes fatais em diversos setores industriais. Em 1977, dois Boeings® 747 chocaram-se, causando a morte de 583 passageiros em Tenerife.[1] Em 1986, um acidente na usina nuclear de Chernobyl levou várias pessoas à morte e afetou seriamente as futuras gerações.[2]

Na área da saúde, a publicação intitulada "Errar é humano: construindo um sistema de saúde mais seguro", do Instituto de Medicina (IOM), dos Estados Unidos, trouxe à tona a real catástrofe dos eventos adversos evitáveis que ocorrem em instituições hospitalares.[3]

Sobre esse assunto, há diversas pesquisas. Em 2019, a Organização Mundial da Saúde (OMS) estimou que 1 em cada 10 pacientes sofre um evento adverso.[4] Um estudo realizado em 2013, nos EUA, estimou que o número de mortes prematuras associadas a danos evitáveis, decorrentes do cuidado hospitalar, estaria entre 210 mil e 400 mil por ano e que cada paciente internado em hospital estadunidense estaria sujeito a um erro de medicação por dia.[5] Estudos brasileiros evidenciam que a incidência de eventos adversos é alta no país, com ocorrência de 7,6%, dos quais 66% são considerados evitáveis.[6] O relatório "Errar é humano" também chamou a atenção das instituições de saúde para a importância da aplicação de conceitos e técnicas de segurança adotadas em indústrias, como as de alto risco, para que se possa identificar as causas de eventos adversos e atuar em sua prevenção.[3]

Essas iniciativas reconhecem que a ocorrência de eventos adversos encontra suas raízes em causas latentes nos sistemas de saúde, e não diretamente são causados por culpa de profissionais e pessoas que atuam nos serviços de saúde.[7] Dessa forma, a implantação de sistemas de gestão e gerenciamento de riscos em serviços de saúde deve ser realizada, a fim de evitar eventos adversos e aumentar a segurança do paciente, a exemplo da RDC n. 36/2013, da Agência Nacional de Vigilância Sanitária (Anvisa), que institui ações para a segurança do paciente no Brasil.[8]

A SEGURANÇA DO PACIENTE

A insegurança persiste nos processos assistenciais e administrativos dos estabelecimentos de saúde, motivo pelo qual teve início um grande movimento mundial pela segurança do paciente.[7] Diante dessas e outras iniciativas, o Brasil instituiu, em 2013, o Programa Nacional de Segurança do Paciente (PNSP), por meio da Portaria n. 529/2013, que reconhece os conceitos de gestão de riscos e segurança do paciente como políticas públicas de saúde no país.[9] Assim, a segurança do paciente pode ser compreendida como a redução, a um mínimo aceitável, do risco de dano desnecessário associado à atenção à saúde, motivo pelo qual a gestão e o gerenciamento de riscos são fundamentais.

Para o gerenciamento dos riscos e danos, são aplicáveis alguns conceitos fundamentais:

- **evento adverso:** pode ser definido como um incidente que resulta em dano ao paciente e/ou a profissionais de forma imprevista, indesejável e potencialmente perigosa na instituição de saúde, podendo implicar perda grave de alguma função do corpo ou até morte;
- **incidente:** pode ser compreendido como o evento ou a circunstância que poderia ter resultado – ou que realmente resultou – em dano desnecessário à saúde;
- **dano:** é o comprometimento de estrutura ou função do corpo e/ou qualquer efeito dele oriundo, incluindo doença, lesão, sofrimento, morte, incapacidade ou disfunção, podendo, assim, ser físico, social ou psicológico.

GESTÃO E GERENCIAMENTO DE RISCOS EM INSTITUIÇÕES DE SAÚDE

Risco é o efeito da incerteza sobre objetivos.[10] Em um serviço de saúde, risco trata-se da possibilidade de que um evento ocorra e afete os objetivos desse serviço, que a resolução do problema de saúde do paciente. A gestão de riscos visa a aprimorar esses processos por meio de estratégias de melhorias contínuas, a fim de prevenir consequências negativas.

A gestão de riscos está constituída para identificar, priorizar, elaborar relatórios, analisar e realizar a gestão desses riscos por meio de documentos estruturados. Já o gerenciamento de riscos permite elaborar e implementar protocolos que promovam a melhoria da qualidade assistencial, da segurança do paciente, do profissional e da instituição de saúde, além de também atuar na gestão de riscos ambientais e operacionais. Recomenda-se que o gerenciamento de riscos esteja voltado para a segurança do paciente, da instituição hospitalar, dos cuidadores e de seus usuários, e mantenha forte compromisso com a cultura de segurança e processos de melhoria contínua.

A seguir, são definidas algumas estratégias para a gestão de riscos em instituições de saúde:

1. Estabelecer um programa abrangente, com estrutura, pessoas, recursos e processos suficientes para garantir a segurança de todos e do patrimônio, a fim de prevenir danos.
2. Reforçar a metodologia de gerenciamento dos riscos, visando à qualidade dos processos por meio do suporte para planejamento, desenvolvimento, controle e reavaliação.
3. Desenvolver ações para a integração e a articulação multiprofissional.
4. Implementar ações com a liderança para o desenvolvimento de uma cultura de segurança.
5. Definir ações e estratégias para unidades/setores com maior risco.
6. Proporcionar um ambiente que encoraje a identificação de erros e a formulação de ações para reduzir recidivas e erros futuros.
7. Possuir diretrizes de trabalho, a fim de promover e apoiar a implementação de ações voltadas à segurança do paciente e do profissional de saúde.
8. Implementar uma avaliação proativa das atividades de alto risco, adotando medidas de melhoria com base nos protocolos recomendados pelas legislações, pelas metas internacionais de qualidade e segurança e outras melhores práticas.
9. Comunicar as situações de riscos, eventos e erros, assim como adotar estratégias para minimizar riscos e ações corretivas para melhorar o desempenho dos processos.

A solidez da gestão de riscos em um serviço de saúde pressupõe uma boa estrutura para o gerenciamento dos riscos. Isso envolve a existência de unidade, núcleo ou setor com responsabilidades específicas para a gestão desses processos na instituição. Além disso, a atuação pode ser realizada sob a forma de regimento ou programa que defina os objetivos maiores por meio de ações efetivas e planejamento de atividades, como o caso dos Núcleos de Segurança do Paciente (NSP), que são instâncias do serviço de saúde específicas para promover e apoiar a implementação de ações voltadas à segurança do paciente.[8,11]

Toda organização de saúde necessita de diretrizes de segurança do paciente e profissional pautadas na melhoria contínua dos processos de cuidado e do uso de tecnologias da saúde, assim como na disseminação sistemática da cultura de segurança, promovendo a articulação e a integração dos processos voltados à gestão de risco e à garantia das boas práticas de funcionamento do serviço de saúde dentro de seu âmbito de atuação.

PROCESSOS-CHAVE PARA A GESTÃO DE RISCOS

Para implantar a gestão de risco, conforme definida na ISO 31000[10] e adaptada por Gama e Hernández,[12] existem quatro processos-chave que devem ser implantados em instituições de saúde: identificação, análise, tratamento e comunicação dos riscos.

Processo-chave 1 – Identificação de riscos

A identificação de riscos tem por objetivo fazer um levantamento dos riscos para conscientizar a organização sobre os problemas de segurança ou as fragilidades existentes. Quando ocorre um evento adverso, por exemplo, pode ser necessário realizar a identificação retrospectiva de riscos, por meio de entrevistas ou técnicas de *brainstorming* com os profissionais envolvidos, a fim de repassar como foi realizado determinado procedimento e de subsidiar um levantamento preliminar dos possíveis riscos que serão analisados.

A notificação de eventos adversos também é importante para que os riscos sejam adequadamente identificados. Os sistemas de notificações permitem que situações indesejadas sejam analisadas e revistas para evitar futuros eventos adversos. Ocorrências como complicação de acessos vasculares, quedas com e sem lesão e problemas relacionados aos medicamentos são facilmente notificados pelas equipes multiprofissionais.

A utilização do *checklist* de cirurgia segura, por exemplo, tem por objetivo identificar um risco em tempo real, imediatamente antes da ocorrência de um incidente. O profissional tem a possibilidade de interferir como barreira imediata para evitar que consequências ou danos graves atinjam o paciente. Para isso, as passagens de plantão e sinalizações de alertas precisam ser claras, objetivas e resolutivas para que a identificação dos riscos seja efetiva.

A realização de rondas de segurança e visitas técnicas, por exemplo, permite a verificação de processos e protocolos criados para identificar riscos de forma preventiva, a fim de identificar possíveis quebras de barreiras que possam acontecer com frequência.

Processo-chave 2 – Análise e avaliação de riscos

Enquanto a **identificação** tem como objetivo principal evidenciar os principais riscos e perigos presentes na organização, a etapa de análise e avaliação de riscos tem por objetivo aprofundar os motivos ou fatores contribuintes do risco e qualificar a tomada de decisão.

Normalmente, as análises **quantitativas** em sistemas de notificação são realizadas pela área responsável pela gestão da qualidade ou pelo NSP. Os dados são analisados por meio de uma matriz de decisão quanto ao risco para permitir o processo decisório de forma racional.

Na investigação de um evento adverso, podem-se utilizar ferramentas **qualitativas** – como o diagrama de Ishikawa – para conduzir uma análise das causas-raízes que levaram ao evento adverso. Nessa etapa, é necessária a formação de uma equipe multiprofissional para analisar as causas relacionadas aos riscos ou problemas identificados.

Processo-chave 3 – Tratamento de riscos

O controle ou tratamento do risco busca eliminá-lo ou reduzir sua má influência. Pode ser realizado de forma **reativa**, após um evento adverso, ou **proativa**, antes que ele ocorra.

Por meio do levantamento das causas-raízes de um evento adverso, a definição de um plano de ação é uma maneira de **reagir** ao risco identificado. Por outro lado, as soluções que se antecipam ao risco são ações **proativas**. É o caso de mudanças na estrutura física do local de preparo de medicamentos visando a evitar ruídos e distrações, para prevenir falhas de comunicação, mesmo que não haja evento adverso relacionado.

A implantação de protocolos de segurança do paciente, como os relacionados nas seis metas internacionais de segurança do paciente, que serão vistas adiante, permite que as instituições tratem os riscos proativamente, com base nas melhores práticas internacionais.

Processo-chave 4 – Comunicação de riscos

A comunicação das atividades de gestão de riscos é um processo-chave, pois ajuda a sensibilizar a organização e a monitorar a efetividade da gestão de riscos, assegurando a responsabilização por sua implementação e favorecendo uma cultura de segurança.

A comunicação interna entre líderes, equipes e demais interessados deve ser clara e objetiva. É essencial comunicar as atividades aos órgãos sanitários, gestores de sistema, sistemas de acreditações[13] e certificadores de qualidade. No Brasil, a ocorrência de eventos adversos precisa ser notificada à Agência Nacional de Vigilância Sanitária (Anvisa), a fim de que existam dados para definir políticas públicas e identificar o risco sanitário em âmbito nacional.

AS METAS INTERNACIONAIS DE SEGURANÇA PARA A PREVENÇÃO DE RISCOS

A implantação desses processos-chave no gerenciamento dos riscos garante a implantação de um programa robusto de segurança do paciente e do profissional de saúde e encaminha a cultura da organização para o aprimoramento de uma cultura de segurança.[7]

Esses processos podem ser observados e iniciados a partir dos protocolos de segurança do paciente e das metas internacionais, por meio do gerenciamento de riscos comuns na assistência à saúde e melhorias específicas na segurança do paciente.[14,15]

Meta 1 – Identificar corretamente os pacientes

A identificação correta do paciente é o ponto de partida para a execução das diversas etapas de segurança no Sabará Hospital Infantil. O processo de identificação do paciente deve ser capaz de verificar corretamente o indivíduo como a pessoa para a qual se destina o serviço a ser prestado. Falhas no processo de identificação dos pacientes podem causar erros graves, como a administração de medicamentos ou a realização de cirurgias nos pacientes errados.

Meta 2 – Melhorar a efetividade da comunicação entre profissionais da assistência

A segurança da assistência depende de uma comunicação efetiva, clara e objetiva entre os profissionais. Dessa forma, viabilizar uma comunicação eficaz é fundamental em todos os processos de passagem de plantão, transição de cuidados, comunicação telefônica, ordens verbais e anotações em prontuários, a fim de assegurar a continuidade do cuidado.

Meta 3 – Melhorar a segurança de medicamentos de alta vigilância (*high-alert medications*)

As práticas para melhorar a segurança desses medicamentos envolvem a padronização dos procedimentos, com o objetivo de garantir a segurança de armazenamento, dispensação, movimentação e administração de medicamentos. São importantes os alertas e as sinalizações para aqueles que possuem nome, grafia e aparência semelhantes; trata-se de técnicas que auxiliam a gestão de riscos e previnem erros por meio de cuidados específicos, como a separação dos medicamentos em embalagens diferenciadas e a realização de dupla checagem ou dupla conferência durante o processo de preparo e administração dos medicamentos.

Meta 4 – Assegurar cirurgias com local de intervenção, procedimento e paciente corretos

O conceito de cirurgia segura envolve medidas adotadas para a redução do risco de eventos adversos que podem acontecer antes, durante e depois das cirurgias. Para garantir a segurança dos processos cirúrgicos, utiliza-se uma metodologia de conferência de itens antes do início do procedimento, denominada *checklist* da cirurgia segura.[16]

Meta 5 – Reduzir o risco de infecções associadas aos cuidados de saúde

Infecção relacionada à assistência à saúde (IRAS) é aquela adquirida em função dos procedimentos necessários à assistência de pacientes. A higiene das mãos deve ser adotada por todos os profissionais de saúde, pois, segundo a OMS, trata-se de uma medida primária preventiva, de baixo custo e com grande potencial para salvar vidas.

Meta 6 – Reduzir o risco de lesões decorrentes de quedas dos pacientes

A queda é considerada um evento frequente e limitante. Medidas de prevenção, como acionamento de auxílio dos profissionais da saúde, grades elevadas, suportes e pisos antiderrapantes, utilização de pulseira ou dispositivo de identificação de risco de queda no paciente, avisos, comunicações visíveis e manuais de orientação, são uma forte ferramenta para educar e propor barreiras preventivas para a redução de eventos adversos decorrentes de quedas.[17]

Os programas de prevenção de queda são compostos por três elementos:

- identificação do risco para queda;
- implementação de técnicas de prevenção;
- reavaliação do paciente para manter ou incluir novos fatores de risco.

CONSIDERAÇÕES FINAIS

A legislação sobre segurança do paciente no Brasil pode ser consultada no *link* <https://www.gov.br/anvisa/pt-br/assuntos/servicosdesaude/seguranca-do-paciente/legislacao> (acesso em: 5 jul. 2021).

Nas instituições de saúde, a busca pela segurança não se resume à prevenção de falhas isoladas, sejam elas humanas ou técnicas, mas, sim, a tornar o sistema tão robusto quanto possível, a fim de prevenir e controlar riscos. Nenhuma instituição de saúde está imune a eventos adversos, mas é possível aprender e aprimorar estratégias para a gestão de riscos, com o intuito de gerar uma maior resiliência do sistema.

Assim, identificar e analisar os riscos é apenas a etapa inicial. O gerenciamento e o tratamento de riscos exige a adoção de práticas e técnicas de segurança enfatizando a gestão dos processos, e não dos indivíduos. Essa gestão é capaz de fortalecer e consolidar a cultura de segurança, contribuindo, assim, para aumentar a segurança do paciente, reforçar a qualidade da assistência, reduzir os custos e contribuir para políticas mais efetivas de valorização dos profissionais de saúde.

REFERÊNCIAS

1. Gonçalves Filho AP, Andrade JCS, Marinho MMO. Cultura e gestão de segurança no trabalho: uma proposta de modelo. Gest Prod. 2011;18(1):205-220. doi.org/10.1590/S0104-530X2011000100015.
2. Blakemore E. Desastre de Chernobyl: o que aconteceu e os impactos a longo prazo. National Geographic Brasil. 6 jun. 2019. Disponível em: <https://www.nationalgeographicbrasil.com/2019/06/o-que-aconteceu-desastre-chernobyl-uniao-sovietica-ucrania-energia-nuclear>. Acesso: 6 dez. 2020.
3. Institute of Medicine (IOM). Committee on Quality of Health Care in America; Kohn LT, Corrigan JM, Donaldson MS (eds). To err is human: building a safer health system. National Washington, D.C.: Academies Press, 2000.
4. Organização Mundial da Saúde (OMS). 10 facts on patient safety [internet]. Genebra: WHO, 2019. Disponível em: <https://www.who.int/features/factfiles/patient_safety/patient_safety_facts/en/>. Acesso em: 6 dez. 2020.
5. James JT. A new evidence-base estimate of patient harms associated with hospital care. J Patient Saf. 2013 Sep;9(3):122-128. doi.org/10.1097/PTS.0b013e3182948a69.
6. Mendes W, Martins M, Rozenfeld S, Travassos C. The assessment of adverse events in Brazilian hospitals. Int J Qual Health Care. 2009;21(4):279-284. doi.org/10.1093/intqhc/mzp022.
7. Reason J. Human error: models and management. BMJ. 2000;320(7237):768-770. doi:10.1136/bmj.320.7237.768.
8. Brasil. Ministério da Saúde. Agência Nacional de Vigilância Sanitária (Anvisa). Resolução n. 36, de 25 de julho de 2013. Institui ações para a segurança do paciente em serviços de saúde e dá outras providências. Brasília, DF: Ministério da Saúde, 2013. Disponível em: <https://bvsms.saude.gov.br/bvs/saudelegis/anvisa/2013/rdc0036_25_07_2013.html>. Acesso em: 9 dez. 2020.
9. Brasil. Ministério da Saúde. Portaria n. 529, de 1º de abril de 2013. Institui o Programa Nacional de Segurança do Paciente (PNSP). Brasília, DF: Ministério da Saúde, 2013. Disponível em: <https://bvsms.saude.gov.br/bvs/saudelegis/gm/2013/prt0529_01_04_2013.html>. Acesso em: 29 jun. 2021.
10. Associação Brasileira de Normas Técnicas (ABNT). Normas Brasileiras. ABNT NBR ISO 31000. Gestão de riscos – Princípios e diretrizes. 2009. Disponível em: <https://gestravp.files.wordpress.com/2013/06/iso31000-gestc3a3o-de-riscos.pdf>. Acesso em: 9 dez. 2020.

11. Brasil. Ministério da Saúde. Agência Nacional de Vigilância Sanitária (Anvisa). Implantação do Núcleo de Segurança do Paciente em Serviços de Saúde. Série Segurança do Paciente e Qualidade em Serviços de Saúde. Brasília, DF: Anvisa, 2016. Disponível em: <https://portaldeboaspraticas.iff.fiocruz.br/wp-content/uploads/2018/07/Modulo_6_Implantacao_Nucleo_de_Seguranca.pdf>. Acesso em: 29 jun. 2021.
12. Gama ZAS, Hernández PJS. Inspeção de boas práticas de gestão de riscos em serviços de saúde. Natal: SEDIS-UFRN, 2017.
13. Consórcio Brasileiro de Acreditação de Sistemas e Serviços de Saúde. Padrões de Acreditação da Joint Commission International para Hospitais. Tradução Oficial da 6ª edição do original "Joint Commission International Accreditation Standards for Hospitals". Rio de Janeiro: CBA, 2017
14. Brasil. Agência Nacional de Vigilância Sanitária (Anvisa). Assistência segura: uma reflexão teórica aplicada à prática. Série Segurança do Paciente e Qualidade em Serviços de Saúde. Brasília, DF: Anvisa, 2017. Disponível em: <https://portaldeboaspraticas.iff.fiocruz.br/biblioteca/assistencia-segura-uma-reflexao-teorica-aplicada-a-pratica/>. Acesso em: 29 jun. 2021.
15. Brasil. Ministério da Saúde. Portaria n. 1.377, de 9 de julho de 2013. Aprova os Protocolos de Segurança do Paciente. Brasília, DF: Ministério da Saúde, 2013. Disponível em: <https://bvsms.saude.gov.br/bvs/saudelegis/gm/2013/prt1377_09_07_2013.html>. Acesso em: 5 jul. 2021.
16. Organização Mundial da Saúde (OMS). Segundo desafio global para a segurança do paciente: cirurgias seguras salvam vidas (orientações para cirurgia segura da OMS). Tradução de Marcela Sánchez Nilo e Irma Angélica Durán. Rio de Janeiro: Organização Pan-Americana da Saúde; Ministério da Saúde; Agência Nacional de Vigilância Sanitária, 2009. 211 p. Disponível em: <http://bvsms.saude.gov.br/bvs/publicacoes/seguranca_paciente_cirurgias_seguras_salvam_vidas.pdf>. Acesso em: 7 dez. 2020.
17. Evans D, Hodgkinson B, Lambert L, Wood J. Falls risk factor in the hospital setting: a systematic review. Int J Nurs Pract. 2001;7(1):38-45.

BIBLIOGRAFIA CONSULTADA

Wachter RM (org). Compreendendo a segurança do paciente. Porto Alegre: Artmed, 2010. 320 p.

5

Comunicação efetiva

Deborah de Campos Rosa Brites
Francisco Ivanildo de Oliveira Junior

INTRODUÇÃO

Na medida em que a assistência à saúde se torna cada vez mais complexa, é imperativo que os profissionais saibam trabalhar em equipe, sendo o cuidado ao paciente frequentemente prestado em diferentes locais. Apesar do papel fundamental do trabalho coordenado envolvendo múltiplos profissionais e da comunicação eficaz para a prestação de um serviço de saúde de alta qualidade, nem sempre os profissionais têm as habilidades necessárias. Adicionalmente, a fragmentação gera grande vulnerabilidade a erros de comunicação durante as transferências de pacientes ou nas trocas de informações. Como decorrência, as falhas no trabalho em equipe e na comunicação entre os profissionais de saúde são frequentemente descritas como os principais fatores contribuintes para a ocorrência de eventos adversos, o que tem impacto direto na qualidade dos cuidados.[1-4]

A organização norte-americana de acreditação hospitalar The Joint Commission publicou relatórios demonstrando que os problemas de comunicação estão entre as causas mais frequentes de eventos sentinela identificados nas análises de causa-raiz. Dos 3.548 erros de assistência relatados voluntariamente como eventos sentinela ao longo de um período de dez anos (1995-2005), o principal fator de contribuição foi a comunicação inadequada, identificada como causa-raiz em quase 70% dos eventos analisados.[5] Entre os anos de 2013 e 2015, os problemas de comunicação foram a segunda causa-raiz mais frequentemente identificada entre 2.587 eventos sentinela reportados, ficando atrás apenas de fatores humanos.[6]

Em 2004, a Organização Mundial da Saúde (OMS) criou a Aliança Mundial para a Segurança do Paciente com a intenção de chamar a atenção para o problema da segurança do paciente, visando a melhorá-la em áreas reconhecidamente problemáticas, tendo sido definidas seis metas internacionais para a segurança do paciente, dentre as quais se destaca a que trata da comunicação entre os profissionais de saúde.[4,7]

No Brasil, a Portaria n. 529, de 1º de abril de 2013, que institui o Programa Nacional de Segurança do Paciente (PNSP), considera a comunicação nos serviços de saúde e a transferência de pacientes entre pontos de cuidado como um dos protocolos básicos da assistência em saúde e determinantes da qualidade e da segurança na prestação de cuidados.[8]

O QUE É COMUNICAÇÃO EFETIVA

Comunicação efetiva é uma das habilidades não técnicas essenciais, uma forma de transmitir conhecimento, instituir relações e estabelecer padrões de comportamento previsíveis, além de ser um componente vital para liderança e trabalho em equipe. Entre profissionais da saúde, a comunicação efetiva acontece quando uma informação é transmitida ou recebida de forma completa e exata. Mais do que informação, busca-se a transmissão de significado. Em equipes formadas por profissionais de saúde com diferentes formações, funções, treinamentos, graus hierárquicos e perspectivas sobre o cuidado, o principal objetivo da comunicação é compartilhar um modelo mental comum a todos acerca de uma situação: o contexto, os objetivos, as tarefas e os métodos, ou seja, uma consciência situacional. Dessa forma, é importante reconhecer que significado não é o mesmo que informação. A comunicação efetiva, portanto, depende do compartilhamento do nível de consciência situacional entre os diferentes membros da equipe.[2,9]

A comunicação efetiva pode ser verbal, escrita ou eletrônica e deve ocorrer em casos de transferência de pacientes entre setores, na transmissão de informações por meio de telefonemas ou de relatos verbais diretamente entre profissionais, formulários e notas de transferência de pacientes, orientações verbais em situações de emergência ou urgência e nos avisos de resultados críticos de exames laboratoriais por via telefônica à equipe assistencial.[2,7]

A comunicação efetiva dentro das equipes de saúde e entre diferentes áreas é o resultado de processos dinâmicos de mão dupla que levam a um equilíbrio de compreensão entre os participantes e que podem e devem ser refinados com a entrada de novas pessoas e novas informações.[9]

OBSTÁCULOS À COMUNICAÇÃO EFETIVA

Há obstáculos ambientais, físicos e psicológicos que podem estar presentes tanto no emissor quanto no receptor da informação e que atuam como barreiras ao estabelecimento de uma comunicação efetiva. Fatores como falta de tempo, escassez de pessoal, ausência de padronização na transmissão de informações, desinformação sobre a importância de uma comunicação clara e falta de envolvimento de toda a equipe são barreiras que contribuem para perpetuar as dificuldades que os profissionais de saúde têm de manter uma comunicação que favoreça o trabalho em equipe e a continuidade dos cuidados ao paciente.[2,10]

Também são considerados desafios para estabelecer uma comunicação efetiva nos serviços de saúde:[3]

- a diversidade na formação dos profissionais, com diferentes graus de conhecimento e habilidades de comunicação;
- tendência dos membros de uma categoria profissional em se comunicar mais com outros da mesma categoria, afetando a comunicação interdisciplinar;
- efeito da hierarquia, principalmente se houver rigidez hierárquica, o que pode inibir a criação de canais de comunicação entre diferentes categorias.

FERRAMENTAS E ESTRATÉGIAS PARA MELHORAR A COMUNICAÇÃO E O TRABALHO EM EQUIPE

Todos os profissionais envolvidos na prestação de serviços de saúde devem atuar de forma colaborativa, como uma equipe. Por ser a saúde um ambiente dinâmico, os membros da equipe precisam responder de forma adaptativa a mudanças nas condições – comunicação desempenha um papel fundamental nesse processo. As tarefas nos serviços de saúde são habitualmente realizadas de forma sequencial por diferentes profissionais, que dependem de informações do atendimento anterior para orientar suas decisões e garantir a continuidade do cuidado.[4,9]

As ferramentas e estratégias que podem ser utilizadas para melhorar a comunicação geralmente não envolvem custos financeiros elevados ou barreiras intransponíveis, porém, todas dependem do comprometimento da liderança, da coesão da equipe de saúde e do conhecimento básico dos princípios de melhoria da qualidade em saúde. É fundamental que sua implantação seja acompanhada de perto, para que se possa verificar se estão atingindo seus objetivos e se não tiveram consequências inesperadas.[4]

Tipos de comunicação: específica, direcionada e reconhecida

Comunicação específica

Comunicação específica diz respeito a falar claramente e utilizar descrições precisas e inequívocas, preferencialmente usando um "vocabulário controlado" de termos com significados únicos e conhecidos, conforme definição prévia da instituição de saúde. Isso inclui, por exemplo, utilizar números em vez de termos imprecisos, como muito/pouco ou alto/baixo, assim como evitar abreviaturas ambíguas (p.ex., OD é olho direito ou ouvido direito? OMA significa otite média aguda ou osteomielite aguda?) ou que não constem no siglário da instituição.[9]

Comunicação direcionada ou dirigida

Comunicação direcionada significa informações ou instruções explicitamente dirigidas a uma pessoa específica. Para que isso aconteça, é necessário que os membros da equipe saibam os nomes uns dos outros. Um exemplo desse conceito é o *checklist* de segurança cirúrgica da OMS, em que um dos itens indica que os membros da equipe devem se apresentar por nome e função. Embora intuitivamente atraente, são necessários mais estudos para determinar se a comunicação dirigida tem, de fato, impacto na segurança clínica em comparação à comunicação não direcionada.[9]

Comunicação reconhecida

A comunicação reconhecida busca confirmar que o que foi dito não foi apenas ouvido, mas também que o que foi ouvido coincide com o que foi dito. Na comunicação em circuito fechado ou alça fechada, também conhecida como *read-back*, o emissor inicia a comunicação, o receptor confirma o que foi ouvido, registra e repete o conteúdo, e, então, finalmente, o emissor verifica a precisão desse conteúdo. Essa técnica é útil para reduzir erros na comunicação de valores laboratoriais, na contagem de compressas e como ordem verbal para medicação em situações de emergência.[4,7,9]

Rounds interdisciplinares estruturados

Preferencialmente, os *rounds* ou visitas interdisciplinares devem reunir todos os integrantes da equipe assistencial uma vez ao dia, no mínimo, e fazer uso de uma lista de verificação. Devem ser objetivos, com hora para início e término, com foco nas metas e no plano terapêutico, averiguando quais mudanças são necessárias. Há evidências de que essa estratégia melhora a comunicação dentro da equipe, reduz o tempo de permanência hospitalar e melhora o resultado de indicadores de qualidade e segurança, como mortalidade, incidência de pneumonia associada à ventilação mecânica e eventos adversos evitáveis.[3,4]

Transferência de cuidados nas passagens de plantão/turnos

A transição de cuidados nas passagens de plantão ou de turnos é avaliada como uma ocasião de alto risco para a segurança do paciente. Entre as falhas de comunicação que a The Joint Commission considera como causa-raiz da maioria dos eventos sentinela, aproximadamente metade ocorre durante as transferências de pacientes.[6,11]

As transições de cuidado nos serviços de saúde podem acontecer das seguintes formas:[7]

- entre profissionais da mesma categoria ou de categorias diferentes;
- entre unidades com diferentes níveis de cuidados (p.ex., de uma unidade clínica para unidade de terapia intensiva ou centro cirúrgico);
- de unidades de internação para serviços de diagnóstico;
- entre profissionais e pacientes ou familiares, no momento da alta hospitalar.

A fim de reduzir o risco de falhas de comunicação, é fundamental que seja estabelecido um processo normatizado de passagem de plantões/turnos, com conteúdo padronizado. As transições entre turnos devem ser realizadas em local adequado, livre de interrupções e em horários predefinidos. Além da troca verbal de informações, é importante que existam registros, por escrito, dos itens mais relevantes. É recomendado o uso de formulários padronizados ou ferramentas de transição, que podem ser fichas escritas à mão ou sistemas de registro informatizado que transferiram informações a partir do prontuário eletrônico. As informações detalhadas na transição podem ou não fazer parte do prontuário, a fim de garantir a segurança da informação. Os instrumentos utilizados para a transição de cuidados podem ser adaptados de acordo com o local onde acontece a transferência, respeitando as particularidades de cada área e considerando a criticidade do paciente.[4,7,11]

A transferência do cuidado não deve fragmentar a interação da equipe, mas, sim, garantir que os profissionais de saúde compartilhem um modelo mental sobre o que vai acontecer durante um processo de cuidado, além de aumentar a consciência situacional da equipe, permitindo que os profissionais envolvidos identifiquem quaisquer pontos de risco e planejem as devidas contingências. Quando realizados de forma eficaz, os *briefings* (práticas emprestadas de organizações militares para definir tarefas e atribuir responsabilidades) podem estabelecer previsibilidade, reduzir interrupções, prevenir atrasos e construir relações sociais e capital para futuras interações.[9]

Há evidências de que modelos padronizados de passagem de plantão podem aumentar a segurança. Um estudo multicêntrico realizado em nove serviços de residência pediátrica em hospitais estadunidenses demonstrou que a adoção de um programa estruturado de comunicação, denominado I-PASS, reduziu a ocorrência de erros em 23% e de eventos adversos em 30%.[12] O I-PASS é um programa de transferência que treina médicos para trocar e sintetizar informações do paciente de forma concisa. O ponto central do I-PASS é seu mnemônico, que representa cinco componentes para assegurar uma transferência de paciente feita com qualidade:

- gravidade da doença (I – *illness severity*);
- resumo do paciente (P – *patient summary*);
- lista de ações (A – *action list*);
- consciência situacional e planos de contingência (S – *situational awareness and contingency plan*);
- síntese pelo receptor (S – *synthesis by the receiver*).

Esse método já foi validado também para uso entre enfermeiros, tendo se mostrado útil e com boa aceitabilidade.[11]

Uso da técnica SBAR

A fim de melhorar a qualidade na comunicação entre os membros das equipes de saúde, algumas técnicas têm sido utilizadas para que mensagens importantes sejam transmitidas e atitudes sejam tomadas. Uma técnica de comunicação estruturada chamada SBAR foi desenvolvida pela Marinha do Estados Unidos para uso em submarinos nucleares em situações de alto risco e, em razão de sua versatilidade, foi adaptada para uso em serviços de saúde. SBAR é o acrônimo para *Situation* (situação), *Background* (histórico), *Assessment* (avaliação) e *Recommendation* (recomendação). O processo envolvendo SBAR ocorre da seguinte forma: a situação (S) é transmitida pelo indivíduo que inicia a comunicação e estabelece o tema da discussão; o histórico (B) envolve as informações necessárias para uma decisão informada, como medicamentos em uso e comorbidades; na avaliação (A), o profissional relata objetivamente a situação e o *status* do paciente, como sinais vitais recentes; por fim, o profissional que iniciou a comunicação faz a recomendação (R) sobre o que deve acontecer ou ser feito.[1,4,9]

O foco da maioria dos programas de treinamento para o uso dessa técnica é a enfermagem, a fim de estruturar, de forma objetiva, a comunicação com a equipe médica, capturando a atenção e gerando ações apropriadas.[4]

REFERÊNCIAS

1. Panesar SS, Salvilla SA, Bromiley M, Reid J. Teamwork and communication. In: Panesar SS, Carson-Stevens A, Salvilla SA, Sheikh A (eds). Patient safety and healthcare improvement at a glance. West Sussex: John Wiley & Sons, 2014. p.12-13.
2. Olino L, Gonçalves AC, Strada JKR, Vieira LB, Machado MLP, Molina KL et al. Comunicação efetiva para a segurança do paciente: nota de transferência e Modified Early Warning Score. Rev Gaúcha Enferm. 2019;40(esp):e20180341. Disponível em: <http://www.scielo.br/scielo.php?script=sci_arttext&pid=S1983-14472019000200422&tlng=pt>. Acesso em: 28 dez. 2020.
3. Nogueira JWS, Rodrigues MCS. Comunicação efetiva no trabalho em equipe em saúde: desafio para a segurança do paciente. Cogitare Enferm. 2015;20(3):636-640.
4. Barcellos GB. Comunicação entre os profissionais de saúde e a segurança do paciente. In: Sousa P, Mendes W (eds). Segurança do paciente: criando organizações de saúde seguras. 2.ed. Rio de Janeiro: Fiocruz, 2019. p.149-168.
5. Agency for Healthcare Research and Quality (AHRQ). Introduction: instructor slides. Disponível em: <https://www.ahrq.gov/teamstepps/longtermcare/module1/igltcintro.html#s16>. Acesso em: 30 dez. 2020.
6. The Joint Commission. Sentinel event data – Root causes by event type 2004-2015. Disponível em: <https://hcupdate.files.wordpress.com/2016/02/2016-02-se-root-causes-by-event-type-2004-2015.pdf>. Acesso em: 30 dez. 2020.
7. Joint Commission International. Padrões de acreditação da Joint Commission International para hospitais. 7.ed. Oak Brook: Joint Commission Resources, 2020. p.25-28.

8. Brasil. Ministério da Saúde. Portaria n. 529, de 1º de abril de 2013. Institui o Programa Nacional de Segurança do Paciente (PNSP). Brasília, DF: Ministério da Saúde, 2013. Disponível em: <http://bvsms.saude.gov.br/bvs/saudelegis/gm/2013/prt0529_01_04_2013.html>. Acesso em: 29 dez. 2020.
9. Prineas S, Mosier K, Mirko C, Guicciardi S. Non-technical skills in healthcare. In: Donaldson L, Ricciardi W, Sheridan S, Tartaglia R (eds). Textbook of patient safety and clinical risk management. Cham: Springer, 2021. Disponível em: <https://link.springer.com/book/10.1007%2F978-3-030-59403-9>. Acesso em: 26 dez. 2020.
10. Rocha GA, Silva RK, Carvalho Neto FJ, Fontes JH, Nascimento JM, Bastos SN. Comunicação efetiva para segurança do paciente e o uso de tecnologias da informação em saúde. Disponível em: <https://revistaenfermagematual.com.br/index.php/revista/article/view/712>. Acesso em: 27 dez. 2020.
11. Blazin LJ, Sitthi-Amorn J, Hoffman JM, Burlison JD. Improving patient handoffs and transitions through adaptation and implementation of I-PASS across multiple handoff settings. Pediatr Qual Saf. 2020;23(4):e323. Disponível em: <https://pubmed.ncbi.nlm.nih.gov/32766496/>. Acesso em: 26 dez. 2020.
12. Starmer AJ, Spector ND, Srivastava R, West DC, Rosenbluth G, Allen AD et al. Changes in medical errors after implementation of a handoff program. N Engl J Med. 2014;371:1803-1812.

6

Sofrimento moral e a ética das relações

Suzana Fiuza Boxwell
Sabrina Bortolin Nery
Daniel Garros

"A vida me fez de vez em quando pertencer, como se fosse para me dar a medida do que eu perco não pertencendo. E então eu soube: pertencer é viver".
(Clarice Lispector)

INTRODUÇÃO

Um enfermeiro conta que sonhou com uma criança de 9 anos de idade que estava aos cuidados da equipe de unidade de terapia intensiva (UTI). Em seu sonho, a criança reclama dos procedimentos invasivos e pede para ele parar. A sua sensação é que já chegou o momento de interromper as medidas terapêuticas de prolongamento da vida. No entanto, a equipe continua investindo na vida da criança.

Os sonhos sempre nos apontam para algo íntimo: "Alguma coisa que é mais nós mesmos que o resto, alguma coisa pouco segura, mas que nós estamos seguros. Não nos curamos nunca da esperança de sermos nós mesmos."[1] Ferenczi,[2] psicanalista húngaro, diz que, em matéria de psicologia, "sentir é acreditar"; tudo que vem de uma outra fonte jamais atinge o grau de certeza do que aquilo que foi pessoalmente vivenciado. Ele nomeia de convicção a noção de confiança nos próprios sentidos.

Lidar com casos graves e limítrofes, com a incerteza do prognóstico e os processos de finitude, nos remete a "uma coisa que não tem nome, aquilo que somos",[3] e o que nos dá confiança para prosseguir. O que aconteceria se, diante da condução de um paciente, perdermos a esperança de sermos nós mesmos e a crença no nosso trabalho?

Por outro lado, não podemos perder a referência fundamental de que nunca estamos sós e que nos organizamos para viver e produzir em grupo.[4] Essa referência torna-se ainda mais relevante quando se trata do trabalho em um hospital, onde uns dependem de outros para a realização das tarefas e onde circulam várias disciplinas e diferentes equipes de trabalho. Ao mesmo tempo, vivenciamos diariamente as expectativas dos familiares. Boa parte das dificuldades depende de uma comunicação efetiva entre as equipes e da procura por consenso entre todas as partes.

O CONCEITO

O conceito de sofrimento moral foi descrito pela primeira vez por Andrew Jameton, em 1984,[5] como sendo o sentimento resultante da situação vivenciada pelo profissional de saúde na impossibilidade de atuar da forma que acredita ser a correta. A impossibilidade de fazer o que é certo, segundo a sua percepção individual (um ponto importante é a percepção), pode se dever a condições externas, relacionadas ao ambiente de trabalho, ou internas, que seriam suas próprias convicções. Muitas vezes, tal sentimento leva a manifestações físicas como insônia, mal-estar abdominal, cefaleias constantes, dentre outros.[6] É uma resposta incorporada a um problema moral para o qual o indivíduo assume alguma responsabilidade (moral) e faz um julgamento (moral) sobre a ação ética mais apropriada a ser tomada, mas, devido a restrições reais ou percebidas, participa, por ação ou omissão, daquilo que considera uma transgressão moral.[5]

O sofrimento moral pode levar ao questionamento e à violação da integridade profissional do indivíduo, que pode, então, se sentir desmotivado no seu trabalho e passar por um processo de despersonalização, dois componentes importantes do que se conhece por *burnout*.

É importante salientar que o sofrimento moral tem sido identificado como uma das principais razões pelas quais muitos enfermeiros têm trocado de área de atuação ou, até mesmo, largado completamente a sua profissão.[7]

Na década de 1990, a literatura ilustrava esse fenômeno psicológico essencialmente na área de enfermagem. A ideia era pertinente, já que a hierarquia existente no sistema de saúde facilitava seu aparecimento; o enfermeiro tinha que aplicar terapias e conduzir o paciente por avenidas de tratamentos que ele mesmo não considerava corretas. Muitas vezes, o profissional de enfermagem sentia que estava prolongando a vida e dando esperanças falsas a pacientes que essencialmente viriam a falecer de qualquer maneira. Os seus atos eram decididos por terceiros, geralmente seus superiores ou os médicos da equipe.[6]

A literatura atual informa que esse fenômeno é experimentado por diversos profissionais de saúde, desde médicos residentes, médicos chefes, farmacêuticos, assistentes sociais, administradores etc. Atualmente, com a aproximação das equipes interdisciplinares no cuidado assistencial do paciente, em especial no ambiente de uma unidade de terapia intensiva pediátrica (UTIP), o termo sofrimento moral não escolhe profissão e se manifesta dentre as múltiplas relações no ambiente de trabalho. Uma adequada relação nesse ambiente tão complexo, com interfaces entre as diversas equipes e demandas dos familiares, coloca a comunicação em primeiro plano, a qual implica reconhecimento do lugar e da função de cada profissional e compartilhamento do raciocínio clínico que fundamenta a tomada de decisão e acordos mínimos entre cada um dos membros da equipe. É fundamental entender que o questionamento sobre condutas é perfeitamente salutar e necessário, e que o ambiente de trabalho deve sempre ser "eticamente habitável".

No sofrimento moral, tem-se relação do indivíduo com o coletivo. Para o filósofo Adorno, parece existir uma tensão entre a ética e a moral. As questões morais surgem quando não é possível pactuar com uma ética coletiva, de maneira que o que seria da ordem do coletivo se imporia de uma forma violenta, extrínseca e sem nenhum vínculo com a realidade individual.[8] O problema moral é constituído quando há uma divergência entre o que deveria ser acordado entre os indivíduos envolvidos e o interesse particular. Quais seriam, então, as condições em que poderia acontecer essa divergência? Segundo o filósofo, isso aconteceria quando o universal deixa de considerar o individual ou de incluí-lo, ignorando os direitos do indivíduo.[8]

Para isso, é necessário sustentar negociações mínimas do trabalho conjunto e de forma contínua. São essas negociações que permitem trabalhar com os sentimentos de reconhecimento e de pertencimento à equipe.

No trabalho em equipe, forma-se, em torno do paciente, uma rede de pessoas que investem no seu cuidado. A ausência de uma comunicação adequada e de consenso na tomada de decisão favorece percepções dissonantes de sofrimento e de direção a ser seguida. Na rotina do cuidado do paciente complexo, a tomada de decisão deve ser sempre refletida no grupo, permitindo que o ponto de vista de cada um seja escutado e que se chegue a um entendimento comum. Embora nem sempre possa haver concordância de todos com a conduta a ser tomada, a oportunidade de cada profissional poder manifestar o seu ponto de vista é indispensável.

A ETIOLOGIA

No cotidiano da prática clínica, o sofrimento moral acontece quando:

- um membro ou um grupo da equipe passa a sentir que a sua ideia sobre a melhor opção de conduta terapêutica é ignorada ou menosprezada;
- a decisão a ser tomada não fica suficientemente clara para toda a equipe e, por isso, concepções errôneas se disseminam no ambiente de trabalho;
- a família, dentro da sua autonomia, escolhe um caminho terapêutico completamente diferente do proposto pela equipe médica.

Essas situações têm sido comumente relacionadas ao prolongamento do sofrimento de pacientes e a dificuldades na comunicação, levando a conflitos entre os membros da equipe.[9]

Um aspecto que não pode ser esquecido quando se fala em sofrimento moral na prática clínica é que a tomada de decisão na pediatria é ainda mais complexa do que em relação ao paciente adulto. Isso acontece porque existem intermediários que, com o melhor interesse da criança em mente, mas não descolados de uma visão própria, definem o que a ela será feito. Tanto a equipe de saúde como os familiares tentam tomar decisões que acreditam ser as melhores para o paciente. Entretanto, observa-se que nem sempre essas decisões são as que acarretam menor sofrimento. Em muitas situações, não existe a opção perfeita ou boa, mas, sim, a possível. Trilhar esse caminho sem deixar cicatrizes ou lesões morais nos profissionais responsáveis é muito difícil.

O TRABALHO DE RECONHECIMENTO E DO ENTENDIMENTO COMUM COMO UM CONTRAPONTO AO SOFRIMENTO MORAL

O reconhecimento de cada um dos membros da equipe em sua respectiva percepção faz um contraponto ao sentimento de descrédito.[10,11] O verbo "reconhecer" comporta o modo transitivo e a reciprocidade; no momento em que reconheço, sou potencialmente reconhecido, e a forma pela qual ofereço o reconhecimento é potencialmente dada para mim. Com a reciprocidade implícita no reconhecimento, a ação de um implica a ação do outro.[12] Nesse sentido, a transitividade do reconhecimento em todos os níveis do funcionamento institucional é fundamental para as relações.

O reconhecimento é, portanto, o primeiro passo para que seja possível chegar a um acordo entre os membros de uma equipe de trabalho, em que o "eu tenha um lugar de vida"[13] na apropriação do pensamento conjunto. A partir de então, o entendimento de uma determinada conduta, bem como a sua condução, serão baseados em critérios claros para o grupo. Dessa forma, é possível uma equipe sustentar uma posição ética que não produza resultados violentos para nenhum dos profissionais que dela fazem parte.

O tema do reconhecimento foi explorado por Axel Honneth,[14] filósofo alemão, ressaltando três formas de reconhecimento:

- o reconhecimento por meio das relações primárias (amor e amizade);
- o reconhecimento mediante as relações jurídicas (direitos);
- o reconhecimento por meio da comunidade de valores (solidariedade).

Contudo, neste capítulo, será discutida apenas a terceira forma, que é o reconhecimento social. A solidariedade tem o potencial de reconstituir o sofrimento moral. Somente a partir do momento em que se entende pontos de vista diferentes, os objetivos comuns passam a ser realizáveis, pautados pela experiência e pelo respeito entre os membros. Um outro aspecto interessante é que o reconhecimento do sofrimento moral, por meio da solidariedade, conduz à potência, e não à vitimização. Dessa forma, para a filósofa Judith Butler,[13] a demanda por reconhecimento é uma demanda por transformação. Para ela, o "eu" é transformado pelo processo do reconhecimento, não se tratando de uma perda da certeza de si, mas, sim, da possibilidade de inclusão de novas conversas do outro em si. "O encontro com o outro realiza uma transformação de si mesmo, da qual não há retorno".[14]

Quando todos se encontram efetivamente em um trabalho interdisciplinar e com espaços apoiados pelo arcabouço institucional, as situações de violência, de descrédito e de sofrimento moral são minimizadas. Esse trabalho só é sustentado se houver uma relação de confiança recíproca entre as equipes assistenciais, apoiada pela liderança institucional. Essa relação, por sua vez, deve ser pautada em apoio mútuo e comprometimento com as decisões compartilhadas.

Com comprometimento, solidariedade e responsabilidade de uns com os outros no trabalho conjunto, é possível dar sustentação a uma posição ética comum.

Ao sonhar com o paciente de 9 anos, o enfermeiro sabe que encontrará, no local de trabalho, um ambiente acolhedor para relatar esse sonho, dividir suas angústias em relação ao caso e manifestar livremente sua discordância na conduta que está sendo adotada para o paciente – e, então, sairá aliviado, e o seu sono será restituído. Não levará resíduos dessa experiência para casa e terá convicção da sua humanidade como profissional, experimentando a solidariedade de um grupo que já sonhou assim também. O sofrimento moral nunca será eliminado, mas é preciso que haja, em cada situação adversa, uma possibilidade de transformação.

REFERÊNCIAS

1. Bianciotti H. Sans la miséricorde Du Christ. Paris: Gallimard, 1985. In: Boschán P (org). Sándor Ferenczi y el psicoanálisis del siglo XXI. Buenos Aires: Letra Viva, 2011.
2. Ferenczi S. Fé, incredulidade e convicção sob o ângulo da psicologia médica (1913). In: Obras Completas – Psicanálise II. São Paulo: Martins Fontes, 1992.
3. Saramago J. Ensaio sobre a cegueira. São Paulo: Companhia das Letras, 1995.
4. Rocha OS. Algumas considerações sobre a constituição psíquica. In: Cavalcanti A, Araujo LR. Navegar é preciso, clinicar não é preciso: 30 anos de prática psicanalítica. São Paulo: Casa do Psicólogo, 2011.
5. Jameton A. Nursing practice: the ethical issues. New Jersey: Prentice-Hall, 1984.
6. Garros D, Austin W, Carnevale FA. Moral distress in pediatric intensive care. JAMA Pediatr. 2015;169(10):885-886.
7. Fenton M. Moral distress in clinical practice: implications for the nurse administrator. Can J Nurs Adm. 1988;1(3):8-11.
8. Adorno TW. Problems of moral philosophy. Tradução de Rodney Livingstone. Stanford: Stanford University Press, 2000.
9. Santos RP, Garros D, Carnevale F. As difíceis decisões na prática pediátrica e sofrimento moral em unidade de terapia intensiva. Rev Bras Ter Intensiva. 2018;30(2):226-232.

10. Miranda HF. Confusão das línguas: eficiência e deficiência da tradução. In: Verztman J, Herzog R, Pinheiro T, Pacheco-Ferreira F (orgs). Sofrimentos narcísicos. Rio de Janeiro: Cia de Freud, 2012.
11. Gondar J. Ferenczi como pensador político. Cad Psicanal. 2012;34(27):193-210.
12. Hegel A. Fenomenologia do espírito. In: Butler J. Relatar a si mesmo, crítica da violência ética. Belo Horizonte: Autêntica, 2015.
13. Butler J. Relatar a si mesmo, crítica da violência ética. Belo Horizonte: Autêntica, 2015.
14. Honneth A. Luta por reconhecimento: a gramática moral dos conflitos sociais. Tradução de Luiz Repa. São Paulo: Editora 34, 2003.

7

Ética em enfermagem

Cléber Preusse
Eduarda Ribeiro dos Santos

INTRODUÇÃO

A contínua evolução da complexidade do atendimento de saúde, marcada por mudanças organizacionais, novas tecnologias, duplas jornadas de trabalho e busca por novos modelos de remuneração, tem ação direta na prática profissional e pode levar a diversos conflitos éticos.[1]

Muitos profissionais de saúde ainda têm dúvidas a respeito de direitos e deveres nas suas atividades diárias e sobre as ações que devem tomar para cada momento. Esses questionamentos incluem muitos aspectos da rotina profissional, como seguir ou não uma ordem verbal, administrar uma medicação sem conhecer suas reações, realizar um procedimento sem ter conhecimento técnico, administrar um medicamento que está sendo preparado pelo colega, assumir ou não um plantão quando as condições de trabalho são desfavoráveis e, até mesmo, poder tomar decisões acima da vontade do paciente. Como se não bastasse, há também muitas dúvidas relacionadas às consequências de determinado comportamento ou ação.[2]

Existe uma dificuldade, por parte dos profissionais, de perceber a dimensão ética do trabalho e, por isso, muitas vezes, eles vivenciam questões éticas mesmo sem saber identificar qual a situação ética ou o seu real significado.[1]

Isso posto, é importante diferenciar riscos inerentes aos procedimentos terapêuticos e às ações de enfermagem (iatrogenia) de ocorrências ético-legais. Riscos inerentes são aqueles em que o profissional de enfermagem, sabendo da possibilidade de sua ocorrência, não contribui para que possam se concretizar. Nesses casos, é obrigatório que o paciente e/ou familiares estejam cientes e consintam com a terapêutica ou procedimento antes de sua realização. No entanto, quando o prejuízo ou dano for decorrente da ação ou da omissão do profissional, caracteriza-se infração ou ocorrência ética, surgindo, então, a necessidade de avaliar a responsabilidade ético-legal.[3]

Diante de uma suposta infração ética, é sempre necessário analisar a ocorrência considerando os pressupostos da responsabilidade, ou seja, avaliar se há liame entre a ação e o dano sofrido e se a conduta do profissional está ligada ao prejuízo sofrido pelo paciente.

É importante ressaltar que os profissionais não têm intenção de errar, logo, quando identificado um erro, ele deve ser avaliado dentro de uma das modalidades de culpa: imprudência, imperícia e negligência. Esses conceitos geram muitas dúvidas no dia a dia dos profissionais, mas, em suma, podem ser definidos da seguinte forma:

- imprudência: ação feita de forma precipitada, sem cautela. Nesse caso, o profissional tem o conhecimento, mas age sem usar seus poderes inibitórios;
- imperícia: é a ação realizada sem que haja habilidade técnica ou conhecimento necessários. Nesse caso, o profissional desconsidera o que sabe ou deveria saber;
- negligência: o profissional age com indiferença, ou seja, mesmo podendo ser cauteloso, não o faz por displicência ou preguiça mental.

PRINCIPAIS LEGISLAÇÕES NA ENFERMAGEM

O Conselho Federal de Enfermagem (Cofen) é responsável por normatizar e fiscalizar o exercício da profissão de enfermeiros, técnicos e auxiliares de enfermagem, com o intuito de zelar pela qualidade dos serviços prestados e pelo devido cumprimento da Lei n. 7.498/1986 – Lei do Exercício Profissional da Enfermagem.[4]

A legislação referente à atuação do profissional de enfermagem é bastante vasta, composta de leis, decretos, resoluções, pareceres, decisões, entre outros. Dentre essa legislação, é mister que os profissionais conheçam, em detalhes, a Lei n. 7.498/1986,[4] que dispõe sobre o exercício da enfermagem, e o Decreto n. 94.406/1987,[5] que a regulamenta. Tanto a lei quanto o decreto esclarecem os níveis de capacidade técnica e atribuições de cada categoria.

Em 5 de abril de 2018, entrou em vigor o Novo Código de Ética dos Profissionais de Enfermagem (CEPE) – Resolução Cofen n. 564/2017, elaborado a partir do objetivo de conciliar a defesa da sociedade e a proteção ao bom profissional.[6] Por meio dessa resolução, os profissionais de enfermagem tomam ciência de seus diretos, deveres e proibições, bem como das penalidades aplicadas na incidência de uma falta ética.

Toda e qualquer denúncia de falta ética de profissionais de enfermagem recebida pelo Conselho Regional de Enfermagem (Coren) deve seguir um rito procedimental e processual. Para tanto, deve-se seguir o previsto na Resolução Cofen n. 370/2010, que trata das normas procedimentais a serem aplicadas nos processos éticos.[7] O conhecimento dessa resolução permite que os profissionais entendam todo o percurso de uma denúncia, o que possibilita que se defendam melhor e acompanhem todo o rito processual.

AS IMPLICAÇÕES RELACIONADAS A DIREITOS, DEVERES E PROIBIÇÕES ÉTICAS

O CEPE direciona a prática profissional para um desempenho ético em todas as áreas, seja na assistência, no ensino ou na pesquisa, de modo que a atividade laboral seja tanto ética quanto segura, garantindo assistência qualificada.[8]

É condição fundamental do enfermeiro, do técnico e do auxiliar de enfermagem conhecer seus direitos, obrigações e responsabilidades em respeito às prerrogativas da sua profissão, assim como conhecer seus fundamentos jurídicos e ético-morais, uma vez que ninguém pode alegar, em sua defesa, desconhecimento da lei.[9]

Direitos

Os direitos dos profissionais de saúde já são discutidos há bastante tempo, como se pode ver no artigo publicado por Claire Fagin, em 1975, em que a autora listou uma série de direitos relativos aos enfermeiros, até hoje muito atuais.[10] Segundo o artigo, os profissionais da enfermagem têm o direito de:[10]

- serem tratados com dignidade;
- terem um ambiente de trabalho que diminua o estresse físico e emocional, bem como os riscos à saúde;
- controlar o que deve ser feito em sua prática profissional no âmbito dos limites legais;
- estabelecer padrões para a excelência na enfermagem.

No CEPE (Resolução n. 564/2017), estão listados, no Capítulo I – Dos Deveres, artigos 1º ao 23, todos os direitos dos profissionais de enfermagem, com vistas ao exercício da profissão de forma digna e segura para os profissionais.[6]

Esses direitos presentes no código de ética estão relacionados ao direito subjetivo dos profissionais, que nada mais é do que a possibilidade do profissional de exigir que se faça valer a norma jurídica em seu favor. Os direitos listados nesses artigos só serão exigidos em decorrência da vontade do profissional, que poderá fazer ou deixar de fazer algo de acordo com a norma.

Um exemplo de direito previsto no artigo 12 do CEPE, que protege não apenas os profissionais, mas também a sociedade, sustenta que o profissional tem o direito de abster-se de revelar informações confidenciais das quais tenha conhecimento em razão de seu exercício profissional. Quando o profissional de enfermagem faz valer esse direito, ninguém poderá exigir que ele forneça informações que firam a intimidade do paciente. Por outro lado, caso não faça uso do seu direito, poderá sofrer processo ético-disciplinar ou, até mesmo, administrativo, civil e penal.

É importante ressaltar a necessidade de os profissionais de enfermagem conhecerem amplamente seus direitos, uma vez que isso os tornará mais seguros em suas decisões durante a prática profissional. Quando fazem valer seus direitos previstos no CEPE, os profissionais atuam de forma mais segura não somente para si, mas, também, para os pacientes e familiares.

Deveres

Os deveres éticos dos profissionais de enfermagem são todas as capacidades exigíveis, ou seja, obrigações, para o desempenho efetivo da profissão perante os pacientes, a família e a comunidade. As condutas a serem seguidas pelos profissionais de enfermagem estão previstas nos artigos 24 a 60 do CEPE.[6] É importante salientar que, no desempenho de uma determinada profissão, é fundamental que os profissionais tomem ciência de seus deveres e que os apliquem em todas as suas atitudes durante a prática profissional.

Como exemplo, e em fortalecimento do exposto, o artigo 26 do CEPE, no capítulo dos deveres, traz que:[6]

> Capítulo II – Deveres
>
> Art. 24 – Exercer a profissão com justiça, compromisso, equidade, resolutividade, dignidade, competência, responsabilidade, honestidade e lealdade.
>
> [...]
>
> Art. 26 – Conhecer, cumprir e fazer cumprir o Código de Ética dos Profissionais de Enfermagem e demais normativos do Sistema Cofen/Conselhos Regionais de Enfermagem.

Proibições

De acordo com o CEPE, as proibições previstas no Capítulo III, nos artigos 61 a 102, indicam a possibilidade de atos contrários com a beneficência ou não maleficência, ou seja, descomprometidos com os objetivos e as disposições legais relacionados à atuação profissional.[6] Ao interpretar as condutas previstas no rol das proibições, fica clara a desaprovação de posturas consideradas não éticas.

Como exemplo, o disposto nos artigos apresentados a seguir explicitam, de forma clara, como não se pode agir no cotidiano do exercício profissional:[6]

> Art. 61 – Executar e/ou determinar atos contrários ao Código de Ética e à legislação que disciplina o Exercício da Enfermagem.
>
> [...]
>
> Art. 78 – Administrar medicamentos sem conhecer indicação, ação da droga, via de administração e potenciais riscos, respeitados os graus de formação do profissional.

As penalidades diante das infrações éticas

Infração ética e disciplinar é definida no *caput* do artigo 104 do CEPE da seguinte forma: "Considera-se infração ética e disciplinar a ação, omissão ou conivência que implique desobediência e/ou inobservância às disposições do Código de Ética dos Profissionais de Enfermagem, bem como a inobservância das normas do Sistema Cofen/Conselhos Regionais".[6]

Diante de uma infração ética e após o devido processo administrativo, em que será realizada a análise de fatos, atos praticados ou omissos e resultados, o profissional será penalizado. As penalidades previstas no CEPE são advertência verbal, multa, censura, suspensão ou cassação do direito ao exercício profissional.[6]

Faz-se necessário, para a aplicação da penalidade, avaliar:

- a gravidade da infração cometida, que se divide em leve, moderada, grave ou gravíssima;
- as circunstâncias agravantes da infração (p.ex., causar dano irreparável);
- as circunstâncias atenuantes da infração (p.ex., ter bons antecedentes profissionais);
- o dano causado (p.ex., patrimonial ou financeiro);
- o resultado (p.ex., morte, debilidade de um membro);
- os antecedentes do infrator.

CONSIDERAÇÕES FINAIS

É mister que o profissional esteja bem informado não apenas em relação aos conhecimentos técnicos, mas também aos aspectos ético-legais da profissão, lembrando que diversos processos ético-disciplinares decorrem do desconhecimento da legislação referente à atuação profissional. Espera-se, do profissional de enfermagem, competência técnica, aprimoramento, respeito ao próximo, confidencialidade, privacidade, tolerância, flexibilidade, fidelidade, envolvimento, afetividade, correção de conduta, boas maneiras, relações genuínas e responsabilidade, correspondendo à confiança depositada na atuação profissional.

REFERÊNCIAS

1. Shaefer R, Vieira M. Competência ética como recurso de enfrentamento do sofrimento moral em enfermagem. Texto Contexto Enferm. 2015;24(2):563-573.
2. Freitas GF. Aspectos éticos e legais envolvendo a atuação dos profissionais de enfermagem na emergência. In: Sallum AMC, Paranhos WY. O enfermeiro e as situações de emergência. 2.ed. São Paulo: Atheneu, 2010.
3. Freitas GF. Ocorrências éticas com pessoal de enfermagem de um hospital na cidade de São Paulo [dissertação de mestrado]. São Paulo, SP: Escola de Enfermagem, Universidade de São Paulo, 2002. 198p.
4. Conselho Federal de Enfermagem (Cofen). Lei n 7.498, de 25 de junho de 1986. Dispõe sobre a regulamentação do exercício da Enfermagem e dá outras providências. Brasília, DF: Cofen, 1987. Disponível em: <http://www.cofen.gov.br/lei-n-749886-de-25-de-junho-de-1986_4161.html>. Acesso em: 12 fev. 2021.

5. Conselho Federal de Enfermagem (Cofen). Decreto n. 94.406, de 8 de junho de 1987. Regulamenta a Lei n. 7.498/1986. Brasília, DF: Cofen, 1987. Disponível em: <http://www.cofen.gov.br/decreto-n-9440687_4173.html>. Acesso em: 02 jul. 2021.
6. Conselho Federal de Enfermagem (Cofen). Resolução Cofen n. 564/2017. Aprova o novo código de ética dos profissionais de enfermagem (CEPE). Brasília, DF: Cofen, 2017. Disponível em: <http://www.cofen.gov.br/resolucao-cofen-no-5642017_59145.html>. Acesso em: 12 fev. 2021.
7. Conselho Federal de Enfermagem (Cofen). Resolução Cofen n. 370/2010. Altera o código de processo ético das autarquias profissionais de enfermagem [...]. Brasília, DF: 2010. Disponível em: <http://www.cofen.gov.br/resolucao-cofen-no-3702010_33338.html>. Acesso em: 12 fev. 2021.
8. Silva TN, Freire ME, Vasconcelos MF, Silva JSV, Silva WJC, Araújo P et al. Vivência deontológica da enfermagem: desvelando o código de ética profissional. Rev Bras Enferm. 2018;71(1):3-10. Disponível em: <http://www.scielo.br/scielo.php?script=sci_arttext&pid=S0034-71672018000100003&lng=en>. Acesso: 12 fev. 2021.
9. Oguisso T, Schimidt MJ. O exercício da enfermagem: uma abordagem ético-legal. 4.ed. Rio de Janeiro: Guanabara Koogan, 2017. 392p.
10. Fagin CM. Sykepleieres rettigheter [Nurses' rights]. Sykepleien. 1975;62(11):508-513.

8

Simulação realística como estratégia para capacitação da equipe assistencial

Heloisa Fuzita Ionemoto
Renata Pereira

INTRODUÇÃO

Os sistemas de saúde oferecem tratamentos complexos e avançados, exigindo a presença de profissionais altamente qualificados e capacitados para garantir um cuidado de excelência centrado no paciente.[1]

Após a publicação do relatório "*To err is human: building a safer health system*", do Institute of Medicine,[*] as organizações de saúde mundiais passaram a focar na redução de erros no atendimento ao paciente e de lesões iatrogênicas.[2]

Ações de educação continuada, capacitação na cultura de segurança e treinamento permanente são fundamentais para manter as equipes assistenciais aptas para uma prestação de cuidado diferenciado e de alta qualidade, impactando positivamente no desfecho clínico desses pacientes.[3]

Nesse contexto, a simulação realística tem sido reconhecida como integrante dos programas de educação em saúde por oferecer aos participantes oportunidades de praticarem suas habilidades clínicas e de resolução de problemas por meio de experiências situacionais simuladas.[4,5]

TREINAMENTO BASEADO EM SIMULAÇÃO

A simulação realística usada nos treinamentos na área de saúde foi inspirada nos modelos utilizados de forma pioneira na aviação. Processos adotados para segurança, como treinamento baseado em simulação, *checklist* de verificação, procedimentos operacionais de trabalho padronizados e treinamento obrigatório para todos os pilotos, tornaram as viagens aéreas um dos meios de transporte mais seguros do mundo.[6]

---

* Institute of Medicine (IOM). Committee on Quality of Health Care in America; Kohn LT, Corrigan JM, Donaldson MS (eds). To err is human: building a safer health system. National Washington, D.C.: Academies Press, 2000.

Em 2011, segundo a Organização Mundial da Saúde (OMS), o risco de morrer em um acidente aéreo era de 1 em 10 milhões de passageiros, enquanto o de falecer durante tratamento em uma unidade hospitalar era de 1 para cada 300 pacientes.[7,8]

A preocupação com a diminuição de erros médicos, a melhora da qualidade de tratamento e da segurança dos pacientes, assim como também com a redução de custos, reflete no investimento em treinamento e formação das equipes assistenciais por parte das instituições.

A simulação realística é uma metodologia que constrói cenários próximos de uma situação real, com o objetivo de levar o aluno a tomar decisões, interagir com membros da equipe e exercitar seu conhecimento prévio. Provoca o aprendizado por meio da vivência dessa experiência, que é analisada posteriormente durante o *debriefing*. Portanto, o *debriefing* é a parte mais importante na simulação realística e, por esse motivo, demanda instrutores preparados e treinados para essa função.[9]

Além disso, um ponto fundamental na técnica de simulação realística é a garantia de que o treinamento seja realizado em ambiente psicologicamente seguro, em que o colaborador não tenha receio de interagir com seus pares e com o instrutor nem de expressar suas dificuldades, sendo dada a ele a oportunidade de errar, acertar e ser capaz de fazer uma autoavaliação.

Uma das vantagens desse treinamento é proporcionar a participação proativa do profissional no seu aprendizado, visto que não é adotado o modelo de ensino tradicional, no qual o professor é o detentor do conhecimento. O conhecimento passa a ser construído em conjunto com os participantes, de forma a capacitar profissionais mais críticos, reflexivos e preparados para a atuação nas diversas unidades de atendimento. O instrutor deve interferir o mínimo possível, permitindo espaço para discussão e elaboração de pontos de melhoria entre os próprios alunos.

Essa metodologia baseia-se em uma técnica de ensino apoiada por tecnologias de baixa, média e alta fidelidade (manequins), nas quais quanto mais se aproximam da realidade, maior a fidelidade dos simuladores. Eles permitem a experiência prática do profissional, impactando habilidades (técnicas e não técnicas) e atitudes relacionadas diretamente à prática de suas atividades diárias.[10,11] A escolha do manequim a ser utilizado deve ser determinada pelos objetivos de aprendizado estabelecidos previamente para cada treinamento.[5]

Para treinamentos de habilidades, cujo objetivo de aprendizagem seja, por exemplo, saber puncionar um acesso venoso ou passar sonda nasogástrica, são utilizados simuladores estáticos, que podem ser de corpo inteiro ou de apenas partes do corpo. Nesses manequins, é possível realizar a repetição da técnica quantas vezes se julgar necessário.

Por outro lado, os treinamentos mais elaborados e complexos, que demandam interação médica e equipe multiprofissional em situações críticas, funcionam melhor com simuladores de alta fidelidade, que podem ser auscultados e replicar reações fisiológicas, como taquicardia, pulsos palpáveis, reação pupilar etc., dependendo do cenário proposto.

Preparados com cenários semelhantes ao local de atendimento, esses simuladores de alta fidelidade ajudam os participantes a se sentirem muito próximos a uma situação real, fornecendo condições para o desenvolvimento de raciocínio e julgamento clínico direcionado.[12] A transferência do conhecimento adquirido no treinamento de simulação realística para a prática do dia a dia é o objetivo do aprendizado, podendo ser medido indiretamente por meio da redução de ocorrências de eventos adversos, por exemplo.

A simulação realística tem sido cada vez mais utilizada para o treinamento comportamental das equipes mais expostas a situações críticas, como transmitir más notícias, conflitos entre equipes, dentre outras.[11]

Dependendo do cenário construído e dos objetivos de aprendizado, podem fazer parte da simulação atores contratados, maquiagem simulada (chamada de *moulage*) e outros.

MODOS DE SIMULAÇÃO

O alto investimento em centros de simulação, manequins de alta fidelidade, salas preparadas e, sobretudo, equipes de treinamento capacitadas com instrutores que detenham a técnica de simulação realística nem sempre são viáveis para todos os hospitais.[8,13]

Nesses casos, muitos departamentos de educação continuada optam por manequins de média e baixa fidelidade no treinamento de habilidades da enfermagem e de equipes multidisciplinares.

No entanto, a prática integrada entre as equipes multiprofissionais tem se tornado cada vez mais importante para um resultado de excelência, fato esse que justifica um centro de simulação equipado, conforme as necessidades de aprendizado das equipes.

O centro de simulação deve estar situado próximo aos cuidadores, facilitando o deslocamento e o tempo dedicado ao treinamento das equipes.

Diversos modos de simulação podem ser empregados desde que estejam de acordo com os objetivos de aprendizagem e com o nível educacional dos participantes. Daí a importância do estabelecimento prévio dos objetivos de aprendizagem, já que são eles que determinam a escolha do modo de simulação.

Um modo de simulação que acontece nas próprias unidades de atendimento a pacientes é a denominada **simulação *in situ*,**[13] que tem recebido maior visibilidade e importância na literatura recente. Sua abordagem é composta por cenários simulados que envolvem a equipe de saúde em seu ambiente de trabalho real, com os equipamentos e os recursos das próprias unidades de saúde. Por tornar a experiência o mais próximo possível da realidade, possibilita a percepção de fragilidades, principalmente relacionadas a fluxos, processos e trabalho em equipe nas áreas de atendimento a pacientes.[13]

Esse método possui vantagens e desvantagens específicas e não substitui a simulação tradicional realizada em centros de simulação. Geralmente, as diferentes modalidades se complementam, visto que os treinamentos desenvolvidos em centros de simulação estão diretamente relacionados a protocolos clínicos, a fim de aprimorar técnicas de liderança e comunicação, bem como os relacionamentos entre a equipe multiprofissional.[2]

Outro modo de educação baseada em simulação que também tem tido destaque na literatura de treinamento em enfermagem, sendo inclusive enfatizada pela American Heart Association (AHA), especialmente no treinamento de ressuscitação cardiorrespiratória, é a **prática deliberada.**[14]

O objetivo da prática deliberada é garantir o domínio de uma habilidade por meio da repetição da ação e de um *feedback* direcionado no cenário.[14] Nesse caso, o *debriefing* tradicional é substituído por um *feedback* diretivo e rápido dentro do próprio cenário. Dessa forma, toda vez que o participante cometer algum erro durante a prática, ele será interrompido, o instrutor proverá informações corretivas breves e, então, o cenário será retomado do início, para que todas as etapas planejadas sejam repetidas até o domínio completo da habilidade determinada.[15]

Esse tipo de prática é especialmente útil para treinamentos baseados em algoritmos, pois eles possuem uma sequência determinada e limitada de ações necessárias para alcançar o objetivo final do caso. Por essa razão, é uma metodologia recomendada para o treinamento de atendimento com reanimação cardiorrespiratória (RCP).[16]

Por fim, outro modo que tem sido utilizado em decorrência da pandemia do SARS-CoV-2 é o **treinamento *blended***, no qual uma parte é feita a distância e a outra, presencialmente, com número de participantes restrito e mantendo as normas de segurança, como uso obrigatório de máscaras e distanciamento social.[17]

Essa prática não está indicada para todos os treinamentos e não substitui os treinamentos clássicos no centro de simulação. São necessários mais estudos para a comprovação do tempo de retenção do conhecimento, porém, esse método tem exercido um papel fundamental no treinamento de paramentação e desparamentação das equipes, tratamento de pacientes com covid-19, manejo de vias aéreas e protocolos assistenciais e comportamentais.[18]

Em todos os modos, o *debriefing* é parte fundamental para o bom resultado do treinamento, devendo ser conduzido por um instrutor/facilitador qualificado e experiente (Figura 1).

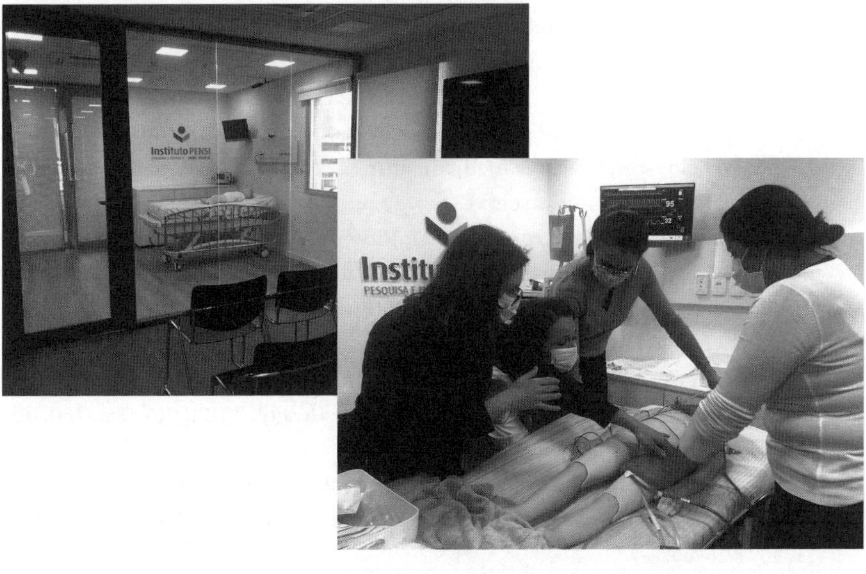

FIGURA 1. Sala de simulação realística do Instituto PENSI.

O *debriefing* é um momento de reflexão e discussão pós-treinamento, no qual a equipe que participou do cenário pode rever suas percepções e ações desenvolvidas e analisar o que pode ser melhorado em uma situação futura. Além disso, o *debriefing* permite aos participantes aprender mais sobre seus colegas e entender como se apoiar durante eventos clínicos críticos.[9]

CONCLUSÃO

A simulação realística faz parte de uma modalidade de ensino que proporciona ganhos robustos para a capacitação e o desenvolvimento profissional, incluindo aspectos como a prática de habilidades técnicas (específicas de cada área de atuação e/ou especialidade), gerenciamento de crises, trabalho em equipe multidisciplinar, liderança e raciocínio clínico e crítico em diversas situações.[17] O treinamento permanente é uma estratégia importante para que o profissional adquira habilidades e confiança em seus conhecimentos, aumentando as possibilidades de construção de competências no trabalho de enfermagem.

REFERÊNCIAS

1. Hegland PA, Aarlie H, Strømme H, Jamtvedt G. Simulation-based training for nurses: systematic review and meta-analysis. Nurse Educ Today. 2017;54:6-20. doi.org/10.1016/j.nedt.2017.04.004
2. Alkhulaif A, Julie I, Barton C, Nagle E, Yao A, Clarke S et al. In situ simulation: advantages, challenges and obstacles. Latin Am J Telehealth. 2016;3(2):133-140. Disponível em: <http://cetes.medicina.ufmg.br/revista/index.php/rlat/article/download/139/279/>. Acesso em: 13 out. 2020.
3. Cogo ALP, Lopes EFS, Perdomini FRI, Flores GE, Santos MRR. Construção e desenvolvimento de cenários de simulação realística sobre a administração segura de medicamentos. Rev Gaúcha Enferm. 2019;40(Spe):e20180175. doi.org/10.1590/1983-1447.2019.20180175.
4. Kurup V, Matei V, Ray J. Role of in-situ simulation for training in healthcare: opportunities and challenges. Curr Opin Anaesthesiol. 2017;30(6):755-760. doi.org/10.1097/aco.0000000000000514.
5. Kim J, Park JH, Shin S. Effectiveness of simulation-based nursing education depending on fidelity: a meta-analysis. BMC Med Educ. 2016;16:152. doi:10.1186/s12909-016-0672-7.
6. Kapur N, Parand A, Soukup T, Reader T, Sevdalis N. Aviation and healthcare: a comparative review with implications for patient safety. JRSM Open. 2015;7(1): 2054270415616548. doi.org/10.1177/2054270415616548.

7. Zambon LS. Segurança do paciente X segurança na aviação. 3 jan. 2016. Disponível em: <https://www.segurancadopaciente.com.br/central_conteudo/seguranca-do-paciente-x-seguranca-na-aviacao/>. Acesso em: 3 out. 2020.
8. Revista Veja. Organização Mundial de Saúde: ir ao hospital é mais arriscado do que viajar de avião. 12 jul. 2011. Disponível em: <https://veja.abril.com.br/saude/oms-ir-ao-hospital-e-mais-arriscado-do-que-viajar-de-aviao/>. Acesso em: 17 out. 2020.
9. Arafeh JMR. Update: simulation-based training. J Perinat Neonatal Nurs. 2017;31(4):286-289. doi.org/10.1097/jpn.0000000000000288.
10. Lewis KA, Ricks TN, Rowin A, Ndlovu C, Goldstein L, McElvogue C. Does simulation training for acute care nurses improve patient safety outcomes: a systematic review to inform evidence-based practice. Worldviews Evid Based Nur. 2019;16(5):389-396. doi.org/10.1111/wvn.12396.
11. Kaneko RMU, Lopes MHBM. Realistic health care simulation scenario: what is relevant for its design? Rev Esc Enferm USP. 2019;53:e03453. doi.org/10.1590/S1980-220X2018015703453.
12. Couto TB. Simulação realística no ensino de emergências pediátricas na graduação. [dissertação de mestrado]. São Paulo, SP: Faculdade de Medicina da Universidade de São Paulo, 2014. doi.org/10.11606/D.5.2014.tde-09012015-162708.
13. Kaneko RMU, Couto TB, Coelho MM, Taneno AK, Barduzzi NN, Barreto JKS et al. Simulação in situ, uma metodologia de treinamento multidisciplinar para identificar oportunidades de melhoria na segurança do paciente em uma unidade de alto risco. Rev Bras Educ Med. 2015;39(2):286-293. doi.org/10.1590/1981-52712015v39n2e00242014.
14. Taras J, Everett T. Rapid cycle deliberate practice in medical education – a systematic review. Cureus. 2017;9(4):e1180. doi.org/10.7759/cureus.1180.
15. Cheng A, Nadkarni VM, Mancini MB, Hunt EA, Sinz EH, Merchant RM et al. Resuscitation education science: educational strategies to improve outcomes from cardiac arrest: a scientific statement from the American Heart Association. Circulation. 2018;138(6):e82-e122. doi.org/10.1161/cir.0000000000000583.
16. American Heart Association (AHA). 2020 Guidelines for CPR and ECC. Disponível em: <https://cpr.heart.org/en/resuscitation-science/cpr-and-ecc-guidelines>. Acesso em: 15 jan. 2021.
17. Andreae MH, Dudak A, Cherian V, Dhar P, Dalal PG, Po W et al. Healthcare simulation to prepare for the covid-19 pandemic. J Clin Anesth. 2020;66:109928. doi.org/10.1016/j.jclinane.2020.109928.
18. Andreae MH, Dudak A, Cherian V, Dhar P, Dalal PG, Po W et al. Data and debriefing observations on healthcare simulation to prepare for the covid-19 pandemic. J Clin Anesth. 2020; 66:109928. doi.org/10.1016/j.dib.2020.106028.

9.1

Excelência técnica em pediatria – terapias medicamentosas nas diversas vias

Denise Miyuki Kusahara

INTRODUÇÃO

A terapia medicamentosa, caracterizada pelo uso de medicamentos indicados a um paciente com o intuito de controlar, prevenir ou tratar um determinado problema de saúde, é prática cotidiana dos profissionais que atuam em unidades pediátricas. Apesar de rotineira, é extremamente complexa e não isenta de riscos.[1,2]

A sua execução exige dos profissionais conhecimentos científicos e técnicos provenientes de diversas especialidades (p.ex., farmacologia e bioquímica), que devem ser associados a conhecimentos anatômicos e fisiológicos da criança, como padrões de crescimento e desenvolvimento, uma vez que esses aspectos podem ter relação direta com a farmacocinética e a farmacodinâmica dos medicamentos, além de determinarem condutas a serem adotadas para a administração dos fármacos.[3]

As características fisiológicas das crianças são variáveis, principalmente na primeira década de vida, acarretando mudanças na funcionalidade de cada órgão. Um aspecto predominante é a imaturidade dos órgãos envolvidos nos processos farmacocinéticos. Após o nascimento, o desenvolvimento dos fatores fisiológicos e bioquímicos pode alterar os processos de absorção, distribuição, metabolismo e eliminação. Essas modificações continuam ao longo do tempo, em diferentes taxas e padrões, influenciando a forma como as crianças lidam e respondem à terapia medicamentosa (Tabela 1).[4,5]

Assim, o alcance da excelência na execução da terapia medicamentosa na infância requer compreensão completa do desenvolvimento infantil e dos processos farmacocinéticos. Essas questões também devem ser consideradas no momento da escolha da via de administração dos medicamentos.

TABELA 1. Desenvolvimento infantil e implicações farmacocinéticas.[4,5]

Aspectos relacionados ao desenvolvimento infantil	Implicações farmacocinéticas
Recém-nascido, logo após o parto, apresenta relativa acloridria, e o pH do estômago é praticamente neutro O decréscimo do pH é lento e gradual, atingindo os valores do adulto por volta dos dois anos de idade	Medicamentos ácidos são mais biodisponíveis Medicamentos básicos apresentam menor biodisponibilidade
O tempo de esvaziamento gástrico apresenta-se prolongado no primeiro ou segundo dia de vida O tempo de esvaziamento gástrico se aproxima dos valores dos adultos a partir dos primeiros 6 a 8 meses de vida	Fármacos absorvidos primariamente no estômago podem sofrer maior absorção, enquanto os absorvidos no intestino delgado podem ter efeito retardado
Peristaltismo intestinal irregular e lento Imaturidade da mucosa intestinal Microbiota intestinal imatura	Quantidade imprevisível do fármaco absorvido no intestino delgado Doses usuais podem se tornar tóxicas Na vigência de diarreia, o peristaltismo aumentado tende a diminuir o grau de absorção
Deficiência de sais biliares e de enzimas pancreáticas	Redução da absorção de medicamentos que necessitam de solubilização ou hidrólise intraluminal
Menor intervalo do fluxo salivar	Dissolução e absorção diminuída de fármacos pela via sublingual ou bucal
Fluxo sanguíneo reduzido no sistema musculoesquelético Contrações musculares ineficientes Massa muscular aproximadamente 38% menor do que a de um adulto	Atraso na ação farmacológica do medicamento Poucos sítios recomendados para injeções intramusculares
Estrato córneo menos espesso Maior perfusão cutânea Epiderme mais hidratada Maior relação entre superfície corporal total e peso corpóreo	Aumento da absorção cutânea dos fármacos Fraca percepção da dose administrada Probabilidade de ocorrer absorção sistêmica
Mucosa ocular fina em recém-nascidos e lactentes	Medicamentos oftalmológicos podem causar efeitos sistêmicos
Maior número de contrações pulsáteis de elevada amplitude no reto de crianças pequenas pH retal alcalino	Expulsão de fórmulas sólidas de fármacos, diminuindo efetivamente a absorção
Capacidade ventilatória variada de acordo com a faixa etária	Alteração dos padrões de deposição e absorção dos fármacos administrados por via inalatória
No recém-nascido, a quantidade total de água está em torno de 78% do peso corporal; a água extracelular, de 45%; e a intracelular, de 34% Na criança, esses valores são de, respectivamente, 60%, 27% e 35%	O volume extracelular determina a concentração do fármaco no seu sítio ativo, sendo mais significativo para compostos hidrossolúveis do que para lipossolúveis

(continua)

TABELA 1. Desenvolvimento infantil e implicações farmacocinéticas.[4,5] *(continuação)*

Aspectos relacionados ao desenvolvimento infantil	Implicações farmacocinéticas
Redução na quantidade de proteínas do plasma total da criança e dos recém-nascidos Presença de albumina fetal	Aumento da fração livre do fármaco e disponibilidade da forma ativa Maior efeito terapêutico ou toxicidade do fármaco
Aumento da bilirrubina e dos ácidos graxos livres endógenos	Aumento do efeito e eliminação dos fármacos
Quantidade variável de gordura em prematuros, recém-nascidos a termo, lactentes de quatro meses e crianças com um ano de idade: cerca de 1%, 14%, 27% e 24,5% do peso corporal, respectivamente	Comprometimento direto da distribuição de medicamentos lipossolúveis
Barreira hematoencefálica incompleta no recém-nascido	Facilidade de penetração de fármacos no sistema nervoso central Maior permeabilidade para fármacos mais lipossolúveis Maior suscetibilidade a fármacos que atuam no sistema nervoso central
Concentração de hepatócitos em neonatos corresponde a menos que 20% da dos adultos Metabolismo hepático varia de acordo com a idade da criança Isoformas enzimáticas envolvidas na biotransformação de fármacos com expressão e regulação alteradas no decorrer do desenvolvimento	Metabolismo hepático de xenobióticos reduzido durante o primeiro mês de vida Toxicidade marcante de alguns fármacos em recém-nascidos prematuros ou de baixo peso A atividade enzimática do fígado é importante para fármacos de uso oral, cuja biodisponibilidade dependa do metabolismo de primeira passagem
Mecanismos de depuração renal comprometidos ao nascimento Maturação completa da função renal após o primeiro ano de vida Aumento da taxa de filtração glomerular decorrente de um maior fluxo sanguíneo renal nas primeiras duas semanas de vida Valores mais baixos de filtração glomerular durante as primeiras duas semanas pós-parto em prematuros Excreção de sódio inversa à idade gestacional em prematuros, possivelmente devido à imaturidade tubular	Capacidade reduzida de excretar ácidos orgânicos fracos, como penicilinas, sulfonamidas e cefalosporinas Valores baixos do pH da urina, em relação aos do adulto, podem aumentar a reabsorção de ácidos orgânicos Preferência a medicamentos que não tenham extensa excreção renal até os três anos de idade

VIAS DE ADMINISTRAÇÃO DE MEDICAMENTOS EM CRIANÇAS

Os medicamentos podem ser administrados por diversas vias, cada qual com suas indicações, vantagens e desvantagens. São elas: oral, sublingual, bucal, retal, enteral, intravenosa, intramuscular, intratecal, subcutânea, vaginal, ocular, otológica, nasal, inalatória, endotraqueal, intraóssea, cutânea e transdérmica. Em pediatria, as mais usadas são a via oral e a via intravenosa.[6,7]

As vantagens e desvantagens associadas à seleção da forma farmacêutica e da via de administração devem ser discutidas e justificadas para as crianças, levando em conta o nível de compreensão de cada faixa etária e, quando aplicável, as diferentes condições de saúde. Pode ser necessário escolher diferentes vias de administração e/ou formas farmacêuticas para a mesma substância ativa, a fim de realizar um tratamento mais apropriado.[5]

Administrar medicamentos em crianças pode ser um desafio independentemente da via escolhida, sendo necessário estar atento a algumas variáveis importantes relacionadas às vias de administração dos medicamentos. A Tabela 2 destaca alguns cuidados em relação à administração de medicamentos.

TABELA 2. Cuidados na administração de medicamentos de acordo com a via de administração.[8]

Via oral
Verificar a interação entre medicamentos e alimentos antes de administrar os medicamentos Não utilizar seringas hipodérmicas para a administração de medicamentos por via oral Ao administrar medicamento líquido por meio de seringa oral, direcionar a seringa para a lateral da boca, e não para a orofaringe Manter a criança em posição ortostática antes de administrar o medicamento, pois ajuda na deglutição e evita a aspiração Sempre que possível, oferecer à criança opções em relação à forma do medicamento (líquido, comprimido)
Via enteral
Os medicamentos administrados por meio de sondas gástricas ou enterais devem estar na forma líquida. A maceração e a diluição de cápsulas e comprimidos podem ser contraindicadas por alterar a estabilidade do medicamento e ocasionar erros na dosagem administrada Confirmar o posicionamento da sonda e elevar a cabeceira do leito antes de administrar os medicamentos "Lavar" a sonda com água, com o volume mínimo correspondente ao volume interno dos dispositivos, após a instilação do medicamento Entre um medicamento e outro, é recomendável instilar água para reduzir o potencial de interações e incompatibilidade entre os medicamentos Caso a sonda utilizada para administrar o medicamento esteja sendo mantida aberta para drenagem, é necessário mantê-la fechada por cerca de 30 minutos após a administração do medicamento e antes da abertura

(continua)

TABELA 2. Cuidados na administração de medicamentos de acordo com a via de administração.[8] *(continuação)*

Via intravenosa
Determinar o método de infusão do medicamento (gravitacional ou por bomba de infusão) de acordo com as características do medicamento (pH, osmolaridade e tempo de infusão) e condições da rede venosa da criança
Verificar se o cateter intravenoso está pérvio, bem como as condições do acesso intravenoso e a presença de complicações antes de infundir o medicamento
Realizar a desinfecção dos dispositivos intravenosos antes de os manusear
Verificar a criança, a infusão e o acesso intravenoso periodicamente durante o período de infusão do medicamento
Após a infusão do medicamento, "lavar" os dispositivos com solução fisiológica para evitar volumes residuais nos dispositivos de infusão
Permeabilizar o cateter após utilização intermitente, de acordo com o protocolo hospitalar
Via intramuscular
Para determinação do local da injeção intramuscular, avaliar idade da criança, massa muscular, limitações físicas e volume do medicamento
Escolher o comprimento da agulha apropriado ao tamanho do músculo
Escolher o calibre da agulha de acordo com a viscosidade do medicamento
Utilizar anestésico tópico para reduzir a dor ocasionada pela injeção
Deixar o medicamento em temperatura ambiente antes da administração
Alternar os locais para injeção se for necessário administrar múltiplas injeções
Após a introdução da agulha, aspirar antes de injetar o medicamento
Via subcutânea
Avaliar o tecido subcutâneo da criança e escolher o local mais apropriado, considerando a adequação e a condição do tecido subcutâneo e a duração do tratamento
Segurar e elevar o local, pois ajuda a separar o tecido subcutâneo do músculo
Injetar o medicamento lentamente para reduzir a lesão local e a dor
Via nasal
Antes de administrar o medicamento, solicitar que a criança assoe o nariz e, se ela não tiver idade suficiente para cooperar, deve-se higienizar ou realizar aspiração da narina
Colocar a criança em decúbito dorsal com a cabeça inclinada para trás e mantê-la nessa posição por alguns minutos após a instilação do medicamento
Em caso de *spray* nasal, instilar o *spray* mantendo uma narina fechada enquanto o medicamento é pulverizado na outra narina
Via oftálmica
Limpar o olho da criança com soro fisiológico em caso de sujidade aparente, do canto interno da pálpebra para o externo, antes da administração do medicamento
Posicionar a criança em decúbito dorsal, olhando para cima
Expor o saco conjuntival puxando para baixo a pálpebra inferior
Em caso de pomada, instruir a criança a manter os olhos fechados por até um minuto após a administração
Limpar o excesso de medicamento

(continua)

TABELA 2. Cuidados na administração de medicamentos de acordo com a via de administração.[8] *(continuação)*

Via otológica
Posicionar a criança em decúbito dorsal, com a cabeça voltada para o lado apropriado
Para retificar o canal auditivo e facilitar a entrada do medicamento, puxar o lobo da orelha para baixo e para trás em crianças menores de 3 anos de idade e, para cima e para trás, em crianças maiores
Após a instilação do medicamento, massagear delicadamente o trago
Manter a criança em decúbito dorsal com a cabeça lateralizada por 2 a 3 minutos após a instilação do medicamento
Colocar uma pequena bola de algodão na entrada do canal auditivo, umedecida com água morna, tanto para evitar a saída do medicamento quanto para impedir que o algodão absorva o medicamento do canal auditivo
Via retal
Posicionar a criança em decúbito lateral esquerdo, com a perna direita fletida
Lubrificar a sonda ou o supositório com geleia lubrificante hidrossolúvel ou com a própria solução que será administrada. Não há necessidade de utilizar pomada de lidocaína
Introduzir o supositório ou a sonda delicadamente, ultrapassando o esfíncter interno do ânus
Não forçar a passagem do supositório ou sonda enquanto a criança estiver contraindo o esfíncter externo. A contração não é sustentada por muito tempo e logo haverá o relaxamento, facilitando a introdução
Orientar a criança a segurar a evacuação pelo maior tempo que conseguir

PREMISSAS PARA A ADMINISTRAÇÃO DE MEDICAMENTOS[9]

De forma geral, todos os profissionais que administram medicamentos devem:

- conhecer o uso terapêutico do medicamento a ser administrado, a dosagem usual, os efeitos colaterais, as contraindicações e os cuidados necessários à sua administração;
- estar atentos ao plano de cuidado do paciente e à prescrição dos medicamentos;
- verificar a data de validade do medicamento;
- avaliar a necessidade de suspender a dose do medicamento e/ou a necessidade de terapias coadjuvantes de acordo com o quadro clínico do paciente;
- contactar o prescritor imediatamente se o paciente apresentar reação adversa ao medicamento ou se a avaliação do paciente indicar que o medicamento não é mais adequado.

PASSOS GERAIS PARA A ADMINISTRAÇÃO DE MEDICAMENTOS INDEPENDENTEMENTE DA VIA DE ADMINISTRAÇÃO[9]

1. Esclarecer as dúvidas tanto da criança quanto de sua família no que diz respeito à terapia medicamentosa.
2. Realizar o preparo da criança de acordo com a faixa etária, nível de compreensão e desenvolvimento.
3. Higienizar as mãos.
4. Verificar a identificação da criança.
5. Verificar se o peso atual da criança foi registrado.
6. Verificar se a prescrição dos medicamentos está completa e inclui identificação da criança, nome do medicamento, forma, via de administração, dose, duração e horário para administração.
7. Verificar se as questões relacionadas ao consentimento foram consideradas.
8. Verificar alergias ou reações adversas aos medicamentos previamente identificadas.
9. Rever os registros antigos para entender o porquê de outros medicamentos terem sido administrados.
10. Verificar as recomendações para a administração, como tempo de infusão, frequência e datas de início e término da terapia.
11. Esclarecer dúvidas quanto aos medicamentos com o prescritor e/ou farmacêutico sem atrasar o início da terapia medicamentosa.
12. Realizar dupla checagem dos cálculos dos medicamentos.
13. Selecionar o medicamento necessário ainda no local de seu armazenamento na unidade e verificar se os dados do medicamento correspondem à prescrição.
14. Verificar a rotulagem e a data de validade (incluindo prazo de validade devido à reconstituição) do medicamento e se quaisquer outros requisitos de armazenamento foram mantidos.
15. Confirmar que a dose ainda não foi administrada por outra pessoa (incluindo familiares ou cuidadores).
16. Verificar a forma de infusão do medicamento e providenciar os equipamentos e dispositivos necessários (p.ex., bombas de infusão).
17. Confirmar o nome do paciente de forma passiva, verificando a pulseira de identificação, e de forma ativa, perguntando diretamente à criança ou a seu acompanhante.

18. Explicar para criança e para sua família sobre o medicamento que será administrado.
19. Utilizar equipos e seringas específicos e coloridos (de acordo com o protocolo do hospital) para administrar medicamentos por via oral ou enteral.
20. Manter o rótulo de identificação do medicamento nas seringas.
21. Seguir as instruções contidas na prescrição quanto à administração do medicamento acompanhada ou não de alimentos e líquidos.
22. Administrar o medicamento prescrito de acordo com as especificidades da via de administração e garantir que a criança tenha recebido o medicamento.
23. Registrar a administração do medicamento e, caso o medicamento não tenha sido administrado, justificar as razões.
24. Se houver recusa à administração do medicamento, esclarecer o motivo e explicar, ao paciente e à sua família, os riscos de não se tomar o medicamento, antes de documentar. O prescritor deve ser informado quanto à recusa.
25. Discutir com o prescritor se o medicamento parece não ser mais necessário ou se o paciente estiver apresentando efeitos colaterais.
26. Monitorar o paciente quanto ao efeito desejado do medicamento.

USO SEGURO DE MEDICAMENTOS

De acordo com a Organização Mundial da Saúde (OMS), crianças são bastante suscetíveis a eventos adversos, como erros de medicação. A falta de formas farmacêuticas disponíveis em dosagens e concentrações adequadas para a administração no paciente pediátrico faz com que o uso dos medicamentos seja adaptado, utilizando-se métodos como maceração de comprimidos, abertura de cápsulas e modificação de vias de administração. Tais adaptações, mesmo que bem executadas e realizadas em ambiente e com materiais adequados, envolvem riscos de erros e alterações da dose final dos medicamentos. Ademais, a necessidade de cálculo de doses individualizadas para crianças, principalmente para produtos injetáveis, predispõe a criança a significativo risco para sua segurança, uma vez que pequenos erros de cálculo podem gerar danos significativos.[9]

Uma das formas de prevenção contra erros de medicação, independentemente da via que será utilizada, é a prática do método conhecido como "cinco certos". Trata-se de uma lista de verificação que deve ser observada durante o preparo dos medicamentos, sobretudo no ato de sua administração. Os cinco certos são:

- paciente certo;
- medicamento certo;
- dose certa;
- via certa;
- horário certo.

Apesar da prevenção de erros de medicação não estar fundamentada apenas na adesão aos cinco certos, uma vez que eles são baseados no desempenho individual do profissional e não abordam completamente questões relacionadas às causas de erros de medicação relativas a fatores ambientais e sistemas inseguros, a utilização dos cinco certos, aliada a uma compreensão das causas de erros de medicação decorrentes de fatores ambientais, de cultura e de desempenho dos profissionais, é fundamental para a melhoria da segurança na medicação.[10]

REFERÊNCIAS

1. Costa JM. Acesso à terapia medicamentosa na perspectiva de pacientes e profissionais de saúde. [dissertação de mestrado]. Belo Horizonte, MG: Universidade Federal de Minas Gerais, 2012.
2. Harada MJCS, Chanes DC, Kusahara DM, Pedreira MLG. Segurança na administração de medicamentos em pediatria. Acta Paul Enferm. 2012;25(4):639-642. doi.org/10.1590/S0103-21002012000400025.
3. Avelar AFM, Peterlini MAS. Terapia medicamentosa em unidades de cuidados intensivos neonatais, pediátricas e de adulto. In: Pedreira MLG, Harada MJCS, Viana DL (orgs). Enfermagem no cuidado crítico neonatal, pediátrico e de adulto. 1.ed. São Paulo: Yendis, 2105. p.194-209.
4. Liberato E, Souza PM, Silveira CAN, Lopes LC. Fármacos em crianças. In: Brasil. Ministério da Saúde. Secretaria de Ciência, Tecnologia e Insumos Estratégicos. Departamento de Assistência Farmacêutica e Insumos Estratégicos. Formulário terapêutico nacional 2008: Rename 2006. Brasília, DF: Ministério da Saúde, 2008. p.18-35. Disponível em: <http://www.toledo.pr.gov.br/intranet/ftn/docs/farmacosc.pdf>. Acesso em: 9 dez. 2020.
5. Valente SCCGJ. Formas farmacêuticas em pediatria. [dissertação de mestrado]. Faro: Faculdade de Ciências e Tecnologia/Universidade do Algarve, 2014.

6. Monteiro MAJ. Administração de medicação intravenosa a crianças. Portal Atlas da Saúde. 19 fev. 2020. Disponível em: <https://www.atlasdasaude.pt/artigos/administracao-de-medicacao-intravenosa-criancas#:~:text=Existem%20diversas%20vias%20de%20administração,via%20intradérmica%20e%20a%20inalatória>. Acesso em: 9 dez. 2020.
7. Le J. Administração de medicamentos. Portal Manual MSD – Versão Saúde para a Família. Disponível em: <https://www.msdmanuals.com/pt-br/casa/medicamentos/administra%C3%A7%C3%A3o-de-medicamentos-e-farmacocin%C3%A9tica/administra%C3%A7%C3%A3o-de-medicamentos>. Acesso em: 9 dez. 2020.
8. Bowden VR, Greenberg CS. Procedimentos de enfermagem pediátrica.1.ed. Rio de Janeiro: Guanabara Koogan, 2005.
9. National Health Service (NHS); Royal Cornwall Hospitals. The Medicines Policy – Chapter 5: preparation and administration. V3.0. Outubro de 2019. Disponível em: <https://doclibrary-rcht.cornwall.nhs.uk/DocumentsLibrary/RoyalCornwallHospitalsTrust/Clinical/Pharmacy/TheMedicinesPolicyChapter5PreparationAndAdministration.pdf>. Acesso em: 9 dez. 2020.
10. Instituto para Prática Segura no Uso de Medicamentos. Uso seguro de medicamentos em pacientes pediátricos. Boletim ISMP. 2017;6(4). Disponível em: <https://proqualis.net/sites/proqualis.net/files/BOLETIM-ISMP-BRASIL-PEDIATRIA.pdf>. Acesso em: 9 dez. 2020.

BIBLIOGRAFIA CONSULTADA

Edwards S, Axe S. The ten 'R's of safe multidisciplinary drug administration. Nurse Prescribing. 2015;13(8):352-360. doi.org/10.12968/npre.2015.13.8.398.

9.2

Cuidados na manipulação e na administração de quimioterápicos

Juliana Pepe Marinho
Amparito del Rocío Vintimilla Castro
Ana Paula Almeida

INTRODUÇÃO

Quimioterapia é a administração de substâncias químicas, isoladas ou combinadas, para o tratamento de doenças do sistema hematopoiético e de tumores sólidos.[1,2] Os quimioterápicos atuam de forma inespecífica em células de rápida proliferação, sejam elas cancerosas ou normais, com efeitos tóxicos indesejados; por isso, é importante que o enfermeiro oriente pacientes e familiares sobre os efeitos da quimioterapia, sanando suas dúvidas e tranquilizando-os durante o tratamento.[1,2]

Os quimioterápicos são classificados pelos seguintes aspectos: finalidade, ciclo celular, estrutura química e função celular. De acordo com a finalidade, podem ser divididos em curativos, paliativos, adjuvantes, neoadjuvantes e potencializadores. Segundo o ciclo celular, podem ser específicos ou ciclo-inespecíficos.[2] Quanto à estrutura química e à função celular, são subdivididos em alquilantes (ciclofosfamida, ifosfamida),[1,2] antimetabólicos (metotrexato, citarabina),[1,2] antimitóticos (vincristina, vimblastina)[2,3], topoisomerase-interativos (topotecano, etoposido)[2,3] e antibióticos antitumorais (daunorrubicina, idarrubicina, doxorrubicina).[1-3]

Podem ser administrados pelas vias oral, intramuscular, subcutânea, intravenosa, intratecal, intra-arterial, intrapleural, intraperitoneal, intravesical e tópica.[1,2] De acordo com a vivência, as vias intravenosa e oral são as mais utilizadas na pediatria e, por isso, merecem muita atenção.

A via oral é de baixo custo, não é invasiva, é indolor, menos tóxica e de absorção lenta; é contraindicada para pacientes com êmese, disfagia e déficit neurológico.[1,2] As vias intramuscular e subcutânea são de absorção lenta, dolorosa e têm limitação de volume ao ser administrado.[1,2] A via intravenosa é de absorção rápida, invasiva, dolorosa e alcança nível sérico com mais precisão; pode causar complicações locais, como flebite, infiltração, urticária, vasoespasmo e necrose tecidual resultante de extravasamento.[1,2] A via intratecal permite a absorção direta do quimioterápico (sem a necessidade de diluí-lo) pelo liquor, atingindo as meninges e o sistema nervoso, pois atravessa a barreira hematoliquórica. Sua administração é realizada por médico especializado.[1,2]

Após a administração do medicamento, recomenda-se que o paciente repouse em posição supina[1] ou prona[4] por 30 minutos a 1 hora, para facilitar a penetração do agente quimioterápico nos ventrículos cerebrais.[1,4]

PROCESSO DE LIBERAÇÃO DE QUIMIOTERÁPICOS

O processo de liberação para a administração de quimioterápicos é uma etapa que deve ser realizada pelo enfermeiro. Esse profissional avalia os resultados dos exames que aprovam ou não a liberação da administração da quimioterapia, sendo necessária a conferência de peso, altura, superfície corpórea, medicamentos e doses, via de administração disponível e condições clínicas. É essencial que existam protocolos, normas e rotinas institucionais aprovadas pela diretoria técnica da instituição que respaldem a avaliação pelo enfermeiro, esclarecendo quais as condições e os parâmetros para a liberação da quimioterapia.[5] No âmbito do Sistema Único de Saúde (SUS), a solicitação de exames de rotina e complementares é atribuição privativa do enfermeiro; porém, para pacientes atendidos em nível hospitalar, é o médico que solicita esses exames. Destaca-se que todos os procedimentos de enfermagem, com a elaboração do Processo de Enfermagem, promovem uma assistência segura, sem riscos ou danos ao cliente causados por negligência, imperícia ou imprudência. É imprescindível que o enfermeiro tenha conhecimento e seja capacitado para executar essa ação.[6]

PREPARO E ADMINISTRAÇÃO DE QUIMIOTERÁPICOS

Nos estabelecimentos de saúde públicos e privados, é atribuição privativa do farmacêutico o preparo, em cabine de segurança biológica (CSB), de antineoplásicos e demais medicamentos que possam causar risco ocupacional ao manipulador.[7] A administração de quimioterápico antineoplásico é atribuída exclusivamente ao enfermeiro, que deve conhecer a farmacocinética da medicação e os protocolos terapêuticos.[8,9] O enfermeiro atua na avaliação de procedimentos em todas as suas fases, inclusive na desinstalação, e, dessa forma, deve atender qualquer alteração do paciente de forma imediata.[10]

Segurança no preparo e na administração de quimioterápicos

O Programa Nacional de Segurança do Paciente (PNSP) subsidia o cuidado qualificado em saúde em todas as instituições de saúde do Brasil, e, entre as metas de segurança do paciente, encontra-se a prevenção de erros relacionados a medicamentos.[11,12] Nesse sentido, os autores deste capítulo elaboraram os "15 certos" para a administração segura de quimioterápicos (Figura 1), com o objetivo de prevenir erros relacionados a esse procedimento.

Cuidados com acessos venosos na administração de quimioterapia

Pacientes submetidos à quimioterapia antineoplásica intravenosa necessitam de um acesso venoso adequado.[13,14] A escolha do acesso venoso deve ser feita em conjunto com a equipe médica e a família, devendo ser considerados os seguintes aspectos: patologia, tipo de quimioterapia (irritante ou vesicante), tempo previsto de tratamento, intercorrências, incidentes, idade e condições socioculturais do paciente e família.

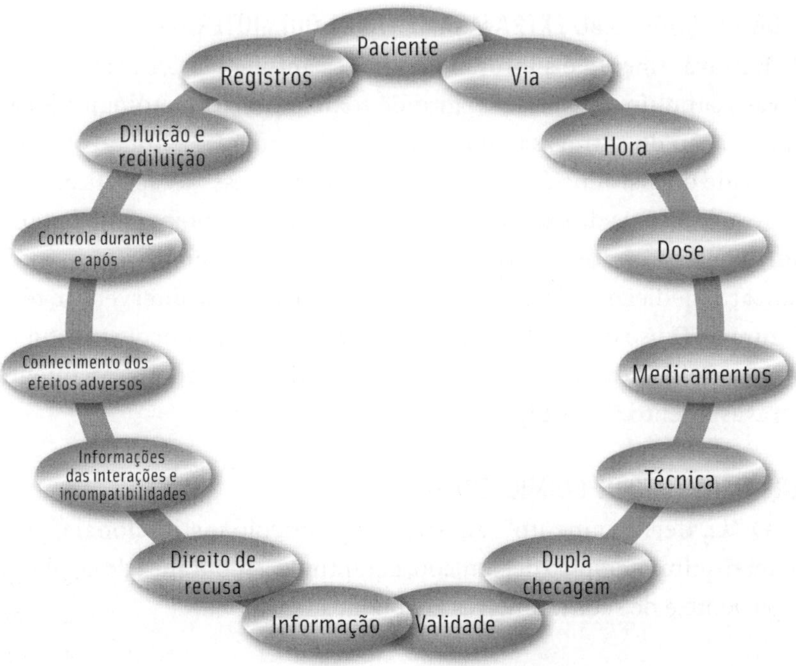

FIGURA 1. Os "15 certos" da administração de quimioterápicos.

A indicação de um cateter central para administração da quimioterapia depende do tipo de patologia. Se o paciente apresentar maiores chances de trombose, opta-se, no início do tratamento, por via periférica ou cateter central de curta permanência. Os cateteres de longa permanência mais utilizados para a administração de quimioterapia são os totalmente implantáveis e o cateter central de inserção periférica. Na impossibilidade ou contraindicação de implantação de um cateter central, a necessidade de utilização de acesso venoso periférico como primeira opção pode acarretar alguns problemas, como o extravasamento.[13,14]

Paramentação para administração de quimioterapia

Recomenda-se o uso de luvas de procedimento. Ao desconectar o equipo, utilizam-se dois pares de luva, avental de baixa permeabilidade e de mangas longas, óculos de proteção e máscara respiratória N95 ou PFF2. As máscaras cirúrgicas não fornecem proteção adequada contra aerossóis e não são recomendadas para atividades com esse risco.[15]

CUIDADOS QUANTO AO EXTRAVASAMENTO DE QUIMIOTERAPIA

Extravasamento é a infusão de agentes antineoplásicos vesicantes fora do vaso sanguíneo, causando grande toxicidade dermatológica local.[13,14] A prevenção do extravasamento deve ser estimulada, a fim de promover a qualidade da assistência ao paciente submetido a essa terapêutica.

Na ocorrência de extravasamento, deve-se interromper imediatamente a infusão, aspirar todo o volume de quimioterápico no lúmen do cateter e realizar a medição da área do extravasamento, além de intervenção térmica (Figura 2). O uso de antídoto varia de acordo com o protocolo institucional. O enfermeiro deve registrar o evento e realizar o acompanhamento do extravasamento.[13,14] A Figura 2 sintetiza essas ações.

DERRAMAMENTO DE QUIMIOTERAPIA

O "*kit* derramamento" faz parte de protocolo institucional e permite conter o quimioterápico derramado, garantindo a segurança do colaborador, do paciente e de seus familiares envolvidos.

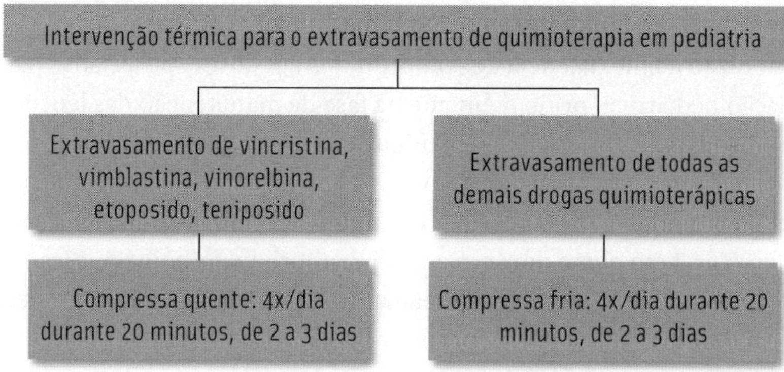

FIGURA 2. Intervenção térmica para o extravasamento de quimioterapia em pediatria.[13,14]

ORIENTAÇÕES DE ENFERMAGEM AO PACIENTE E À SUA FAMÍLIA

Efeitos colaterais e toxicidade

Os efeitos colaterais da quimioterapia que desaparecem após o tratamento dependem do tipo de medicamento, da dose administrada e do tempo de tratamento. Comumente, os pacientes apresentam alopecia, mucosite, anorexia, náuseas, vômitos, diarreia, neutropenia, infecções, anemia, fadiga, cansaço, plaquetopenia, sangramentos e hematomas.[16-18]

O enfermeiro deve orientar sobre o preparo e a administração de medicamentos prescritos pelo médico, as estratégias de alívio e o reconhecimento dos sinais e sintomas das principais toxicidades relacionadas aos quimioterápicos utilizados em pediatria, assim como ele deve saber os critérios comuns de terminologia de eventos adversos (CTCAE).[16,18]

Dividido por sistemas do corpo humano, o CTCAE classifica as toxicidades do tratamento oncológico em graus que variam de 1 a 5.[16] A hematológica é a que mais se destaca em virtude de seu potencial de gravidade, como a neutropenia. O profissional deve orientar o paciente e seus familiares sobre a necessidade de verificar a temperatura axilar da criança ou adolescente, comparecendo ao pronto-socorro de referência caso apresente temperatura acima de 37,8°C, sangramentos (p.ex., epistaxe), hematomas, palidez e taquicardia.

Administração de quimioterapia domiciliar

Em razão da inexistência de comprimidos em doses apropriadas para a população pediátrica, principalmente na fase de manutenção das leucemias agudas da infância, é necessária a manipulação de comprimidos de quimioterapia pelos familiares.[19] É indispensável orientar a família quanto a não partir os medicamentos e a mantê-los bem armazenados em local limpo, fresco e sem luz solar, bem como em suas embalagens originais, contraindicando o uso de caixas plásticas para armazenamento.[19] Quando a partição for necessária, ela deve ser realizada com partidor de comprimidos, e não com objetos domésticos ou com a mão.[19] Antes da manipulação do comprimido, é necessário selecionar, no domicílio, um ambiente adequado e limpo, assim como higienizar as mãos, providenciar cortador de comprimidos, calçar luvas de procedimento e uso de máscara cirúrgica. Após a partição, recomenda-se que a dose restante seja armazenada na embalagem original do medicamento, para uso posterior. Após o procedimento, é preciso higienizar as mãos, após retirar as luvas, e lavar o partidor de comprimidos novamente.[19]

De acordo com a experiência, quando a criança não consegue deglutir o comprimido, independentemente da dose e da idade do paciente, pode surgir a necessidade da diluição do medicamento em casa. Levando em conta a estabilidade da droga, que é pequena, ela deve ser manipulada imediatamente antes da administração. A recomendação é diluir o quimioterápico na água filtrada e no menor volume possível, administrá-lo em jejum oral de, pelo menos, 1 hora e manter pausa alimentar de 1 hora após a sua administração.

REFERÊNCIAS

1. Bonassa EMA, Gato MIF. Terapêutica oncológica para enfermeiros e farmacêuticos. 4.ed. São Paulo: Atheneu, 2012.
2. Instituto Nacional do Câncer. Ações de enfermagem para o controle do câncer: uma proposta de integração ensino-serviço. 3.ed. Rio de Janeiro: INCA, 2008.
3. Instituto Oncoguia. Entendendo o funcionamento dos medicamentos quimioterápicos. 24 mar. 2014. Atualizado em: 13 abr. 2018. Disponível em: <http://www.oncoguia.org.br/conteudo/entendendo-o-funcionamento-dos-medicamentos-quimioterapicos/3703/593/>. Acesso em: 10 dez. 2020.
4. Blaney SM, Poplack DG, Godwin K, McCully CL, Murphy R, Balis FM. Effect of body position on ventricular CSF methotrexate concentration following intralumbar

administration. J Clin Oncol. 1995;13(1):177-179. Disponível em: <https://europepmc.org/article/med/7799017>. Acesso em: 10 dez. 2020.

5. Brasil. Conselho Regional de Enfermagem (Coren-GO). Parecer n. 028/CTAP, de 6 de agosto de 2019. Dispõe sobre a legalidade do enfermeiro avaliar exames laboratoriais de pacientes para liberar ou não a realização de quimioterapia [Internet]. Goiás: Coren/GO, 2019. Disponível em: <http://www.corengo.org.br/wp-content/uploads/2019/09/Parecer-Coren-N%C2%BA-028-2019-Enf.-avaliar-exames-para-liberar-quimioterapia-1.pdf>. Acesso em: 10 dez. 2020.
6. Conselho Regional de Enfermagem de São Paulo (Coren-SP). Parecer n. 007/2014, de 29 de novembro de 2013. Ementa: Solicitação de exames por enfermeiro e avaliação de resultado. São Paulo: COREN-SP, 2013. Disponível em: <https://portal.coren-sp.gov.br/sites/default/files/Parecer_007_Solicita%C3%A7%C3%A3o_de_exames_por_ENF_e_avalia%C3%A7%C3%A3o_de_resultado.pdf>. Acesso em: 10 dez. 2020.
7. Brasil. Conselho Federal de Farmácia (CFF). Resolução n. 623, de 29 de abril de 2016. Dispõe sobre a competência legal para o exercício da manipulação de drogas antineoplásicas pelo farmacêutico. Brasília, DF: CFF, 2016. Disponível em: <https://pesquisa.in.gov.br/imprensa/jsp/visualiza/index.jsp?data=08/05/2017&jornal=1&pagina=121&totalArquivos=128>. Acesso em: 10 dez. 2020.
8. Brasil. Agência Nacional de Vigilância Sanitária (Anvisa). Resolução n. 220, de 21 de setembro de 2004. Regulamento técnico de funcionamento dos serviços de terapia antineoplásica. Brasília, DF: Anvisa, 2004. Disponível em: <https://www20.anvisa.gov.br/segurancadopaciente/index.php/legislacao/item/resolucao-rdc-n-220-de-21-de-setembro-de-2004>. Acesso em: 10 dez. 2020.
9. Brasil. Conselho Federal de Enfermagem (Cofen). Resolução n. 569/2018, de 23 de fevereiro de 2018. Regulamento técnico da atuação dos profissionais de enfermagem em quimioterapia antineoplásica. Brasília, DF: Cofen, 2018. Disponível em: <http://www.cofen.gov.br/resolucao-cofen-no-0569-2018_60766.html>. Acesso em: 10 dez. 2020.
10. Brasil. Conselho Federal de Enfermagem (Cofen). Parecer n. 026/2018, de 4 de dezembro de 2018. Ementa: Parecer sobre atribuição de desinstalação de quimioterápico antineoplásico por profissional técnico de enfermagem. Brasília, DF: Cofen, 2018. Disponível em: <http://www.cofen.gov.br/parecer-no-026-2018-cofen-ctas_67435.html>. Acesso em: 10 dez. 2020.
11. Brasil. Ministério da Saúde. Portaria n. 529, de 1º de abril de 2013. Institui o Programa Nacional de Segurança do Paciente (PNSP). Brasília, DF: Ministério da Saúde,

2013. Disponível em: <https://bvsms.saude.gov.br/bvs/saudelegis/gm/2013/prt0529_01_04_2013.html>. Acesso em: 10 dez. 2020.

12. Conselho Regional de Enfermagem de São Paulo (Coren-SP). Uso seguro de medicamentos: guia para preparo, administração e monitoramento. São Paulo: Coren-SP, 2017. Disponível em: <https://portal.coren-sp.gov.br/wp-content/uploads/2010/01/uso-seguro-medicamentos.pdf>. Acesso em: 10 dez. 2020.
13. Freitas KABS. Estratégias para administração segura de antineoplásicos. [dissertação de mestrado]. Botucatu, SP: Universidade Estadual Paulista Júlio de Mesquita Filho (Unesp), 2015. Disponível em: <http://hdl.handle.net/11449/134240>. Acesso em: 10 dez. 2020.
14. Chanes DC, Dias CG, Gutiérrez MGR. Extravasamento de drogas antineoplásicas em pediatria: algoritmos para prevenção, tratamento e seguimento. Rev Bras Cancerol. 2008;54(3):263-273. Disponível em: <https://www.saudedireta.com.br/docsupload/1340460202revisao_1_pag_263a273.pdf>. Acesso em: 10 dez. 2020.
15. Ferreira AR, Ferreira EB, Campos MCT, Reis PED, Vasques CI. Medidas de biossegurança na administração de quimioterapia antineoplásica: conhecimento dos enfermeiros. Rev Bras Cancerol. 2016;62(2):137-145. Disponível em: <https://rbc.inca.gov.br/revista/index.php/revista/article/view/169>. Acesso em: 10 dez. 2020.
16. U.S. Department of Health and Human Services. Common terminology criteria for adverse events (CTCAE). v5.0. Disponível em: <https://ctep.cancer.gov/protocoldevelopment/electronic_applications/docs/CTCAE_v5_Quick_Reference_5x7.pdf>. Acesso em: 10 dez. 2020.
17. Arruda IB, Paula JMSF, Silva RPL. Efeitos adversos da quimioterapia antineoplásica em crianças: o conhecimento dos acompanhantes. Cogitare Enferm. 2009;14(3):535-539. Disponível em: <https://revistas.ufpr.br/cogitare/article/view/16186/10704>. Acesso em: 10 dez. 2020.
18. Instituto Oncoguia. Quimioterapia para leucemia em crianças. 19 mai. 2017. Disponível em: <http://www.oncoguia.org.br/conteudo/quimioterapia-para-leucemia-em-criancas/3911/603/>. Acesso em: 10 dez. 2020.
19. Tessmann L, Medeiros-Souza P, Cordoba JCM, Tavares NUL, Abílio VM, Matos DO et al. Partição de comprimidos antineoplásicos utilizados no tratamento de leucemias agudas em crianças e adolescentes. Rev Bras Cancerol. 2020;66(2):e-01764. Disponível em: <http://docs.bvsalud.org/biblioref/2020/05/1095547/particao-de-comprimidos-antineoplasicos-utilizados-no-tratamen_tqudgeO.pdf>. Acesso em: 10 dez. 2020.

9.3

Acesso vascular em pediatria

Cristiane Cavalheiro
Ana Valeska Siebra e Silva

A implementação do acesso venoso é o procedimento mais comum e desafiador realizado na população pediátrica hospitalizada, pois não há um processo padronizado por estudos baseados em evidências para auxiliar na escolha do melhor dispositivo. Sabendo que a população pediátrica é heterogênea, com faixa etária diversificada, inúmeras patologias clínicas e um número crescente de pacientes com doenças crônicas em internações prolongadas, normalmente esse processo segue a experiência e a prática de cada instituição de saúde.[1]

Atualmente, há inovações tecnológicas que trabalham para uma melhor prática quando associadas ao conhecimento do profissional que as estão utilizando, como o ultrassom e o venoscópio. Esses aparelhos são utilizados quando não há um vaso palpável e visível, aumentando a taxa de sucesso na inserção e diminuindo possíveis eventos adversos, como múltiplas punções, pneumotórax, tromboflebite por oclusão do vaso etc.[2,3] Para as crianças com patologias crônicas e histórico de internações prolongadas e múltiplos cateteres, existe a opção de se realizar uma angiotomografia, que é o estudo dos vasos, com a finalidade de descobrir quais podem ser acessados mais facilmente.

É importante entender que a boa prática da busca pelo melhor acesso vascular não pode se limitar apenas à inserção do cateter, mas, também, à sua manutenção durante todo o período em que a criança mantiver o dispositivo, incluindo o registro de todas as manipulações do cateter, troca de curativos, aspecto da inserção e possíveis edemas dos membros, até o momento de sua retirada.

A utilização do acesso vascular tem várias indicações, como hidratação, nutrição parenteral, administração de medicações, como antibióticos e drogas vasoativas, transfusão de hemoderivados e coleta de exames laboratoriais.[4]

Para poder indicar o melhor cateter, é necessário conhecer a finalidade do dispositivo, o período de internação e o paciente.[5]

Os acessos venosos periféricos são alguns dos dispositivos mais utilizados na pediatria para o atendimento de urgências e emergências, hidratação venosa, antibióticos com tempo curto de terapia e que não sejam vesicantes, coletas sanguíneas e procedimentos cirúrgicos de pequeno e médio portes. Dependendo do quadro clínico da criança, pode ser um procedimento desafiador na pediatria, levando ao insucesso ou a injúrias, como múltiplas punções.[6] A maioria dos cateteres inseridos é retirada por alguma complicação durante a terapia, como extravasamento, infiltração, flebite, tromboflebite, hematoma, infecção local e saída acidental, sendo necessário realizar novas punções para o fim do tratamento.[3,7,8] Os dispositivos utilizados são os cateteres sobre agulha confeccionados com poliuretano ou silicone, que proporcionam melhor adaptação do cateter à rede venosa, diminuindo complicações como flebite mecânica.[8]

O cateterismo venoso central é a inserção de um cateter no sistema circulatório por meio de um vaso central.[4] É necessário para a administração de medicamentos vesicantes e irritantes, como antibióticos (ATB), nutrição parenteral, drogas vasoativas e quimioterápicos, assim como no caso de terapias agudas, como hemodiálise.[1,6] A ponta distal do cateter deve ser posicionada na parte inferior da veia cava superior ou na veia cava inferior. Os cateteres podem ser classificados como de curta permanência, como os cateteres umbilicais e o cateter duplo lúmen; de longa permanência, como o cateter central de inserção periférica (PICC), o Hemocath® e o Shilley®, para terapia de hemodiálise; semi-implantados, como o Broviac® e o Hickman®; e os totalmente implantados, como o Port-a-cath®.[4,6]

Na pediatria, a utilização do PICC (Figura 1) tem aumentado, pois oferece uma segurança maior na inserção do cateter em virtude da utilização de ultrassom para acessar os vasos mais profundos dos membros superiores (veia braquial, veia basílica), saindo da zona de risco para pneumotórax ou hemotórax na inserção. PICC são cateteres de poliuretano ou silicone de um a três lúmens, medindo até 65 cm e com calibre de 1 a 6 Fr. Têm sido muito solicitados para a continuidade de tratamentos, como infusão de quimioterápicos e nutrição parenteral em *home care* ou clínica. Algumas complicações resultam na necessidade de remoção do cateter precocemente, como

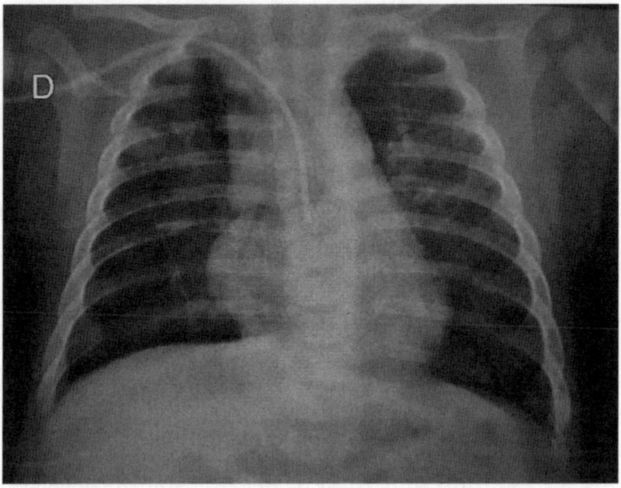

FIGURA 1. Posição de cateter central de inserção periférica (PICC).

Fonte: acervo pessoal do autor.

tração mecânica e exposição da ponta distal do cateter, aumentando o risco de infecção sanguínea relacionada ao cateter, injúria endotelial e trombose.[9]

Os cateteres centrais de curta duração são de duplo ou triplo lúmen e com calibre até 8 Fr. Devem ser inseridos por punção nas veias jugular interna, subclávia ou femoral, tendo como sua posição final o terço inferior da veia cava superior e a veia cava inferior.

Os cateteres centrais de longa permanência semi-implantáveis, como Hickman® (dois lúmens) e Broviac® (1 lúmen), são cateteres tunelizados introduzidos por um orifício na pele até uma veia central, com sua ponta próxima à junção átrio-cava. Ambos os cateteres citados têm anel de Dacron, o que ajuda na sua fixação.[10] Como são tunelizados, há uma diminuição na incidência de infecções, porém, sua maior complicação ainda é a infecção de corrente sanguínea, seguida de trombose e mau uso.

O Port-a-cath® é um cateter totalmente implantável que pode ser inserido em vaso periférico ou central; também é tunelizado, e seu reservatório fica implantado sob uma fáscia muscular do local escolhido.[10] Como nenhuma parte fica exteriorizada, o risco de infecção é diminuído. As principais complicações são mau funcionamento, em razão de muitos cateteres não serem valvulados e, dessa forma, acumularem trombos dentro de si; e do mau uso, por conta de manipulação inadvertida de pessoas que não possuem destreza com o dispositivo.

Os cateteres de longa de permanência são fabricados em silicone e poliuretano, cada um com características particulares, a fim de melhorar a biocompatibilidade com o sistema circulatório e diminuir os riscos relacionados à trombose.

A Tabela 1 correlaciona o tipo de terapêutica ao tipo de cateter venoso central. É importante lembrar que a escolha não deve se limitar tão somente ao tipo do cateter, mas também à quantidade de lúmens e ao calibre do cateter, que devem atender às necessidades da criança.

É importante lembrar que todos os procedimentos descritos, principalmente os de cateterismo central, devem ser consentidos pelos responsáveis dos pacientes, pois são processos de alta complexidade e que podem gerar complicações. A melhor escolha sempre é cumprir as etapas de conhecer a criança, entender a terapia proposta e estar ciente do tempo necessário, para que o procedimento seja eficaz e seguro.

TABELA 1. Terapia intravenosa e seus respectivos tipos de cateter.

Terapêutica	Tipo de cateter
Terapia medicamentosa aguda	PICC, cateter venoso central
Terapia medicamentosa crônica	PICC, PICC tunelizado, Broviac®, Hickman®, Port-a-cath®
Nutrição parenteral	PICC, cateter venoso central
Nutrição parenteral prolongada domiciliar	Broviac®, Hickman®, PICC
Quimioterápico	PICC, PICC tunelizado, Port-a-cath®
Hemodiálise aguda	Shilley®, Hemocath®
Hemodiálise crônica	Cateteres tunelizados tipo Permcath®

Fonte: Braz, 2018.[11]

REFERÊNCIAS

1. Ullman AJ, Bernstein SJ, Brown E, Aiyagari R, Doellman D, Faustino EVS et al. The Michigan appropriateness guide for intravenous catheters in Pediatrics: miniMAGIC. Pediatrics. 2020;145(Suppl 3):S269-S284.
2. Carrara D, Polastrini RTV. Diretrizes práticas para terapia infusional. 3.ed. São Paulo: INS Brasil, 2018. p.113-119.
3. Avelar AFM, Peterlini MAS, Pedreira MLG. Assertiveness and peripheral intravenous catheters dwell time with ultrasonography-guided insertion in children and adolescents. Rev Esc Enferm USP. 2013;47(3):539-546.
4. Gomes AVO, Nascimento MAL. O processo do cateterismo venoso central em unidade de terapia intensiva neonatal e pediátrica. Rev Esc Enferm USP. 2013;47(4):794-800.
5. Moureau NL, Trick N, Nifong T, Perry C, Kelley C, Carrico R et al. Vessel health and preservation (Part 1): a new evidence-based approach to vascular access selection and management. J Vasc Access. 2012;13(3):351-356.
6. Church JT, Jarboe MD. Vascular access in the pediatric population. Surg Clin North Am 2017;97(1):113-128.
7. Danski MTR, Johann DA, Vayego SA, Oliveira GRL, Lind J. Complicações relacionadas ao uso do cateter venoso periférico: ensaio clínico randomizado. Acta Paul Enferm. 2016;29(1):84-92.
8. Danski MTR, Johann DA, Oliveira GRL, Pedrolo E, Vayego AS. Incidência de complicações locais no cateterismo venoso periférico e fatores de risco associados. Acta Paul Enferm. 2015;28(6):517-523.
9. Jumani K, Advani S, Reich NG, Gosey L, Milstone AM. Risk factors for peripherally inserted central venous catheter complications in children. JAMA Pediatr. 2013;167(5):429-435.
10. Zerati AE, Wolosker N, Luccia N, Puech-Leao P. Cateteres venosos totalmente implantáveis: histórico, técnica de implante e complicações. J Vasc Bras. 2017;16(2):128-139.
11. Braz PC. Protocolo operacional para seleção de cateteres venosos centrais em pediatria. Hospital Infantil Sabará, 2018.

9.4

Medicação de alta vigilância

Anahi Bassi
Liliane Soares

INTRODUÇÃO

A cadeia de medicamentos é uma atividade que exige, da equipe multiprofissional (médico, farmacêutico e enfermagem, em diferentes graus hierárquicos e de responsabilidade), conhecimento técnico específico e aprimoramento contínuos, com o intuito de promover a segurança necessária e não expor o paciente a riscos desnecessários.

O estabelecimento do Programa Nacional de Segurança do Paciente (PNSP), por meio da Portaria n. 529, de 1º de abril de 2013, direcionou e apoiou iniciativas voltadas ao cuidado centrado no paciente em diferentes áreas, com a implementação dos núcleos de segurança e a adoção de metas. São indicadas 6 metas de segurança, sendo a terceira voltada a melhorar a segurança na prescrição, no uso e na administração de medicamentos.[1]

DROGAS DE ALTA VIGILÂNCIA

A maioria dos medicamentos tem uma margem terapêutica segura, porém, certas drogas têm um risco inerente de causar danos no paciente quando ocorre uma falha em seu processo de utilização. Esses fármacos são denominados *high-alert medications*, ou, em português, drogas de alta vigilância (DAV) ou, ainda, medicamentos potencialmente perigosos (MPP). Apesar de serem incomuns, as intercorrências com esse tipo de medicamento resultam em consequências mais graves, podendo causar lesões permanentes ou, até mesmo, fatais.[2,3]

Atualmente, o referencial mais utilizado para garantir a segurança na utilização de medicamentos são as diretrizes de 2019 do Institute for Safe Medication Practices (ISMP), organização não governamental estadunidense que, desde 2009, foi formalizada no Brasil para a educação dos profissionais de saúde e consumidores.[4,5] A ISMP-Brasil mantém uma lista sugerida, atualizada periodicamente, para a classificação de DAV para hospitais. A revisão é baseada em literatura, nos relatos de erros de medicação e orientações de especialistas. A última lista, de 2019, apresenta 21 classes farmacológicas (Tabela 1) e 9 medicamentos específicos (Tabela 2).[5]

TABELA 1. Classes farmacológicas.

1	Agonistas adrenérgicos intravenosos (p.ex., epinefrina, fenilefrina, norepinefrina)
2	Água estéril para injeção, inalação e irrigação em embalagens de 100 mL ou volume superior
3	Analgésicos opioides endovenosos, transdérmicos e de uso oral (incluindo líquidos concentrados e formulações de liberação imediata ou prolongada)
4	Anestésicos gerais, inalatórios e intravenosos (p.ex., propofol, cetamina)
5	Antagonistas adrenérgicos intravenosos (p.ex., propranolol, metoprolol, labetalol)
6	Antiarrítmicos intravenosos (p.ex., lidocaína, amiodarona)
7	Antineoplásicos de uso oral e parenteral
8	Antitrombóticos, anticoagulantes e trombolíticos (p.ex., varfarina, heparina, rivaroxabana, apixabana, dabigatrana, tirofibana, alteplase, estreptoquinase)
9	Bloqueadores neuromusculares (p.ex., suxametônio, rocurônio, pancurônio, vecurônio)
10	Cloreto de sódio hipertônico injetável com concentração maior que 0,9%
11	Glicose hipertônica com concentração maior ou igual a 20%
12	Inotrópicos intravenosos (p.ex., milrinona, deslanosídeo)
13	Insulina subcutânea e intravenosa (em todas as formas de administração)
14	Medicamentos administrados por via epidural ou intratecal
15	Medicamentos na forma lipossomal (p.ex., anfotericina B lipossomal) e convencionais (p.ex., anfotericina B deoxicolato)
16	Sedativos de uso oral de ação mínima ou moderada para crianças (p.ex., hidrato de cloral, midazolam, cetamina – forma parenteral)
17	Sedativos endovenosos de ação moderada (p.ex., dexmedetomidina, midazolam, lorazepam)
18	Soluções cardioplégicas
19	Soluções para diálise peritoneal e hemodiálise
20	Soluções de nutrição parenteral
21	Sulfonilureias de uso oral (p.ex., clorpropamida, glimepirida, glibenclamida)

Fonte: ISMP, 2019.[5]

TABELA 2. Medicamentos específicos.

1	Cloreto de potássio concentrado injetável
2	Epinefrina subcutânea
3	Fosfato de potássio injetável
4	Metotrexato de uso oral (uso não oncológico)
5	Nitroprussiato de sódio injetável
6	Ocitocina endovenosa
7	Prometazina injetável
8	Sulfato de magnésio injetável
9	Vasopressina endovenosa e intraóssea

Fonte: ISMP, 2019.[5]

EVENTOS ADVERSOS

Desde 1960, busca-se definir a frequência de eventos adversos a medicamentos (EAMs). Acredita-se que estratégias para melhorar a qualidade do tratamento e a segurança do paciente dependem de investimento em estudos, com o objetivo de aprimorar bases epidemiológicas e técnicas de identificação de eventos.[6] A Organização Mundial da Saúde (OMS) afirma que, nos países desenvolvidos, de 5 a 10% dos pacientes internados adquirem algum tipo de infecção e que de 7,5 a 10,4% dos pacientes em unidade de terapia intensiva passam por um evento adverso envolvendo medicamentos.[7]

Segundo estudo realizado em um hospital universitário de São Paulo, 37 de 305 eventos (12,1%) relacionados a medicamentos envolviam drogas de alta vigilância, com maior incidência de anestésicos venosos, como fentanila, midazolam e propofol, e do anticoagulante heparina.[4] Outros estudos mostram a ocorrência de 37,4 a 44% de eventos com DAV, com alta prevalência de antineoplásicos.[3,8] Em estudo realizado em um hospital de Minas Gerais, foram observados 3.711 erros em um total de 7.148 drogas de alta vigilância prescritas. Destes, 59,8% estavam relacionados à concentração das drogas e 86,5% se referiam a algum tipo de omissão de informação na prescrição.[3]

Em razão do medo de sofrer penalidades (demissões, punições) e, até mesmo, do sentimento de culpa, apenas 25% dos eventos associados a medicamentos sejam relatados pelos profissionais. A instituição deve construir uma cultura de segurança, em que todos os envolvidos no fluxo de medicação estejam conscientes da necessidade de identificação, notificação e prevenção de erros de medicação. Para isso, é necessário que a política de notificação adotada pela instituição, e apoiada pela alta gestão, seja compulsória, estritamente sigilosa e constantemente atualizada e alinhada com os valores da instituição, de forma que não seja vista como uma mera busca por culpados.[8-10]

BOAS PRÁTICAS

1. Definir, junto com a equipe multiprofissional, a lista de drogas de alta vigilância da instituição. É importante considerar literatura, perfil, drogas padronizadas e erros de medicação notificados à area de qualidade da instituição (examinando todas as etapas da cadeia de medicamentos), além de eventos noticiados pela mídia. A lista deve ser revisada de forma sistemática e periódica.[2]
2. Criar identidade visual para a identificação e a diferenciação das drogas de alta vigilância dos demais medicamentos, alertando quanto à classificação e advertindo quando houver necessidade de diluição prévia à administração de algumas drogas, como no caso do cloreto de potássio 19,1%.
3. Identificar as DAV no cadastro dos medicamentos em sistema informatizado, com o objetivo de sinalizar e rastrear as drogas de alta vigilância em toda a cadeia de medicamentos, desde a programação de compras e recebimento dos itens, passando por todo o processo de prescrição e administração até o monitoramento de reações adversas.
4. Realizar a divulgação constante de materiais contendo a lista de drogas de alta vigilância e seus principais riscos associados à administração incorreta para as equipes assistenciais, utilizando diferentes meios de comunicação (p.ex., *e-mail, banner, folder*, vídeos e boletins, treinamentos práticos) e buscando manter as equipes atualizadas sobre a importância de se seguir a rotina estabelecida para essas drogas em todas as etapas do processo, a fim de evitar e/ou minimizar danos aos pacientes.
5. Divulgar e manter atualizados materiais de apoio técnico, como tabelas para orientação e padronização do preparo e administração, incluindo dados sobre estabilidade, velocidade de infusão, concentrações mínimas

e máximas, armazenamento adequado, principais reações adversas e observações específicas de cada droga.

6. Diferenciar o fluxo de recebimento de drogas de alta vigilância com conferência às cegas, com o intuito de não induzir o conferente ao erro por ter conhecimento prévio do que deve ser recebido. Registrar lote, validade, quantidade, laboratório e temperatura dos medicamentos no momento da entrega pelo fornecedor. Essa etapa pode ser simplificada se o sistema informatizado permitir a checagem dos itens com o leitor de dados, coletando as informações necessárias.
7. Eliminar estoques de drogas de alta vigilância dos postos de enfermagem (subestoque) e segregá-las nas farmácias, utilizando identificação diferenciada. Se as DVA forem necessárias nos carros de emergência e dispensários eletrônicos, a quantidade deve ser restrita e o armazenamento, segregado e identificado.
8. Dispensar drogas de alta vigilância mediante prescrição médica (sempre que possível, informatizada) por meio da leitura das etiquetas de identificação do medicamento e do paciente, além de dupla checagem na administração (beira-leito).[2]
9. Estabelecer parceria com a área de qualidade, para que todos os eventos adversos envolvendo drogas de alta vigilância sejam de conhecimento dos gestores de farmácia e enfermagem, com o objetivo de sempre realizar análise de causa-raiz e construção de planos de ação corretivos e preventivos com foco em melhorias nos processos.
10. Estabelecer auditorias focais para o controle e o acompanhamento dos processos relacionados às drogas de alta vigilância dentro e fora das farmácias, mensurando os resultados para que subsidiem indicadores e planejamento de ações futuras.
11. Identificar, de forma visualmente diferenciada, as vias de administração de preparações de quimioterapias e antineoplásicos. Por exemplo, identificar o medicamento com adesivo amarelo e letras grandes, contendo informações sobre a via de administração.
12. Diluir alcaloides da vinca (p.ex., vincristina, vinblastina) em volumes maiores (pelo menos 25 mL), utilizando bolsa para administração endovenosa e evitando que a droga seja administrada por via intratecal.[11]

13. Nas prescrições médicas e em registros em prontuário, não aceitar abreviaturas para medicamentos. Deve-se exigir que doses pediátricas sejam calculadas a partir do peso do paciente registrado em prontuário, preferencialmente não utilizando o peso referido.[11,12]
14. Administrar soluções orais com seringas exclusivas que não se conectem a qualquer tipo de equipo parenteral utilizado na instituição.[12]
15. Restringir o acesso a bloqueadores neuromusculares (BNM). Utilizar alertas como: "Atenção: agente paralisante – causa parada respiratória" em locais de armazenamento. De preferência, manter os BNM somente em *kits* de intubação de sequência rápida nas unidades.[12]
16. Criar alertas e identificação diferenciada para medicamentos que possuem sons, grafias e embalagens semelhantes, conhecidos como LASA (do inglês *look-alike* [embalagem-grafia semelhante] e *sound-alike* [som semelhante]). Em relação a nomes semelhantes, sugere-se a utilização da técnica CD3, com diferenciação das sílabas em maiúsculas e minúsculas. P.ex., Cef**OTAX**ima e Cef**OX**itina, Calci**TRIOL** e Car**VED**ilol e in**FLIX**imabe e Ri**TUX**imabe.[13]

REFERÊNCIAS

1. Brasil. Ministério da Saúde. Portaria n. 529, de 1º de abril de 2013. Institui o Programa Nacional de Segurança do Paciente (PNSP). Brasília, DF: Ministério da Saúde, 2013. Disponível em: <http://bvsms.saude.gov.br/bvs/saudelegis/gm/2013/prt0529_01_04_2013.html>. Acesso em: 10 dez. 2020.
2. Institute for Safe Medication Practices (ISMP). High-alert medication survey results lead to several changes for 2018. 23 ago. 2018. Disponível em: <https://www.ismp.org/resources/high-alert-medication-survey-results-lead-several-changes-2018>. Acesso em: 10 dez. 2020.
3. Rosa MB, Perini E, Anacleto TA, Neiva HM, Bogutchi T. Erros na prescrição hospitalar de medicamentos potencialmente perigosos. Rev Saúde Pública. 2009;43(3):490-498. Disponível em: <http://www.scielo.br/scielo.php?script=sci_arttext&pid=S0034-89102009000300013&lng=en&nrm=iso>. Acesso em: 10 dez. 2020.
4. Bohomol E. Erros de medicação: estudo descritivo das classes dos medicamentos e medicamentos de alta vigilância. Esc Anna Nery. 2014;18(2):311-316. Disponível em: <http://www.scielo.br/scielo.php?pid=S1414-81452014000200311&script=sci_arttext#B05>. Acesso em: 10 dez. 2020.

5. Instituto para Práticas Seguras no Uso de Medicamentos (ISMP-Brasil). Medicamentos potencialmente perigosos de uso hospitalar – Lista atualizada 2019. Boletim ISMP-Brasil. 2019;8(1):3-8. Disponível em: <https://www.ismp-brasil.org/site/wp-content/uploads/2019/02/615-boletim-ismp-fevereiro-2019.pdf>. Acesso em: 5 jul. 2021.
6. Cano FB. Eventos adversos a medicamentos no ambiente hospitalar. [tese de doutorado]. Rio de Janeiro, RJ: Escola Nacional de Saúde Pública Sergio Arouca, 2011.
7. World Health Organization (WHO). Patients for patient safety: our programme. Disponível em: <https://www.who.int/patientsafety/patients_for_patient/programme/en/>. Acesso em: 10 dez. 2020.
8. Silva AEBC, Reis AMM, Miasso AI, Santos JO, Cassiani SHB. Eventos adversos a medicamentos em um hospital sentinela do Estado de Goiás, Brasil. Rev Latino-Am Enferm. 2011;19(2):378-386. Disponível em: <https://www.scielo.br/pdf/rlae/v19n2/pt_21.pdf>. Acesso em: 10 dez. 2020.
9. Santos AE, Padilha KG. Eventos adversos com medicação em serviços de emergência: condutas profissionais e sentimentos vivenciados por enfermeiros. Rev Bras Enferm. 2005;58(4):429-433. Disponível em: <http://www.scielo.br/scielo.php?script=sci_arttext&pid=S0034-71672005000400009&lng=pt&nrm=iso>. Acesso em: 10 dez. 2020.
10. Miasso AI, Silva AEBC, Cassiani SHB, Grou CR, Oliveira RC, Fakih FT. O processo de preparo e administração de medicamentos: identificação de problemas para propor melhorias e prevenir erros de medicação. Rev Latino-Am Enfermag. 2006;14(3):354-363.
11. Institute for Safe Medication Practices (ISMP). Targeted medication safety best practices of hospitals. Disponível em: <https://www.ismp.org/guidelines/best-practices-hospitals>. Acesso em: 10 dez. 2020.
12. Brasil. Ministério da Saúde. Aprova os Protocolos Básicos de Segurança do Paciente. Portaria n. 2.095, de 24 de setembro de 2013. Disponível em: <https://www.saude.pr.gov.br/sites/default/arquivos_restritos/files/documento/2020-05/portaria_2095_2013.pdf>. Acesso em: 10 dez. 2020.
13. Instituto para Práticas Seguras no Uso de Medicamentos (ISMP-Brasil). Nomes de medicamentos com grafia ou som semelhantes: como evitar os erros? Boletim ISMP Brasil. 2014;3(6):3-7. Disponível em: <https://www.ismp-brasil.org/site/wp-content/uploads/2015/07/V3N1.pdf>. Acesso em: 10 dez. 2020.

9.5

Infecção de corrente sanguínea

Marília de Bastos Pinto Lattari
Sarita Scorzoni Lessa Pires

INTRODUÇÃO

A utilização de cateteres vasculares em pacientes críticos hospitalizados está associada a maior risco de desenvolvimento de infecção de corrente sanguínea.[1]

As infecções primárias de corrente sanguínea relacionadas aos cateteres venosos centrais (IPCS-CVC) estão frequentemente associadas a desfechos desfavoráveis, como aumento do tempo de internação hospitalar e aumento da mortalidade. Nos Estados Unidos, a mortalidade pode chegar a 25% em pacientes com maior risco.[2,3] No Brasil, um estudo realizado em 2011 demonstrou que a mortalidade associada a esse agravo pode chegar a 40%.[4]

Dessa forma, medidas de prevenção devem ser implementadas, preferencialmente em conjunto (*bundle*), para minimizar a ocorrência dessas infecções.[5]

DEFINIÇÕES

Cateteres vasculares são acessos tubulares e flexíveis inseridos em vasos sanguíneos e utilizados para a administração de fluidos, medicamentos, sangue, hemoderivados, nutrição parenteral total e monitorização hemodinâmica. São classificados como periféricos (arteriais ou venosos), de linha média (venosos), de artéria pulmonar ou centrais.[6]

Cateteres venosos centrais (CVC) são dispositivos intravasculares cuja localização final (ponta) fica próxima ao coração ou em um grande vaso. São considerados grandes vasos: artérias aorta e pulmonar, veias cavas, braquicefálicas, jugulares internas, subclávias, ilíacas externa e comum, e femorais.[3,7]

Além disso, os cateteres venosos centrais podem ser classificados em:[3,6]

- cateteres de curta permanência (não tunelizados);
- cateteres centrais de inserção periférica (PICC);

- cateteres tunelizados (ou semi-implantáveis);
- cateteres totalmente implantados (longa permanência).

São exemplos de cateteres venosos centrais de curta permanência os dispositivos de um, dois ou três lúmens (monolúmen, duplo lúmen e triplo lúmen, respectivamente), cateter de diálise (p.ex., Shilley®) e os cateteres umbilicais (arteriais ou venosos). Alguns exemplos de cateteres semi-implantáveis são: Broviac®, Hickman® e Permcath®. O Port-a-cath® é o exemplo mais comum de cateter de longa permanência totalmente implantado.

PATOGÊNESE DAS INFECÇÕES DE CORRENTE SANGUÍNEA

A infecção de corrente sanguínea associada ao cateter vascular ocorre quando um micro-organismo invade a corrente sanguínea e adere à superfície do dispositivo vascular. Esse mecanismo de colonização do cateter pode ocorrer por via intra ou extraluminal.

Há três principais formas para que isso aconteça:

- o micro-organismo acessa o tecido percutâneo no momento da inserção do cateter vascular;
- durante a administração de medicamentos, quando não é realizada a desinfecção das conexões;
- quando há disseminação hematogênica do micro-organismo a partir de um foco infeccioso já existente (p.ex., pneumonia).

De forma geral, nas duas primeiras semanas, predomina a colonização extraluminal do cateter, após a formação de biofilme na face externa do dispositivo vascular. Após esse período, a colonização interna do cateter pode ser relacionada às frequentes manipulações do dispositivo durante a assistência ao paciente.[6]

FATORES DE RISCO

O principal risco para infecção de corrente sanguínea é a presença do dispositivo vascular. Assim, a necessidade do acesso vascular, sua localização (periférica ou central) e seu tempo de permanência influenciam diretamente o aumento do risco de infecção.

A ocorrência dessas infecções também está relacionada a condições intrínsecas do paciente, como idade, doenças prévias e estado imunológico.[8]

Os fatores de risco para IPCS-CVC em crianças são diferentes dos identificados em adultos, assim como as causas de internação em unidades de terapia intensiva pediátricas (UTIP) e os tipos de cateter utilizados nessas unidades também diferem; além disso, conseguir um acesso venoso em paciente pediátrico é algo desafiador.[1]

O material de composição do cateter também pode estar diretamente relacionado a complicações. Assim, todas as recomendações feitas pelo fabricante devem ser seguidas, a fim de minimizar esses riscos.[6]

Um estudo multicêntrico realizado no Brasil em 2018 verificou os principais fatores de risco para infecção de corrente sanguínea associada ao cateter venoso central em pacientes pediátricos (de 1 mês de vida a 18 anos de idade) internados em unidades de terapia intensiva (UTI). Constatou-se que o principal fator de risco para as infecções foi o tempo de permanência do cateter (um dia a mais de cateter aumenta o risco de infecção em sete vezes), além da presença de mais de um cateter por vez. Múltiplas punções na passagem do cateter, infecções prévias à internação e uso de antifúngicos e hemoderivados durante a permanência na UTI também foram fatores de risco para IPCS-CVC.[9] A flebotomia pode estar relacionada a maior risco de infecção quando comparada a outros cateteres centrais.[7]

Dessa forma, as medidas de prevenção das infecções de corrente sanguínea devem ser focadas em ações voltadas à adequada indicação e à manutenção dos cateteres vasculares.

MEDIDAS GERAIS DE PREVENÇÃO – INSERÇÃO, MANUTENÇÃO E TECNOLOGIAS

As medidas de prevenção das IPCS-CVC abrangem cuidados na inserção e na manutenção do cateter.

Quanto às medidas de prevenção na passagem do cateter, incluem-se:[3,5-7]

- higiene das mãos (degermação com clorexidina degermante 2% ou uso de solução alcoólica 70%);
- preparo adequado da pele (utilizar clorexidina alcoólica 0,5%);
- escolha adequada do sítio de inserção do cateter (utilizar, sempre que possível, a seguinte ordem decrescente de preferência: veia subclávia, veia jugular e veia femoral, lembrando que, para a escolha do sítio, deve-se considerar o risco de complicações mecânicas e a experiência

do profissional, bem como aspectos individuais do paciente pediátrico e risco de complicações);

- paramentação completa do profissional que irá realizar a passagem do cateter (máscara, gorro, óculos de proteção, avental cirúrgico estéril e luvas estéreis), sendo importante utilizar campos estéreis ampliados, que cubram toda a superfície corpórea do paciente (da cabeça aos pés);
- revisão diária da necessidade do cateter.

É de suma importância o preenchimento de um *checklist* de segurança na passagem do cateter. Esse instrumento permite o acompanhamento do procedimento por um profissional com autonomia para realizar as intervenções necessárias visando a manter boas práticas e a diminuir o risco de infecção durante a passagem do cateter.

Os cuidados a serem implementados na manutenção dos cateteres incluem higiene das mãos em todas as manipulações do cateter; manter o acesso vascular somente o tempo estritamente necessário (a avaliação de sua necessidade deve ser diária e é responsabilidade de toda a equipe assistencial); desinfecção das conexões a cada acionamento; realizar o *flush* entre medicamentos para evitar a incompatibilidade medicamentosa (o volume mínimo para o *flushing* deve ser ao menos duas vezes o volume da capacidade do lúmen do cateter – *priming*); e utilizar cobertura estéril para o curativo do cateter.[5] O uso de cateteres impregnados com clorexidina em pacientes menores de 2 meses de idade deve ser avaliado criteriosamente, em decorrência do risco de lesão de pele.

Um aspecto importante a ser considerado em relação ao tipo de acesso venoso a ser utilizado em pediatria é a escolha de um acesso vascular central em detrimento de um acesso periférico quando a terapia endovenosa tiver duração maior que 6 dias.[7] A administração de nutrição parenteral total deve ser realizada em via exclusiva.

A troca de equipos que não sejam para administração de soluções lipídicas e hemoderivados deve ser feita a cada 96 horas.[7]

Adicionalmente, um estudo demonstrou que o banho com clorexidina em pacientes pediátricos (incluindo neonatos) mostrou-se eficaz em unidades de terapia intensiva, sem prejuízos ou eventos adversos.[8]

Além disso, muitas tecnologias podem ser utilizadas como medidas adicionais de prevenção das IPCS-CVC. Existem, disponíveis no mercado, cateteres impregnados ou recobertos com antimicrobianos ou antissépticos, conectores impregnados com antissépticos e técnicas de selamento (*lock*) de cateter.[6]

O *lock* de antimicrobiano ou terapia do selo de antimicrobiano é uma técnica utilizada no controle das infecções relacionadas aos cateteres vasculares. Essa técnica tem demonstrado bons resultados principalmente para cateteres de longa permanência, porém os guias não recomendam sua utilização rotineira, devendo ser empregada somente em circunstâncias especiais, como no caso de pacientes com cateteres de longa permanência ou tunelizados, com história de infecção de repetição ou com dificuldade de acesso e em pacientes com alto risco de sequelas graves após um episódio de infecção de corrente sanguínea (história recente de implante de prótese cardíaca ou enxerto aórtico).[6]

Em pediatria, para muitas situações ainda não há consenso. A utilização de novas tecnologias deve ser considerada, levando-se em conta o risco de desfechos inesperados frente às diversas peculiaridades desses pacientes.[7]

EDUCAÇÃO

A mudança de comportamento é um dos principais desafios. Muitas vezes, os esforços estão voltados às questões técnicas e acabam falhando nos pontos de sensibilização dos profissionais e nos desafios adaptativos.[10]

As medidas de educação do profissional de saúde, se aplicadas continuamente, são muito eficazes nas práticas de controle de infecção. Quando aplicadas na prática diária, durante a assistência, contribuem essencialmente para a segurança do paciente.

Assim, nos escopos de treinamento, devem ser incluídas as indicações para uso de cateteres, as medidas de prevenção de infecção na inserção e a manutenção de cateteres, além dos riscos de IPCS-CVC e as estratégias gerais de prevenção.

REFERÊNCIAS

1. O'Grady NP, Alexander M, Burns LA, Dellinger EP, Garland J, Heard SO et al.; Health Care Infection Control Practices Advisory Committee (HICPAC). Guidelines

for the prevention of intravascular catheter-related infections. Clin Infect Dis. 2011;52(9):e162-193.

2. Timsit JF, Schwebel C, Bouadma L, Geffroy A, Garrouste-Orgeas M, Pease S, Herault MC et al. Chlorhexidine-impregnated sponges and less frequent dressing changes for prevention of catheter-related infections in critically ill adults: a randomized controlled trial. JAMA. 2009;301(12):1231-1241.
3. Association for Professionals in Infection Control and Epidemiology (APIC). Guide to preventing central line- bloodstream infections. Disponível em: <http://apic.org/Resource_/TinyMceFileManager/2015/APIC_CLABSI_WEB.pdf>. Acesso em: 10 dez. 2020.
4. Marra AR, Camargo LFA, Pignatari ACC, Sukiennik T, Behar PRP, Medeiros EAS et al.; Brazilian SCOPE Study Group. Nosocomial bloodstream infections in Brazilian hospitals: analysis of 2,563 cases from a prospective nationwide surveillance study. J Clin Microbiol. 2011;49(5):1866-1871.
5. Institute for Healthcare Improvement (IHI). How-to guide: prevent central line-associated bloodstream infections (CLABSI). Cambridge, MA: IHI, 2012. Disponível em: <http://www.ihi.org/resources/Pages/Tools/HowtoGuidePreventCentralLineAssociatedBloodstreamInfection.aspx>. Acesso em: 10 dez. 2020.
6. Carrara D, Strabelli TMV, Uip DE. Controle de infecção: a prática no terceiro milênio. 1.ed. Rio de Janeiro: Guanabara Koogan, 2017. 435p.
7. Silva AA, Feijó RDF, Scorzoni S (coord); Associação Paulista de Epidemiologia e Controle de Infecção Relacionada à Assistência à Saúde (APECIH). Infecção da corrente sanguínea associada ao uso de cateteres vasculares. 4.ed. rev. e ampl. São Paulo: APECIH, 2016. p.17-26.
8. Quach C, Milstone AM, Perpête C, Bonenfat M, Moore DL, Perreault T. Chlorhexidine bathing in a tertiary care neonatal intensive care unit: impact on central line-associated bloodstream infections. Infecti Control Hosp Epidemiol. 2014;35(2):158-163.
9. Torre FPF, Baldanzi G, Troster EJ. Risk factors for vascular catheter-related bloodstream infections in pediatric intensive care units. Rev Bras Ter Intensiva. 2018;30(4):436-442.
10. Brasil. Agência Nacional de Vigilância Sanitária (Anvisa). Medidas de prevenção de infecção relacionada à assistência à saúde. Brasília, DF: Anvisa, 2017. Disponível em: < https://portaldeboaspraticas.iff.fiocruz.br/biblioteca/medidas-de-prevencao-de-infeccao-relacionada-a-assistencia-a-saude/>. Acesso em: 16 jul. 2021.

10

Transfusão de hemocomponentes e hemoderivados

Ana Paula Carrijo Rodrigues
Herika Aparecida da Silva Viana
Aldenora Dias Neta

HEMOCOMPONENTES E HEMODERIVADOS

Os hemocomponentes e hemoderivados originam-se da doação de sangue. No Brasil, esse processo está respaldado pela Lei n. 10.205, de 21 de março de 2001, e por regulamentos técnicos editados pelo Ministério da Saúde. Toda doação de sangue deve ser altruísta, voluntária e não gratificada (direta ou indiretamente), assim como o anonimato do doador deve ser garantido.[1-3]

Os hemocomponentes podem ser definidos como o produto obtido da centrifugação de uma unidade de sangue total. A separação do sangue total é possível em função das diferentes densidades e tamanhos das células sanguíneas.[2] Existem duas formas de se obter os hemocomponentes: (1) pela coleta do sangue total (mais comum) e (2) por meio de aférese (forma mais específica e de maior complexidade). O sangue coletado é processado no laboratório e dá origem aos hemocomponentes, como: concentrado de hemácias, plasma, concentrado de plaquetas e crioprecipitado.[3]

A transfusão de concentrado de hemácias é indicada para aumentar rapidamente a capacidade de transporte de oxigênio em pacientes com diminuição da massa de hemoglobina. A transfusão de concentrado de plaquetas ocorre em casos de diminuição na contagem plaquetária, disfunção plaquetária ou hemorragia maciça com consumo plaquetário. Já a transfusão de plasma fresco é indicada quando há deficiência de múltiplos fatores de coagulação, bem como para reposição em alguns procedimentos de aférese terapêutica. Por último, a transfusão de crioprecipitado é indicada em deficiência de fibrinogênio, seja ela quantitativa ou qualitativa.

Pode-se definir os hemoderivados como o produto obtido do fracionamento do plasma por processos físico-químicos e produzidos em escala industrial,[2] como a albumina, as imunoglobulinas e os concentrados dos fatores VIII e IX da coagulação.[3] São produtos farmacêuticos obtidos a partir do plasma humano, submetidos a processos de industrialização e normatização que lhes conferem qualidade, estabilidade, atividade e especificidade.[4]

A albumina humana é um medicamento hemoderivado injetável, extraído do plasma humano. É considerada um produto seguro quanto à transmissão de doenças infecciosas, desde que garantidas as boas práticas de fabricação, armazenamento e administração.[5] É utilizada no tratamento de grandes queimaduras, pessoas com cirrose, pacientes de terapia intensiva, entre outros. A imunoglobulina é utilizada para o tratamento de pessoas com AIDS e outros déficits imunológicos, assim como para o tratamento de doenças autoimunes e de diversas doenças infecciosas. Concentrados dos fatores VIII e IX da coagulação são empregados no tratamento de pessoas portadoras de hemofilia A e B.[6]

A Figura 1 descreve as fases de preparação dos hemocomponentes e hemoderivados.

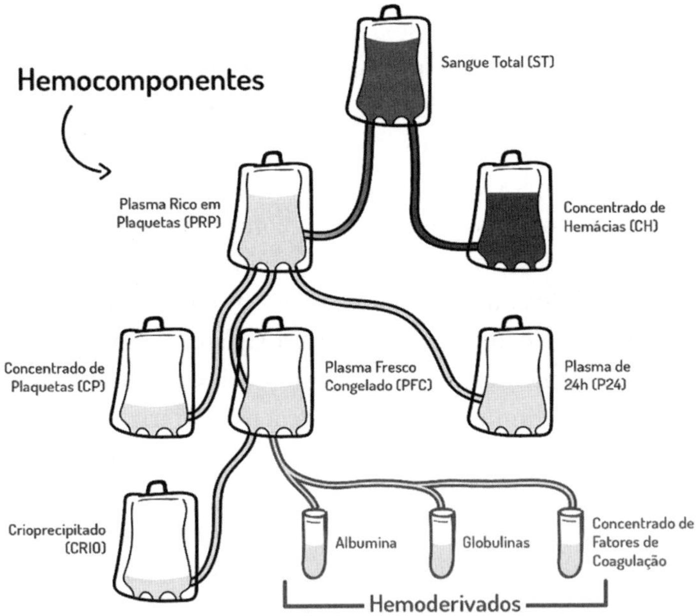

FIGURA 1. Fases da preparação de hemocomponentes e hemoderivados.

Fonte: Brasil, 2020.[7]

REAÇÕES TRANSFUSIONAIS IMEDIATAS E TARDIAS

Reações transfusionais são todas as intercorrências secundárias a uma transfusão de sangue, podendo ocorrer durante ou após a sua administração. Elas podem ser divididas em imunes e não imunes, imediatas (em até 24 h da transfusão) ou tardias (> 24 h).[8-10]

A identificação das reações transfusionais, seu correto diagnóstico e as condutas terapêuticas adequadas requerem uma equipe treinada e muito consciente de sua ação frente a essa possibilidade, assim como seu papel na prevenção.[10] As principais medidas de prevenção são:[9]

- avaliação criteriosa da indicação transfusional;
- atenção em todas as etapas do processo transfusional (atenção redobrada na conferência da bolsa e do paciente à beira do leito);
- infusão lenta nos primeiros 50 mL;
- observação rigorosa dos protocolos pré-transfusionais.

Em casos de suspeição de reação transfusional, deve-se interromper imediatamente a transfusão, chamar o médico assistente, manter o acesso venoso com solução salina 0,9%, verificar os sinais vitais do paciente e observar seu estado cardiorrespiratório, verificar, à beira do leito, a identificação do paciente e se o hemocomponente foi corretamente administrado ao paciente desejado e, por fim, comunicar imediatamente o serviço de hemoterapia. Em caso de necessidade, deve-se coletar amostra de sangue.

A enfermagem tem papel muito importante nesses casos, ficando responsável por:[9]

- interromper a transfusão;
- manter equipo e bolsa intactos e com a extremidade protegida, a fim de evitar contaminação;
- manter a veia permeável com infusão lenta de soro fisiológico 0,9%;
- comunicar o médico plantonista;
- verificar e registrar, na prescrição médica, os sinais vitais do paciente;
- providenciar todos os medicamentos e materiais necessários ao atendimento emergencial realizado pelo médico plantonista;
- registrar a reação no livro de ordens e ocorrências da enfermagem;
- notificar o médico-assistente e o serviço de hemoterapia.

Reações agudas imunes

Reação febril não hemolítica

1. **Definição**: presença de febre (temperatura ≥ 38°C), com aumento de pelo menos 1°C em relação ao valor pré-transfusional, e/ou tremores e calafrios durante a transfusão ou até 4 horas após, e ausência de outras causas, como contaminação bacteriana, reação hemolítica ou outra condição subjacente.
2. **Quadro clínico**: febre, tremores, calafrios. Mais raramente, podem ocorrer náuseas, vômitos e cefaleia (principalmente em crianças).
3. **Tratamento**: deve-se suspender a transfusão, manter acesso venoso e administrar antitérmico. A prevenção em transfusões futuras é pré-medicar com antitérmicos após a ocorrência de um segundo episódio e utilizar filtro de leucócitos.

Reação hemolítica aguda imunológica

1. **Definição**: reação caracterizada por uma rápida destruição de eritrócitos durante a transfusão ou até 24 horas após, por incompatibilidade ABO ou de outro sistema eritrocitário.[11] Está associada a teste de hemólise positivo na amostra pós-transfusional do paciente, com alteração de hemoglobina, haptoglobina, bilirrubina indireta, DHL e teste de antiglobulina direto positivo.[12]
2. **Quadro clínico**: ansiedade; sensação de morte iminente; tremores, calafrios e febre; rubor facial; dor no local da venopunção, abdominal, lombar e em flancos; hipotensão arterial; epistaxe; oligúria, anúria, insuficiência renal, hemoglobinúria.[12]
3. **Tratamento**: deve-se suspender a transfusão, manter o acesso venoso, coletar sangue para exames, hidratar com solução fisiológica 0,9% e administrar diurético.

Reação alérgica

1. **Definição**: é geralmente uma reação urticariforme, caracterizada por *rash* cutâneo e/ou máculas acompanhadas de prurido. Acontece em cerca de 2% das transfusões e se deve à hipersensibilidade desencadeada pela exposição do receptor a substâncias contidas no plasma do doador.

2. **Quadro clínico**: *rash* cutâneo com máculas e/ou pápulas e prurido. Em casos mais graves, podem ocorrer broncoespasmo, hipotensão, cianose, perda da consciência, náuseas, vômitos, diarreia e choque.
3. **Tratamento**: deve-se suspender temporariamente a transfusão, manter o acesso venoso e administrar anti-histamínicos ou corticosteroides. Se as urticárias forem esparsas, a transfusão poderá ser recomeçada assim que melhorarem os sintomas; porém, se forem inúmeras e confluentes, a bolsa deverá ser descartada.
4. **Prevenção**: em pacientes que apresentarem mais de duas reações alérgicas leves, deve-se, em transfusões futuras, administrar anti-histamínico profilático antes da transfusão. Em pacientes que, mesmo sendo pré-medicados, continuam a apresentar reação alérgica, deve-se optar por lavar a bolsa.

Lesão pulmonar aguda associada à transfusão (TRALI)

1. **Definição**: edema pulmonar agudo não cardiogênico ocorrido durante a transfusão ou até 6 horas após sua realização, sem que haja evidência anterior de lesão pulmonar e com exame de imagem de tórax apresentando infiltrado pulmonar bilateral, sem evidência de sobrecarga circulatória e hipoxemia.[13] É ocasionado por diversos mecanismos que aumentam a permeabilidade da microcirculação pulmonar, permitindo a passagem de líquidos para os alvéolos. Está relacionado à transfusão de anticorpos contra o HLA ou antígenos neutrofílicos do doador, que reagem com leucócitos e plaquetas do receptor.
2. **Quadro clínico**: insuficiência respiratória, hipotensão, edema pulmonar bilateral sem causa cardiogênica que ocorra em até 6 horas após a transfusão.
3. **Tratamento**: suspender a transfusão, manter o acesso venoso, utilizar suporte ventilatório para reversão da hipóxia e transferir paciente para a unidade de terapia intensiva (UTI). A conduta do serviço de hemoterapia é descartar doadores implicados no evento e dar suporte ao médico-assistente.

Reações agudas não imunes

Sobrecarga de volume

1. **Definição**: intolerância à infusão rápida de volume por pacientes cardiopatas ou com comprometimento pulmonar.[6] É também vista em pacientes com anemia crônica decorrente do volume plasmático aumentado. Geralmente aparece durante a transfusão ou até 6 horas após.
2. **Quadro clínico**: insuficiência respiratória aguda, dispneia, taquicardia, edema pulmonar, hipertensão arterial, cianose, insuficiência ventricular esquerda.[13]
3. **Tratamento**: suspender a transfusão, manter o acesso venoso, fazer uso de oxigenoterapia, se necessário, e de diuréticos. A prevenção em transfusões futuras é transfundir lentamente e usar diuréticos antes e/ou durante a transfusão, caso necessário. Pode-se também aliquotar a bolsa, produzindo pequenas frações e, assim, aumentando o tempo de infusão para mais de 4 horas, que é o permitido.

Contaminação bacteriana

1. **Definição**: presença de micro-organismo no hemocomponente transfundido e presença do mesmo micro-organismo no sangue do receptor. Deve-se sempre suspeitar de contaminação bacteriana quando o paciente apresentar febre acima de 40°C, com aumento de pelo menos 2°C em relação ao valor pré-transfusional durante a transfusão ou até 24 h após, acompanhada de tremores intensos, hipotensão severa e choque, sem evidências de infecção prévia. A contaminação bacteriana está mais relacionada à transfusão de plaquetas.
2. **Quadro clínico**: febre, calafrios, taquicardia, dispneia, hipotensão, náuseas, vômitos, choque.
3. **Tratamento**: suspender transfusão, manter o acesso venoso e fazer uso de antibioticoterapia de largo espectro.

Reação hemolítica não imune

1. **Definição**: hemólise com ou sem sintomas clínicos significativos, por causas não imunológicas e presença de hemoglobina livre no plasma e/ou na urina.[11] Causada por exposição a temperaturas inadequadas durante transporte, armazenamento ou administração; uso de equipamento não específico para aquecimento; uso de bomba infusora; circulação

extracorpórea; infusão de qualquer solução diferente de solução salina 0,9% dentro da bolsa.

2. **Quadro clínico**: icterícia leve a moderada e não aproveitamento transfusional.
3. **Tratamento**: é realizado apenas se necessário, com suporte circulatório e respiratório. Para prevenir essa reação, basta seguir as normas de boas condutas em hemoterapia e o manual de procedimento operacional padrão.

Reações metabólicas

1. **Definição**: evidências clínicas de distúrbios metabólicos na ausência desses mesmos distúrbios na doença de base, com confirmação laboratorial. São complicações relacionadas à transfusão maciça.
2. **Quadro clínico**:

- Hipotermia pela infusão rápida de grandes volumes de sangue, principalmente quando se utiliza o cateter central, podendo levar a arritmias ventriculares. O tratamento é aquecer o paciente e as soluções, e a prevenção é usar aparelho específico para o aquecimento dos hemocomponentes.
- Embolia gasosa pode ocorrer quando o sangue é infundido sob pressão durante procedimento de recuperação intraoperatória ou quando entra ar na bolsa durante a troca de componentes. Pode causar tosse, dispneia, dor torácica e choque. Ao suspeitar de embolia, colocar imediatamente o paciente em Trendelenburg, deitado sob seu lado esquerdo, e transferi-lo para a UTI.
- Hipercalemia pode ser causada pela infusão de concentrado de hemácias longamente estocado, no qual o nível de potássio no sobrenadante plasmático está elevado. Ao suspeitar, devem-se realizar eletrocardiografia (ECG) e dosagem sérica do potássio. Tratar com reposição volêmica com solução salina, estímulo da excreção renal com uso de diurético e glicoinsulinoterapia em casos com alteração no ECG.
- Hipocalemia pode decorrer de metabolização do citrato, levando à alcalose. O tratamento é a reposição volêmica com solução salina 0,9%. Em recém-nascidos prematuros de baixo peso, mínimas variações de potássio podem causar problemas, por isso, deve-se transfundir concentrado de hemácias com pouco tempo de estocagem.

- Hipocalcemia decorre da toxicidade pelo citrato, com clínica de formigamento em extremidades, parestesia e cãibras. Pode ocorrer na infusão de grandes volumes em grande velocidade, pois, como o citrato quebra o cálcio, isso leva a uma hipocalcemia sintomática. Mais comum em pacientes com disfunção hepática.

Reações transfusionais tardias

As reações transfusionais tardias ocorrem em 0,2 a 2,6% dos pacientes e são classificadas, pelo seu mecanismo fisiopatológico, em imunes e não imunes.[14] São menos frequentes que as reações agudas e de maior complexidade diagnóstica, envolvendo a suspeita clínica e laboratorial do médico e do hemoterapeuta. Podem ser classificadas em reação hemolítica imune tardia, síndrome de hiper-hemólise, aloimunização, doença do enxerto contra hospedeiro associada à transfusão, púrpura pós-transfusional, refratariedade à transfusão de plaquetas, hemocromatose secundária e transmissão de doenças infecciosas.

REFERÊNCIAS

1. Brasil. Ministério da Saúde. Secretaria de Atenção à Saúde. Guia para o uso de hemocomponentes. 1.ed. Brasília, DF: Ministério da Saúde, 2010. Disponível em: <https://bvsms.saude.gov.br/bvs/publicacoes/guia_uso_hemocomponentes.pdf>. Acesso em: 16 jul. 2021.
2. Sakuma A, Ottobani MAP, Sierra PC (coord). Manual para controle de qualidade do sangue e hemocomponentes. São Paulo: RedeSang-SIBRATEC, 2011. 120p.
3. Brasil. Ministério da Saúde. Secretaria de Atenção à Saúde. Departamento de Atenção Especializada e Temática. Guia para o uso de hemocomponentes. 2.ed. Brasília, DF: Ministério da Saúde, 2015. p.7. Disponível em: <https://bvsms.saude.gov.br/bvs/publicacoes/guia_uso_hemocomponentes_2ed.pdf>. Acesso em: 16 jul. 2021.
4. Brasil. Ministério da Saúde. Agência de Vigilância Sanitária (Anvisa). Curso de boas práticas no ciclo do sangue: histórico da política, regulação e sistema nacional de vigilância sanitária de sangue. Porto Alegre: Anvisa, 2017. Disponível em: <https://www.gov.br/anvisa/pt-br/assuntos/sangue/capacitacoes/arquivos/7491json-file-1>. Acesso em: 16 jul. 2021.
5. Matos GC, Rozenfeld S. Avaliação do uso de albumina humana em hospital do Rio de Janeiro, Brasil. Cad Saúde Pública. 2005;21(4):1224-1233.

6. Centro de Gestão e Estudos Estratégicos. Hemoderivados. Rio de Janeiro, 2006. Disponível em: <https://www.redetec.org.br/wp-content/uploads/2015/02/tr07_hemoderivados.pdf>. Acesso em: 11 dez. 2020.
7. Brasil. Ministério da Defesa. Saúde Naval. Marinha do Brasil. Para onde vai o sangue doado? Brasília, DF: Ministério da Defesa, 2015. Disponível em: <https://www.marinha.mil.br/saudenaval/para-onde-vai-o-sangue-doado>. Acesso em: 11 dez. 2020.
8. Delaney M, Wendel S, Bercovitz RS, Cid J, Cohn C, Dunbar NM et al. Transfusion reactions: prevention, diagnosis, and treatment. Lancet. 2016;338(10061):2825-2836.
9. Sauaia CG, Dalmazzo LFF, Vieira SD (orgs). Manual de medicina transfusional do Grupo GSH – Manual para médicos. 2.ed. São Paulo: Grupo SGH, 2019.
10. Grandi JL, Grell MC, Areco KCN, Barbosa DA. Hemovigilance: the experience of transfusion reaction reporting in a teaching hospital. Rev Esc Enferm USP. 2018;52:e03331.
11. Harewood J, Ramsey A, Master SR. Hemolytic transfusion reaction. Treasure Island: StatPearls Publishing, 2020.
12. Panch SR, Montemayor-Garcia C, Klein HG. Hemolytic transfusion reactions. N Engl J Med. 2019;381(2):150-162.
13. Semple JW, Rebetz J, Kapur R. Transfusion-associated circulatory overload and transfusion-related acute injury. Blood. 2019;133(17):1840-1853.
14. Thonier V. Immuno-hematological findings in delayed hemolytic transfusion reaction (DHTR). Transfus Clin Biol. 2019;26(2):102-108.

11

Cuidados de enfermagem na administração de dieta enteral e parenteral

Paula Cardozo Pirolo
Maria Paula Villela Coelho

TERAPIA NUTRICIONAL DO PACIENTE PEDIÁTRICO

O paciente pediátrico é considerado um verdadeiro desafio para a avaliação e escolha da terapia nutricional adequada. Lidamos com uma faixa etária ampla, com diversas circunstâncias/aspectos/características importantes para a tomada de decisão nutricional, variando desde o recém-nascido prematuro de 500 g até um adolescente obeso acima de 100 kg, cada um com diferentes necessidades energéticas e proteicas.[1,2] Essas necessidades dependem de fatores relacionados a reservas corpóreas individuais, idade, doença de base, estado nutricional, risco nutricional e estado metabólico.[1,3,4]

As terapias de nutrição enteral e parenteral são consideradas complexas e, para serem seguras, necessitam de um controle rigoroso dos riscos durante todas as etapas do processo: planejamento, indicação, preparação, armazenamento e administração propriamente dita.

ATUAÇÃO DO ENFERMEIRO NA TERAPIA NUTRICIONAL PEDIÁTRICA

A atuação do enfermeiro na terapia nutricional acontece em todos os níveis da assistência, seja na área hospitalar, ambulatorial ou domiciliar. No ambiente hospitalar, o enfermeiro é o profissional responsável por todo o processo que envolve a terapia nutricional, incluindo os cuidados que precedem a instalação, a instalação propriamente dita, a administração e a finalização da terapia.

Os principais cuidados de enfermagem incluem:

- prover e manter a via de acesso escolhida;
- instalar e administrar a terapia prescrita;
- controlar e garantir que o volume prescrito seja infundido;
- monitorar os efeitos da terapia;

- acompanhar e avaliar a efetividade/tolerância da terapia;
- detectar e atuar precocemente diante de eventos inesperados.

A legislação que norteia a atuação do enfermeiro nos cuidados em terapia nutricional é regida pelas portarias do Ministério da Saúde (Resolução n. 63, de 6 de julho de 2000, e Portaria n. 272, de 8 de abril de 1998), que direcionam para as boas práticas da administração da terapia nutricional enteral e parenteral pela equipe de enfermagem, sob supervisão do enfermeiro. A Resolução Cofen n. 0453/2014 dispõe sobre a atuação da equipe de enfermagem em terapia nutricional.[5-7]

TERAPIA DE NUTRIÇÃO ENTERAL

Nutrição enteral é o nome que se dá ao tratamento destinado a indivíduos que não podem ou não conseguem se alimentar totalmente pela boca ou, ainda, que não conseguem ingerir a quantidade necessária de nutrientes por via oral e necessitam de um aporte calórico extra por outra via para manter suas funções orgânicas adequadamente.

Essa via alternativa de alimentação pode ser introduzida pelo nariz/boca e posicionada no estômago (sonda nasogástrica) ou no intestino delgado (sonda nasoentérica). Também pode ser acoplada direto no abdome com uma punção ou pequeno corte, por meio de um procedimento cirúrgico, e direcionada ao estômago (gastrostomia) ou ao intestino (jejunostomia).[1]

Essa forma de nutrição pode ser realizada de maneira isolada ou combinada, com formulação industrializada (*pack* sistema fechado) ou não (frasco sistema aberto), utilizada exclusiva ou parcialmente para substituir ou complementar a alimentação de pacientes desnutridos ou não, conforme suas necessidades nutricionais, visando à síntese ou à manutenção de tecidos, órgãos e sistemas; pode ser administrada de forma gravitacional ou com o uso de bomba de infusão, em ambiente hospitalar ou domiciliar.[8]

A Tabela 1 mostra as principais indicações e contraindicações para o uso da terapia enteral.

Dentre as principais complicações relacionadas ao uso de sondas nasoenterais, destacam-se: necrose nasal, abscesso de septo, sinusite, ulceração gástrica, esofagite, obstrução da sonda, saída ou migração acidental da sonda, extravasamento da dieta ou fluido gastrointestinal, perfuração

TABELA 1. Indicações e contraindicações da terapia nutricional enteral.

Indicações	Contraindicações
• Intubações traqueais, sepse, queimaduras, traumas, grandes cirurgias • Ingestão oral insuficiente por recusa do paciente • Prematuridade, distúrbios de sucção e de deglutição • Síndrome do intestino curto, síndromes de má absorção • Cardiopatia congênita, doenças hepáticas, doenças renais • Alterações funcionais ou estruturais do trato gastrointestinal • Hemorragia digestiva alta • Doenças neurológicas • Fibrose cística	**Absolutas** • Incapacidade de absorção completa • Fístulas digestivas • Obstrução intestinal • Isquemia do trato gastrointestinal • Impossibilidade de acesso ao trato gastrointestinal • Íleo paralítico **Relativas** • Síndrome do intestino curto • Vômitos incoercíveis • Diarreia grave • Hemorragia digestiva alta • Pancreatite

Fonte: Delgado et al., 2007.[1]

da sonda, distensão abdominal, presença de cólicas, flatulência, diarreia/obstipação, aspiração pulmonar e/ou falta de estímulo ao paladar.

Para que os problemas sejam mitigados e os riscos da terapia, minimizados, são necessários os seguintes cuidados de enfermagem:

1. É imprescindível que o enfermeiro tenha conhecimento sobre as indicações e os efeitos secundários das diferentes fórmulas enterais, permitindo detectar precocemente algum risco de intolerância.
2. Em casos de sondas naso ou oro, gástricas ou enterais, é de responsabilidade do enfermeiro realizar a passagem do dispositivo e garantir sua fixação efetiva e segura. A escolha adequada do material, o diâmetro da sonda e o seu posicionamento são fatores importantes para evitar complicações mecânicas.
3. Realizar avaliação prévia do dispositivo (sonda) e do equipamento (bomba de infusão) no momento que precede a instalação, procurando garantir segurança na manipulação das vias, menor desperdício, risco de complicações e efetividade na infusão.
4. Verificar o posicionamento da sonda antes do início da dieta: essa verificação é feita pela mensuração do comprimento exteriorizado da sonda.

Essa medida é realizada antes da passagem da sonda e representa a medida base para mensurações futuras. O teste de localização deve ser feito pelo método da ausculta: injetar 10 mL (infante), 5 mL (lactente) ou 3 mL (neonato) de ar, sob pressão, vedando os orifícios de saída e auscultando, com o auxílio de um estetoscópio, a presença de bolha gástrica em região da base do apêndice xifoide. Em caso de dúvida, deve-se realizar radiografia para a verificação.

5. Realizar a conferência do frasco de dieta junto com a prescrição médica. Checar os "5 certos": dieta certa, via certa, dose/fluxo certo, horário certo e paciente certo.
6. Respeitar o tempo de estabilidade da dieta em temperatura ambiente.
7. Posicionar e manter o paciente em decúbito elevado, de 30 a 45°, durante todo o período de infusão da dieta e 30 minutos após o término da infusão, para garantir ausência de refluxo e evitar broncoaspiração.
8. A cada dieta, deve-se desconectar o equipo e lavar a extensão da sonda (nasogástrica ou nasoenteral) com água mineral: 10 mL para infante, 5 mL para lactentes e 3 mL para neonatos;
9. Em caso de gastrostomia (GTM) com *botton*, deve-se lavar a extensão com água mineral, retirá-la, realizar sua higienização com água morna e guardá-la em recipiente plástico até a próxima dieta.
10. Não é recomendado realizar procedimentos que envolvam mudança de posição, como fisioterapia, banho ou exames, durante a infusão da dieta e 30 minutos após o término.
11. É importante observar se há desconforto respiratório, distensão abdominal, náusea, vômitos ou queixas de dor durante a infusão da dieta. Caso algum desses sinais esteja presente, deve-se pausar a dieta e comunicar o médico responsável.
12. É altamente recomendado o uso de equipos próprios para dieta. Diferentemente dos equipos endovenosos (que normalmente são transparentes), os equipos para dieta são coloridos (normalmente azuis ou roxos) e possuem saídas diferentes para o encaixe da conexão, impossibilitando ou dificultando o encaixe em uma conexão venosa, o que oferece, assim, maior segurança ao paciente.

TERAPIA DE NUTRIÇÃO PARENTERAL

A terapia de nutrição parenteral consiste em uma solução ou emulsão composta basicamente por carboidratos, aminoácidos, lipídios, vitaminas e minerais.[9,10] Está indicada para pacientes que são incapazes de ingerir todas as suas necessidades nutricionais por via oral ou enteral e/ou quando o trato gastrointestinal não estiver funcionante (Tabela 2).[10,11] A terapia parenteral pode ser total ou suplementar,[9] tendo a função de assegurar um aporte hidroeletrolítico e calórico-proteico ao paciente.

A nutrição parenteral pode ser administrada por via periférica ou central.[11] Quando por via periférica, sua osmolaridade não deve ultrapassar 900 mOsm/kg. Em geral, a nutrição parenteral é utilizada de forma complementar e, por estar em acesso periférico, os riscos de trombose e infecção são menores. Por outro lado, não permite a infusão de soluções hiperosmolares, há a necessidade de troca frequente do acesso[11] e o risco de extravasamento e de lesões locais é significativo.

TABELA 2. Principais indicações da terapia parenteral.

Recém-nascido de muito baixo peso (peso de nascimento < 1.500 g)
Recém-nascido de baixo peso (peso de nascimento < 2.500 g) e com doença do trato gastrointestinal, pulmonar ou cardíaca
Perda ponderal aguda significativa
Crianças que apresentam necessidades metabólicas alteradas: disfunção orgânica, sepse, trauma, intervenção cirúrgica
Erros inatos do metabolismo
Incapacidade ou dificuldade de alimentação pelo trato gastrointestinal
Ganho de peso inadequado ou perda ponderal significativa, considerando o percentil de crescimento da criança
Fístulas gastrointestinais, pancreatite aguda, síndrome do intestino curto
Desnutrição com mais de 15% da perda de peso
Aumento das necessidades nutricionais maior que a capacidade de ingesta oral/enteral
Hemorragias gastrointestinais, íleo paralítico, traumas abdominais

Fonte: Delgado et al., 2007;[1] Spolidoro, 2000.[11]

A nutrição parenteral tem se tornado uma terapia cada vez mais utilizada.[9,10] Apesar de ser considerada segura, o seu uso está sujeito a uma variedade de erros e complicações/riscos, como indicação inapropriada, problemas de manipulação, dispensação ou administração, risco de complicação metabólica, síndrome de realimentação, hiperalimentação, trombose, infecção ou sepse.[10-12]

O enfermeiro é o profissional fundamental para o sucesso desse tipo de terapia, sendo responsável por sua administração.

Entre os principais cuidados de enfermagem, destacam-se:

1. Antes da instalação: receber e inspecionar a bolsa; observar homogeneidade, coloração, presença de partículas ou precipitação; observar criteriosamente o rótulo, conferindo nome completo do paciente, composição da bolsa e prescrição médica, data e hora da manipulação, estabilidade e integridade da bolsa; programar horário de instalação.
2. Atenção à temperatura: a solução deve ser conservada sob refrigeração (entre 2 e 8°C) após o preparo, devendo ser exposta à temperatura ambiente para atingir a temperatura adequada para infusão apenas em momento próximo à instalação, que deve ocorrer também em temperatura ambiente. Deve-se checar a temperatura da bolsa antes da instalação utilizando termômetro infravermelho, cuja temperatura deve estar entre 18 e 25°C. Nunca aquecer ou congelar a bolsa.
3. A bolsa tem validade de 48 horas após a fabricação, desde que adequadamente armazenada. Após instalada, porém, sua validade é de 24 horas.
4. Em pediatria, é imprescindível o uso de bomba de infusão para a administração da terapia. Atentar ao volume total e à velocidade de infusão: o momento da programação do equipamento deve ser de muita atenção, pois uma programação errada pode ser fatal.
5. Realizar dupla checagem com colega profissional.
6. Testar o acesso a ser utilizado e assegurar que ele esteja pérvio. Utilizar via exclusiva para infusão e não administrar outra solução concomitantemente na mesma via.
7. Recomenda-se o uso de equipo fotossensível, sendo necessário um equipo por bolsa. O momento do preenchimento do equipo deve ser de muita atenção, visto que não pode conter bolhas no circuito e, após instalado, não permite a desconexão do sistema.

8. Utilizar máscara cirúrgica e técnica asséptica para realizar a instalação da bolsa.
9. Não se deve desconectar a bolsa antes do término da terapia ou pausar a terapia para realização de exames ou procedimentos. Uma vez desconectada, a bolsa deve ser desprezada.
10. O enfermeiro deve acompanhar a infusão durante os primeiros 5 minutos de terapia, para checar possíveis reações adversas. Em qualquer fase da infusão, é recomendado suspender imediatamente a terapia se o paciente apresentar calafrio, tremores, cianose, dispneia ou febre.
11. Deve-se realizar acompanhamento diário de peso, balanço hídrico e avaliar sinais de desidratação ou hiper-hidratação.
12. Realizar controle de glicemia capilar, se recomendado, e observar sinais de hipoglicemia ou hiperglicemia.

Concluindo, as terapias nutricionais estão em constante evolução, sendo fundamental que o enfermeiro se mantenha sempre atualizado, visto sua enorme participação e responsabilidade em todo o processo. É importante lembrar que, ao enfermeiro, competem ações de planejamento, formulação de rotinas e protocolos, coordenação dos cuidados, gerenciamento dos riscos em todas as etapas, avaliação e conferência das prescrições, observação durante a administração, implementação de processos de melhoria, realização e promoção de treinamentos, dentre outras incumbências. Também é de responsabilidade do enfermeiro realizar auditorias de processos e setoriais, evitando a ocorrência de eventos adversos causados por imprudência, imperícia ou negligência.

REFERÊNCIAS

1. Delgado AF, Falcão MC, Carrazza FR. Princípios do suporte nutricional em pediatria. J Pediatr. 2000;76(Supl.3):S330-S338.
2. Silva SLC, Moreira EGA, Baptista RAN, Liu SM, Ferreira AR, Liu PMF. Nutrição parenteral em pediatria: revisão de literatura. Rev Med Minas Gerais. 2014;24(Supl.2):S66-S74.
3. Gomes DF, Gandolfo AS, Oliveira AC, Potenza ALS, Micelli CLO, Almeida CB et al. Campanha "Diga não à desnutrição kids": 11 passos importantes para combater a desnutrição hospitalar. J BRASPEN. 2019;34(1):3-23.

4. Sociedade Brasileira de Nutrição Parenteral e Enteral (SBNPE); Associação Brasileira de Cirurgia Pediátrica (CIPE); Sociedade Brasileira de Clínica Médica (SBCM); Associação Brasileira de Nutrologia (Abran). Recomendações nutricionais para crianças em terapia nutricional enteral e parenteral. Projeto Diretrizes. 22 ago. 2011. Disponível em: <https://nutritotal.com.br/pro/wp-content/uploads/sites/3/2012/06/247-recomendacoes_nutricionais_para_criancas_TN.pdf>. Acesso em: 11 dez. 2020.
5. Brasil. Ministério da Saúde. Resolução n. 63, de 6 de julho de 2000. Regulamento técnico para a terapia de nutrição enteral. Brasília, DF: Ministério da Saúde, 2000. Disponível em: <http://bvsms.saude.gov.br/bvs/saudelegis/anvisa/2000/rdc0063_06_07_2000.html>. Acesso em: 13 ago. 2020.
6. Brasil. Ministério da Saúde. Portaria n. 272, de 8 de abril de 1998. Regulamento técnico para a terapia de nutrição parenteral. Brasília, DF: Ministério da Saúde, Disponível em: <http://bvsms.saude.gov.br/bvs/saudelegis/svs1/1998/prt0272_08_04_1998.html>. Acesso em: 13 ago. 2020.
7. Conselho Federal de Enfermagem (Cofen). Resolução Cofen n. 0453/2014. Aprova a norma técnica que dispõe sobre a atuação da equipe de enfermagem em terapia nutricional. Brasília, DF: Cofen, 2014. Disponível em: <www.cofen.gov.br/resolucao-cofen-no-04532014_23430.html/print/>. Acesso em: 13 ago. 2020.
8. Peixoto AL. Terapia nutricional enteral e parenteral. 1.ed. Viçosa: Sistemas, 2015.
9. Souza IAO. O futuro da nutrição parenteral no paciente crítico. J BRASPEN. 2020; 35(2):187-192.
10. Gonçalves RC, Matos LBN, Cunha HFR, Totti F, Kawagoe JY, Martin LGR et al. Manual BRASPEN de competências relacionadas à dispensação e à administração de nutrição parenteral. J BRASPEN. 2019;34(3):217-232.
11. Spolidoro JVN. Nutrição parenteral em pediatria. J Pediatr. 2000;76(Supl.3):S339-S348.
12. Matsuba CST, Serpa LF, Maciqueira SR, Prete RT, Minutti A, Silva CRM et al. Campanha "Mantenha-se conectado": 9 passos importantes para promover a segurança nos erros de conexão em terapia nutricional. J BRASPEN. 2019;34(1):24-31.

12.1

Cuidados de enfermagem com dispositivos médicos – sondas e cateteres

Tatiane Aparecida Ribeiro de Araújo
Gustavo Silva Oliveira

SONDAGEM GÁSTRICA E ENTERAL

Definição

É a inserção de um tubo, geralmente flexível, com um ou mais lumens, através da cavidade oral ou nasal, com destino ao estômago (sondagem gástrica) ou ao intestino delgado (sondagem enteral).[1] Possui múltiplas funções: administração de alimentos, hidratações e medicamentos; drenagem de líquidos ou ar; lavagem gástrica, utilizada principalmente em casos de intoxicações e preparativos cirúrgicos; coleta de material; e realização de exames diagnósticos, como a manometria e pHmetria.[1,2]

Cuidados de enfermagem

1. Escolha da via adequada (nasal ou oral): em recém-nascidos pré-termo, preconiza-se a escolha da cavidade oral, devido, principalmente, ao risco de obstrução nasal. Nos demais casos, opta-se pela via nasal, por trazer maior conforto e menor risco de perda do dispositivo.[3]
2. Escolha da posição adequada: a posição gástrica é indicada como primeira escolha em casos de drenagem de resíduos, lavagem ou coleta de material gástrico. Já para as demais finalidades, principalmente administração de dietas e medicamentos, pode-se optar tanto pela posição gástrica quanto pela enteral. A posição gástrica é considerada mais fisiológica, mantendo o padrão de digestão e absorção natural do organismo, porém, é contraindicada na presença de refluxo gastroesofágico, decorrente do risco de broncoaspiração, e em casos de dismotilidade gástrica e alterações no padrão digestivo. Nesses casos, opta-se pela posição enteral, que possui maior segurança nas administrações e melhor aceitação nutricional.

3. Atenção ao momento da inserção: a introdução da sonda pelo esôfago pode causar estímulo vagal, ocasionando bradicardia, hipotensão e, até mesmo, parada cardiorrespiratória. Dessa forma, a atenção aos sinais clínicos durante o procedimento é de suma importância.
4. Fixação: as sondas devem ser mantidas bem fixas ao paciente para redução do risco de deslocamento ou perda do dispositivo. Em pediatria, indica-se uma fixação dupla, na qual o primeiro fixador se localiza no ponto de saída da sonda e o segundo, em um local de maior estabilidade, como a lateral da face. Também é importante destacar a necessidade de utilização de placas protetoras (hidrocoloides), evitando o contato dos adesivos de fixação diretamente com a pele e reduzindo o risco de lesões.
5. Confirmação do posicionamento: o posicionamento da sonda sempre deve ser verificado periodicamente após a sua inserção, antes da administração de qualquer fluido. Essa confirmação pode ser realizada por radiografias, principalmente para sondas na posição enteral; por ausculta, após injetar ar por meio de uma seringa; ou por mensuração da porção externa da sonda.
6. Posicionamento do paciente: durante todo o tempo de administração e até uma hora após o término, é indicado manter o paciente em decúbito dorsal, com elevação da cabeceira em 45°, reduzindo, assim, o risco de broncoaspiração.
7. Tempo de administração de fluidos: depende da estabilidade clínica de cada paciente, podendo durar minutos, horas ou até mesmo ser contínua. É um cuidado de enfermagem importante e que deve ser discutido caso a caso com a equipe interdisciplinar.
8. Quantificação de débitos e volume residual: nas sondas com finalidade de drenagem ou lavagem gástrica, a quantificação do volume e as características do débito são de suma importância. Devem ser verificados e registrados periodicamente, em local padronizado e de acesso a toda a equipe. Quando a finalidade da sonda é a administração de fluidos (dietas, medicamentos ou hidratações), não há indicação de conferência periódica do resíduo gástrico. Essa checagem é indicada somente na presença de sinais clínicos, como distensão abdominal, náuseas ou vômitos, situações em que se recomenda a abertura da sonda em recipiente coletor,

com contraindicação para aspiração com pressão negativa, em razão do risco de deslocamento da sonda e de lesão da mucosa gástrica ou enteral.

9. Permeabilização da sonda: deve ocorrer após o término da administração de qualquer fluido, preferencialmente com água filtrada. O volume a ser utilizado depende do calibre e da extensão do dispositivo, variando entre 3 e 10 mL.

GASTROSTOMIA

Definição

A gastrostomia percutânea pode ser definida como uma via alternativa de alimentação. Utiliza a via enteral nos pacientes com trato gastrointestinal funcionante, mas com inabilidade ou impossibilidade de alimentação via oral, seja por obstruções, malformações ou traumas. É indicada quando o paciente necessita manter a via alternativa de alimentação enteral por tempo prolongado, pois a permanência da sonda nasoenteral aumenta o número de complicações.[4]

Cuidados de enfermagem

1. Cuidados com a ostomia: é necessário observar os aspectos da ostomia. Espera-se que esteja sempre com coloração rosada e levemente umedecida. Presença de lesões ou exsudatos pode indicar complicações (p.ex., infecção local).
2. Posicionamento do cateter: deve ser mantido justo à pele, porém, não o suficiente para pressionar o balão interno contra a parede abdominal, causando lesões. Outro ponto importante é o não tracionamento do cateter, que também pode causar lesões na parede abdominal e até a retirada acidental do dispositivo.
3. Cuidados quanto à manipulação e à administração de fluidos: manter os mesmos cuidados aplicados às sondas gástricas e enterais.

SONDAGEM VESICAL DE ALÍVIO E DE DEMORA

Definição

Consiste na introdução de um cateter estéril através do meato uretral até a bexiga, podendo ser tanto de curta permanência (alívio) quanto de longa permanência (demora). As sondas de curta permanência são utilizadas com a finalidade de drenagem do conteúdo vesical, em função de uma dificuldade fisiológica pontual (geralmente associada ao uso de medicações que causam retenção), para drenagem de volume residual de urina (comum nos casos de neuropatia e bexiga neurogênica), necessidade de coleta de material estéril ou realização de exame diagnóstico. Já as sondas de longa permanência são indicadas para a monitorização do débito urinário, especialmente em pacientes graves e em pós-operatórios de cirurgias de grande porte.[5] O procedimento de sondagem vesical é exclusivo do enfermeiro.[6]

Cuidados de enfermagem

1. Tipo de dispositivo utilizado: a escolha pela sondagem de alívio ou de demora deverá ser tomada pela equipe multiprofissional, considerando os critérios de indicação de cada uma delas, conforme citado anteriormente.
2. Calibre da sonda: a escolha da numeração correta da sonda é de suma importância. De modo geral, para recém-nascidos e pré-escolares são indicadas sondas de número 4 a 8; para escolares e adolescentes, as de numeração 10 a 12. Sondas de tamanho menor que o adequado podem causar vazamento do débito, prejudicando a monitorização, enquanto as sondas mais calibrosas que o indicado podem causar lesões uretrais.
3. Antissepsia: por se tratar de um procedimento estéril, a inserção da sonda vesical deve ser feita com técnica asséptica, ajudando a prevenir a infecção do trato urinário, sua complicação mais comum.
4. Sistema de drenagem: as sondas de demora devem ser acopladas a um sistema de drenagem estéril e não devem ser desconectadas em nenhum momento durante a permanência do dispositivo. Para as sondas de alívio, pode ser utilizado coletor aberto, desde que a sonda seja retirada logo após o término da drenagem.
5. Balão: as sondas de demora (Foley) possuem um balão, que deve ser insuflado dentro da bexiga do paciente. Seu interior deve sempre ser preenchido com água destilada, no volume solicitado pelo fabricante, de acordo com a numeração da sonda escolhida. Uma vez inflado, esse balão só deve ser desinflado quando for indicada a retirada da sonda.
6. Fixação: a sonda vesical de demora precisa estar bem fixa à pele do paciente, prevenindo, assim, retiradas acidentais e lesões do meato uretral. Não há concordância absoluta na literatura quanto ao local de

fixação, porém, em crianças, é mais comumente recomendada a fixação em região suprapúbica.

7. Posição da bolsa coletora: sempre deverá ser mantida abaixo do nível de inserção da sonda, evitando refluxo intravesical de urina. Ao manipular ou transportar o paciente, caso seja necessário elevar a bolsa acima do nível de inserção, o dispositivo deverá ser clampeado e desclampeado logo após o retorno ao nível adequado.
8. Higiene íntima e do meato uretral: cuidado importante na prevenção da infecção do trato urinário, a higiene íntima deve ser realizada periodicamente (ao menos 4 vezes ao dia) e sempre que necessário (presença de eliminações ou outras sujidades). Recomenda-se o uso de água e sabão neutro.
9. Quantificação do volume e observação dos aspectos da drenagem: devem ser realizados periodicamente e registrados em local padronizado, de acesso a toda equipe interdisciplinar. O volume drenado é importante no cálculo do balanço hídrico, e o aspecto da drenagem norteia várias condutas, como a investigação de lesões no trato urinário em casos de hematúria.

DRENOS TORÁCICOS (PLEURAIS E MEDIASTINAIS)

Definição

São dispositivos utilizados para a manutenção da pressão adequada no espaço intratoráxico, mantendo a função cardiorrespiratória e a estabilidade hemodinâmica. São cateteres inseridos por punções percutâneas, podendo estar localizados na pleura ou no mediastino, para a drenagem de líquidos ou de ar ocasionados por processos infecciosos, traumas, procedimentos cirúrgicos, entre outros.[7] Trata-se de um dreno tubular em polietileno, geralmente com mais de um orifício na extremidade distal, que fica inserida na cavidade, e conectado a uma extensão e a um reservatório.

Cuidados de enfermagem

1. Sistema fechado, com selo d'água: o dreno deve ser conectado a um sistema de drenagem fechado contendo um reservatório, que deve ser preenchido com água destilada, cobrindo, ao menos, 2,5 cm da extremidade distal da haste. O volume de água varia de acordo com a capacidade

do frasco utilizado, e o selo d'água deve ser trocado a cada 24 horas ou sempre que superar dois terços da capacidade do frasco coletor.[8]

2. Manipulações do sistema: a desconexão do sistema de drenagem deve ser evitada, porém, quando necessário (principalmente nas trocas de selo d'água), deve-se clampear o sistema, prevenindo refluxo de fluidos ou de ar para o espaço intratorácico.
3. Posição do frasco coletor: deve ser mantido sempre abaixo do nível de inserção do dreno. Quando for necessária a elevação do dispositivo, durante manipulações ou transportes, o dreno deve ser clampeado. Logo após o retorno ao nível adequado, é preciso lembrar de desclampear o dreno.
4. Mensuração de volume e aspecto da drenagem: esse cuidado deve ser realizado periodicamente e registrado em local padronizado. Altos débitos indicam hemorragias ativas, necessitando prontamente de intervenção. Já baixos débitos podem indicar obstrução do dispositivo ou sucesso na drenagem total do líquido acumulado.
5. Ordenha: deve ocorrer apenas em situações especiais (p.ex., hemorragias), para evitar coagulação e manter a permeabilidade do dispositivo.

REFERÊNCIAS

1. Conselho Federal de Enfermagem (Cofen). Resolução n. 619, de 4 de novembro de 2019. Normatiza a atuação da equipe de enfermagem na sondagem oro-nasogástrica e nasoentérica. Brasília, DF: Cofen, 2019. Disponível em: <http://www.cofen.gov.br/wp-content/uploads/2019/11/Resolu%C3%A7%C3%A3o-619-2019.pdf>. Acesso em: 12 dez. 2020.
2. Nascimento J, Santos IMN, Silva LJ. Cuidados com recém-nascidos alimentados por sonda gástrica: conceitos e práticas. Texto Contexto – Enferm. 2019;28:e20170242. Epub. Disponível em: <https://www.scielo.br/scielo.php?script=sci_arttext&pid=S0104-07072019000100504&lng=en&nrm=iso&tlng=pt#B4>. Acesso em: 12 dez. 2020.
3. Wong D, Hockenberry M, Wilson D. Fundamentos de enfermagem pediátrica. 9.ed. Rio de Janeiro: Elsevier, 2014.
4. Rodrigues LN, Silva AMO, Xavier MS, Chaves EMC. Complicações e cuidados relacionados ao uso do tubo de gastrostomia em pediatria. ESTIMA, Braz J Enterostomal Ther. 2018;16:e1018. Disponível em: <https://www.revistaestima.com.br/index.php/estima/article/view/464/pdf_1>. Acesso em: 12 dez. 2020.

5. Smeltzer SC, Bare BG. Tratado de enfermagem médico-cirúrgica. 11.ed. Rio de Janeiro: Guanabara Koogan, 2002.
6. Conselho Federal de Enfermagem (Cofen). Resolução n. 0450, de 11 de dezembro de 2013. Parecer normativo para atuação da equipe de enfermagem em sondagem vesical. Brasília, DF: Cofen, 2013. Disponível em: <http://www.cofen.gov.br/resolucao-cofen-no-04502013-4_23266.html>. Acesso em: 12 dez. 2020.
7. Kusahara DM, Chanes DC; Conselho Regional de Enfermagem de São Paulo (Coren-SP). Boas práticas – Dreno de tórax. São Paulo: Coren-SP, 2011. Disponível em: <https://portal.coren-sp.gov.br/sites/default/files/dreno-de-torax.pdf>. Acesso em: 12 dez. 2020.
8. Carmagnani MIS, Fakih FT, Canteras LMS, Tereran NP, Carneiro IA. Procedimentos de enfermagem: guia prático. Rio de Janeiro: Guanabara Koogan, 2009.

12.2

Cuidados de enfermagem com dispositivos de vias aéreas

Lilian Nunes Hayashida
Roberta Cristina Vadala

A oxigenoterapia é a administração de gás medicinal, sendo o oxigênio (O_2) mais normalmente utilizado por via inalatória, por meio de dispositivos médicos, com o desígnio terapêutico de prevenir ou melhorar a hipóxia tecidual, mantendo uma concentração de gás capaz de oxigenar adequadamente o sangue que sai dos pulmões para todo o corpo.

As indicações da oxigenoterapia são: respiração ruidosa, dificuldade ou impossibilidade de respirar, saturação de oxigênio menor que 90 a 92% em ar ambiente, taquipneia e/ou taquicardia, sinais de desconforto respiratório e cianose.[1]

Os dispositivos de vias aéreas podem ser divididos entre os de oxigenação em pacientes com ventilação espontânea e os com ventilação insuficiente ou ausente.

Nos pacientes que possuem ventilação espontânea, a escolha do dispositivo não segue uma regra; é necessário realizar exames clínico, físico e complementares para ajudar na escolha.

Dentre os dispositivos de oxigenação em pacientes com ventilação espontânea, destacam-se:

1. Cateter nasal (fluxo até 5 L/min de O_2): é o dispositivo mais utilizado, tanto por sua disponibilidade quanto pela facilidade de uso. É um dispositivo simples, que suporta um fluxo de até 5 L/min de O_2 e fornece fração inspirada de oxigênio (FiO_2) de, no máximo, 45%. Um aumento maior do fluxo não é refletido em aumento da FiO_2.[2]
2. Máscara de oxigênio simples (mínimo de 5 L/min até 15 L/min de O_2): deve ser utilizada com um fluxo mínimo de 5 L/min para prevenir retenção de dióxido de carbono (CO_2), podendo aumentar a FiO_2 em até 60%. Apresenta várias vantagens, como ser leve, acessível e poder

ser removida para que o paciente possa falar ou se alimentar, porém, não tem garantia de selamento.[3]

3. Máscara de Venturi (2 L/min a 15 L/min de O_2): tem um sistema de válvulas que possibilita o controle exato da FiO_2 a ser fornecida ao paciente. Cada válvula apresenta uma cor e uma descrição do fluxo de O_2 e da FiO_2 (que varia de 24 a 50%) ofertados por ela. Seu benefício está em situações em que se busca o desmame da oferta de oxigênio.[4]
4. Máscara não reinalante (até 15 L/min de O_2): destaca-se pelo reservatório de oxigênio e por um sistema de válvulas expiratória e inspiratória com a capacidade de fornecer uma FiO_2 de até 100% (fluxo de 12 a 15 L/min), sendo amplamente utilizada em setores de emergência e unidade de terapia intensiva (UTI).

- Utilizada em situação de emergência clínica com quadro de hipoxemia moderada/grave, em que ainda não há indicação de intubação ou ventilação não invasiva, ou até mesmo quando a situação não pode ser revertida com cânula. Precipuamente usada em casos de trauma, em que a intubação está contraindicada.
- Indicado o uso por curtos períodos (p.ex., transporte do paciente ou adaptação pós-extubação), quando há sinais clínicos evidentes de hipóxia/hipoxemia.[2]

5. Cânula nasal de alto fluxo (CNAF) (de 1 L/min até 40 L/min de O_2): modalidade de apoio respiratório não invasiva, que fornece, por meio de uma cânula nasal, misturas de gases aquecidos e umidificados em fluxos bem superiores aos da oxigenoterapia convencional, podendo chegar a até 40 L/min. Utiliza mecanismos de ações como: redução da resistência inspiratória, eliminação do espaço morto anatômico nasofaríngeo, redução energética para aquecimento do ar inspirado, melhora do transporte mucociliar e fornecimento de baixos níveis de pressão nas vias aéreas.[5]

Os cuidados de enfermagem com esses dispositivos são essenciais para garantir sua efetividade e a segurança do paciente:

- higienizar as mãos conforme as orientações do Serviço de Controle de Infecção Hospitalar (SCIH);
- escolher o tamanho do dispositivo conforme o peso e a idade de cada paciente;

- o uso é individual e descartável;
- verificar se o equipamento está completo e se a rede de O_2 funciona adequadamente;
- orientar pacientes e familiares quanto ao procedimento;
- sempre posicionar o paciente de forma confortável e manter a cabeceira elevada entre 30 e 45°;
- ajustar o fluxo de O_2 conforme o dispositivo escolhido (quantidade de O_2 ofertada para manter níveis satisfatórios de saturação) e a prescrição do médico;
- avaliar a pele, o deslocamento do cateter e a umidificação – esta, quando inadequada, pode ocasionar lesões, ressecamento e sangramento da mucosa nasal;
- monitorar paciente (oxímetro de pulso) e realizar reavaliações periódicas;
- atentar para sinais de toxicidade pelo uso prolongado e/ou altas concentrações de O_2;
- registrar no prontuário eletrônico do paciente.

No caso de cateter, deve-se ajustá-lo atrás das orelhas do paciente, de modo que o cateter fique estável, ou fixá-lo com película transparente nas bochechas do paciente, protegendo-as com placa de hidrocoloide.

Para máscaras, deve-se envolver o nariz e a boca do paciente, ajustando o elástico ao redor da cabeça e o clipe metálico no nariz, deixando o paciente confortável.

Nos pacientes com ventilação insuficiente ou ausente, deve-se optar pelos seguintes dispositivos:

1. Ventilação não invasiva (VNI) por meio do uso de máscaras ou cânula de traqueostomia (TQT): quando a oxigenoterapia não consegue manter níveis de O_2 adequados, passa-se a utilizar a VNI com dois níveis de pressão, com a pressão inspiratória suficiente para manter um processo de ventilação adequada, visando a impedir a progressão para fadiga muscular e/ou parada respiratória.[6] A VNI é definida como uma técnica de ventilação mecânica na qual uma máscara ou dispositivo semelhante funciona como interface entre o paciente e o ventilador, em substituição às próteses endotraqueais.
2. Dentre as interfaces utilizadas, destacam-se: máscaras nasais, máscaras orofaciais ou total faces.[7] É possível combinar diferentes interfaces quando

os pacientes necessitam de assistência ventilatória contínua, a fim de evitar os pontos isquêmicos decorrentes da redução de fluxo sanguíneo secundária à pressão que a máscara exerce no rosto do paciente.[6,8] O sucesso da VNI depende dos critérios da indicação e do tipo de interface utilizada, sendo necessária uma boa acoplagem entre o paciente e o respirador. Deve-se atentar aos sinais clínicos de melhora ou piora do quadro, para impedir falhas e minimizar os riscos de mortalidade[8] e lesões de pele associadas à VNI, como irritabilidade, isquemias e, até mesmo, necrose. Os cuidados com a fixação são de extrema importância nesse contexto, por isso, além dos cuidados gerais supracitados, podemos acrescentar outros específicos para a VNI:

- as máscaras precisam ser adaptadas sem escape de ar;
- recomenda-se a troca de interface a cada 48 horas;
- avaliar distensão abdominal;
- realizar a retirada da máscara durante os atendimentos da fisioterapia, a fim de avaliar a pele e o desconforto.

3. A comunicação entre a equipe multidisciplinar deve ser realizada constantemente, a fim de minimizar o tempo de internação e potencializar a melhora clínica do paciente.
4. Ventilação mecânica invasiva (VMI) sob TQT ou intubação orotraqueal (IOT): substitui total ou parcialmente a ventilação espontânea e está indicada na insuficiência respiratória aguda (IRpA) ou crônica agudizada. A VMI propicia melhora das trocas gasosas e diminuição do trabalho respiratório por meio de um tubo endotraqueal ou cânula de traqueostomia.[6]

Todos esses dispositivos podem ocasionar eventos adversos, como lesões de pele, traumas ou extubações acidentais. É necessário considerar alguns pontos na escolha, a fim de minimizar ou evitar esses eventos, como tentar utilizar dispositivos mais flexíveis e suaves, seguir as especificações do fabricante e reposicionar os dispositivos sempre que necessário.[9]

Os cuidados desses dispositivos estão descritos na Tabela 1.

Em suma, os dispositivos de oxigenação são os recursos mais acessíveis e de fácil manejo para oxigenoterapia nos ambientes de emergência.

Reconhecer a insuficiência respiratória do paciente e ofertar oxigênio de forma adequada é um dos pré-requisitos para o sucesso na resolução do quadro clínico do paciente grave. É preciso sempre estar atento aos sinais de mudança desse quadro e agir rapidamente, esgotando todos os dispositivos disponíveis para o tratamento – ressalta-se que os cuidados aqui citados relacionados a esses dispositivos dependem dos processos assistenciais.

Logo, deve-se promover a segurança e a integridade do paciente, evitando danos e riscos desnecessários, assim como prevenir eventos adversos. O tempo de internação, os danos permanentes ou temporários e o êxito do tratamento dependem da qualidade da assistência prestada.

TABELA 1. Cuidados de enfermagem por categoria.

Categoria dos cuidados	Cuidados de enfermagem
Cuidados relacionados ao tubo endotraqueal	Verificar a pressão do *cuff* e mantê-la entre 20 e 30 cmH_2O
	Fixar adequadamente e realizar a troca periódica
Cuidados relacionados ao ventilador e circuito	Trocar o circuito do ventilador quando visivelmente sujo
	Evitar condensação e desprezar o conteúdo dos copos de drenagem, quando houver
	Atentar para os alarmes do ventilador
Cuidados relacionados à prevenção de broncoaspiração	Manter a cabeceira do leito elevada entre 30 e 45°
Cuidados relacionados ao controle de infecção	Realizar montagem do ventilador com técnica asséptica e proteger a conexão em Y durante a abertura do sistema
	Fazer higiene oral com clorexidina 0,12%
	Realizar higiene brônquica (aspiração) com técnica asséptica após avaliações
	Usar equipamento de proteção individual durante a higiene brônquica
	Evitar instilar solução fisiológica 0,9% ou de qualquer outra natureza dentro do tubo
	Lavar o látex com água destilada ou solução fisiológica e protegê-lo em embalagem limpa e seca após o procedimento
	Fazer a higienização das mãos antes e depois de manipular o sistema de ventilação
Cuidados relacionados à sedação, à analgesia/sono e à vigília/dor	Avaliar pacientes sedados por meio de escala de sedação

Fonte: adaptado de Santos et al., 2020.[10]

REFERÊNCIAS

1. Portal Enfermagem Ilustrada. Oxigenoterapia intensiva. Disponível em: <https://enfermagemilustrada.com/oxigenoterapia-intensiva/>. Acesso em: 12 dez. 2020.
2. Costa APBM, Peres DB. Aerossolterapia e oxigenoterapia em pediatria e neonatologia. In: Nicolau CM. Profisio – Fisioterapia pediátrica e neonatal: cardiorrespiratória e terapia intensiva. Porto Alegre: Artmed, 2012. p.42-44.
3. Sanar/Yellowbook. Oxigenoterapia – Manual dos dispositivos de oxigenação. 19 nov. 2019. Disponível em: <https://www.sanarmed.com/oxigenoterapia-dispositivos-de-oxigenacao-yellowbook>. Acesso em: 12 dez. 2020.
4. Portal Enfermagem Ilustrada. Máscara não reinalante. Disponível em: <https://enfermagemilustrada.com/mascara-nao-reinalante/>. Acesso em: 12 dez. 2020.
5. Slain KN, Shein SL, Rottaa AT. Uso de cânula nasal de alto fluxo no departamento de emergência pediátrica. J Pediatr. 2017;93(Supl.1):36-45. doi.org/10.1016/j.jped.2017.06.006.
6. Barbas CS, Ísola AM, Farias AM, Cavalcanti AB, Gama AM, Duarte AC et al. Recomendações brasileiras de ventilação mecânica 2013 – parte 1. Rev Bras Ter Intensiva. 2014; 26(2):89-121. Disponível em: <https://www.scielo.br/pdf/rbti/v26n2/0103-507X-rbti-26-02-0089.pdf>. Acesso em: 12 dez. 2020.
7. Oliveira JM, Benedik FN, Silvestre LC, Pantoja MS. Ventilação não invasiva no paciente asmático agudizado em unidade de terapia intensiva. Braz J Develop. 2020;6(4):21408-21419. Disponível em: <https://www.brazilianjournals.com/index.php/BRJD/article/view/9247>. Acesso em: 12 dez. 2020.
8. Santana SAA, Oliveira ECC, Mello MCR, Neves DCP, Andrade ADB, Cunha CD et al. Benefícios e comparação na atuação do cateter nasal e da ventilação não invasiva em pediatria: uma revisão sistemática. Rev Eletrônica Acervo Saúde 2020;43(Supl):e2977. doi.org/10.25248/reas.e2977.2020.
9. Xelegati R, Gabriel CS, Dessotte CAM, Zen YP, Évora YDM. Eventos adversos relacionados ao uso de equipamentos e materiais na assistência de enfermagem a pacientes hospitalizados. Rev Esc Enferm USP. 2019;53:e03503. doi.org/10.1590/S1980-220X2018015303503.
10. Santos C, Nascimento ERP, Hermida PMV, Silva TG, Galetto SGS, Silva NJC et al. Boas práticas de enfermagem a pacientes em ventilação mecânica invasiva na emergência hospitalar. Esc Anna Nery. 2020;24(2):e20190300. doi.org/10.1590/2177-9465-EAN-2019-0300.

13

Reconhecimento e avaliação da dor no paciente pediátrico

Débora de Oliveira Cumino
Daniela das Neves Dias da Rocha

INTRODUÇÃO

Em humanos, a dor é experimentada como fenômeno multidimensional com características sensoriais, fisiológicas, cognitivas, afetivas, comportamentais e espirituais. A percepção da dor (componente sensorial) e a transmissão de estímulos nocivos ao cérebro (componente fisiológico) são alterados e sofrem interferência de fatores emocionais, crenças, atitudes, cultura e componentes cognitivos.[1] A International Association for the Study of Pain (IASP) define a dor como "experiência sensorial e emocional desagradável, associada a um dano real ou potencial dos tecidos, ou descrita em termos de tais danos",[2] enfatizando a sua natureza subjetiva.

Dessa forma, fica evidente que a avaliação e o tratamento da dor em crianças é um grande desafio para os profissionais de saúde. A esse obstáculo, acrescenta-se o fato de que bebês e crianças em idade pré-verbal são incapazes de descrever a dor que sentem ou suas experiências emocionais. Essas dificuldades de mensuração e o desconhecimento sobre a fisiopatologia da dor na população pediátrica criaram o falso mito de que crianças pequenas não sentem dor como adultos e também não são capazes de se recordar de suas experiências dolorosas,[3] perpetuando o triste histórico de subtratamento da dor na população pediátrica ao longo de décadas.

A partir da década de 1980, quando a comunidade científica passou a reconhecer que neonatos e lactentes sentem dor e processam essas experiências, surgiram novos conceitos afirmando que a mielinização incompleta do sistema nervoso reflete a imaturidade, e não a ausência, de função das vias neuronais de dor. Muitas – se não todas – das vias nervosas essenciais para transmissão e percepção da dor já estão presentes e funcionando a partir das 24 semanas de gestação.[4] A pesquisa científica também demonstrou consequências adversas, a longo prazo, da dor não aliviada, incluindo respostas neuroendócrinas prejudiciais, interrupção dos ciclos de alimentação e sono, além de aumento da percepção da dor durante experiências dolorosas subsequentes.[5,6] Portanto, enfocar a perspectiva da dor da criança é uma faceta indispensável ao tratamento da dor pediátrica e um elemento essencial na avaliação e no estudo especializado da dor na infância.

AVALIAÇÃO DA DOR

Em um esforço para reduzir o peso da subavaliação e do tratamento inadequado da dor, a American Pain Society (APS) evidenciou a necessidade de a dor ser reconhecida como o quinto sinal vital, pela primeira vez, em 1996.[7] Nesse contexto, ressalta-se o reconhecimento do gerenciamento da dor pela maior agência acreditadora dos EUA, a Joint Commission Accreditation Healthcare Organization (JCAHO), que, desde 2000, identifica a dor como o quinto sinal vital.[8] O gerenciamento ideal da dor inicia-se com avaliação precisa e completa da dor, mensurada em intervalos regulares. O processo de avaliação da dor envolve a criança, os pais ou responsáveis e os profissionais de saúde.

A avaliação da dor deve ser integrada a todos os cuidados clínicos com o objetivo de se identificar dados precisos sobre sua localização e intensidade, bem como a eficácia das medidas utilizadas para aliviá-la ou eliminá-la. Conforme estudo de Silva et al., pacientes acometidos por processo doloroso, que são avaliados e tratados por equipes de enfermagem capacitadas e dotadas de instrumentos de avaliação adequados, apresentam melhor alívio da dor em comparação a pacientes atendidos por equipes sem treinamento e escalas específicas.[9]

Para mensurar a dor com maior precisão, deve-se respeitar os princípios que fundamentam sua avaliação nas diferentes idades e nos diferentes contextos. Dessa forma, escalas comportamentais que consideram parâmetros fisiológicos e a expressão corporal são validadas para uso em diversas faixas etárias. Essas escalas são adequadas à idade e, principalmente, ao desenvolvimento cognitivo das crianças pela modificação do entendimento e da percepção da dor.[10] Algumas escalas preconizadas são:[11,12]

- *objective pain scale* (OPS) e CRIES (recém-nascidos e lactentes);
- escala FLACC (1 a 18 anos, hospitalizados);
- escala facial de dor de Wong-Baker (escala de faces) (3 a 18 anos);
- escala de faces – revisada (4 a 12 anos);

- escala analógica e numérica (acima de 8 anos);
- *pieces of hurt tool* (3 a 8 anos);
- *parents postoperative pain measure* – PPPM (1 a 12 anos, domiciliados);
- escala COMFORT behavior© (neonato a 17 anos, em regime de sedação).

ESCALA COMPORTAMENTAL FLACC

A FLACC (acrônimo em inglês para *face, legs, activity, cry, consolability*) é uma das escalas comportamentais de dor mais difundida e traduzida para diversos idiomas. Foi amplamente testada, é de boa confiabilidade entre avaliadores e de excelente validade com base nas mudanças nos escores de dor antes e depois do uso de analgésicos (Tabela 1). A escala FLACC possui cinco categorias que pontuam de 0 a 2, com escores totais variando de 0 a 10.[10,13]

TABELA 1. Escala FLACC traduzida (face, pernas, atividade, choro e consolabilidade).

Categoria	Descrição	Pontos
Face	Nenhuma expressão facial ou sorrindo	0
	Caretas, franzindo a testa ocasionalmente; introvertido, desinteressado	1
	Tremendo o queixo, mandíbulas cerradas	2
Pernas	Pernas em posição habitual ou relaxadas	0
	Pernas inquietas, agitadas ou tensas	1
	Chutando ou com pernas esticadas	2
Atividade	Quieto, em posição normal, move-se com facilidade	0
	Contorcendo-se, movimentando-se para frente e para trás, tenso	1
	Encurvado, rígido ou com movimentos bruscos	2
Choro	Sem choro	0
	Gemendo ou choramingando de vez em quando	1
	Choro persistente, gritos ou soluços, queixa frequente	2
Consolabilidade	Alegre, relaxado, tranquilo	0
	Tranquiliza-se com carinhos, abraços ou conversas	1
	Difícil de consolar ou confortar	2

Fonte: modificada de Silva Jr. e Cumino, 2018.[14]

ESCALA FACIAL DE DOR DE WONG-BAKER (ESCALA DE FACES)

A escala facial de dor de Wong-Baker (WBS) foi amplamente estudada, e sua confiabilidade e validade foram confirmadas em crianças de 3 a 18 anos de idade. Há fortes correlações entre as pontuações da escala de Wong-Baker e de outras escalas de rostos, assim como também com a pontuação da escala visual analógica (VAS) e com as classificações de enfermeiros com base no comportamento, não apresentando fatores de confusão ou medo em crianças em idade escolar. A WBS (Figura 1) é preferida por crianças à escala de classificação numérica, à escala de classificação gráfica e à escala analógica de cores. Uma limitação óbvia de todas essas medidas de autorrelato é a incapacidade de serem usadas em crianças com deficiência cognitiva ou em pacientes intubados, sedados e paralisados.[10,12,15]

ESCALA COMFORT BEHAVIOR©

A maioria dos pacientes internados em unidade de terapia intensiva pediátrica (UTIP) necessita de sedação e analgesia para otimizar seu tratamento.[16] O Consenso Brasileiro para Sedação e Analgesia em Unidade de Terapia Intensiva sugere que a avaliação periódica da intensidade e da qualidade de analgesia e sedação seja incorporada à rotina da monitoração clínica em UTI.[17] A escala COMFORT Behavior© é indicada para a avaliação da dor e da sedação de pacientes submetidos ou não à ventilação mecânica, em uso de sedativos ou analgésicos em infusão contínua. Os pontos de corte dos escores são: < 10 indica supersedação e > 23, pouca sedação (Tabela 2).[18,19]

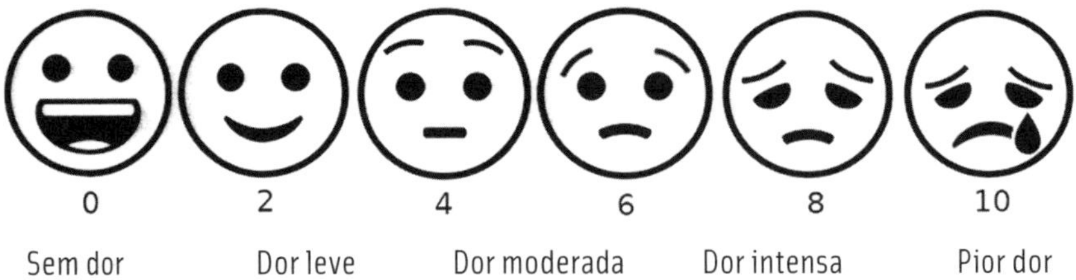

FIGURA 1. Ilustração da escala facial de dor de Wong-Baker.

Fonte: adaptada de Lord Belbury (CC BY-SA 4.0, https://commons.wikimedia.org/w/index.php?curid=92568509).

TABELA 2. Escala COMFORT Behavior©.

Nível de consciência: alerta	
Sono profundo	1
Sono superficial	2
Letárgico	3
Acordado e alerta	4
Hiperalerta	5
Calma/agitação	
Calma	1
Ansiedade leve	2
Ansioso	3
Muito ansioso	4
Amedrontado	5
Resposta respiratória (apenas se o paciente estiver em ventilação mecânica)	
Ausência de tosse e de respiração espontânea	1
Respiração espontânea com pouca ou nenhuma resposta à ventilação	2
Tosse ou resistência ocasional ao ventilador	3
Respirações ativas contra o ventilador ou tosse regular	4
Compete com o ventilador, tosse	5
Choro (apenas para paciente com respiração espontânea)	
Respiração silenciosa, sem som de choro	1
Resmungando/choramingando	2
Reclamando (monotônico)	3
Choro	4
Gritando	5
Movimento físico	
Ausência de movimento	1
Movimento leve ocasional	2
Movimento leve frequente	3
Movimento vigoroso limitado às extremidades	4
Movimento vigoroso que inclui tronco e cabeça	5

(continua)

TABELA 2. Escala COMFORT Behavior©. *(continuação)*

Tônus muscular	
Totalmente relaxado	1
Hipotônico	2
Normotônico	3
Hipertônico com flexão de dedos e artelhos	4
Rigidez extrema com flexão de dedos e artelhos	5
Tensão facial	
Músculos faciais totalmente relaxados	1
Tônus facial normal, sem tensão evidente	2
Tensão evidente em alguns músculos faciais	3
Tensão evidente em todaa face	4
Músculos faciais contorcidos	5

Fonte: van Dijk et al., 2005.[18]

ESCALA NUMÉRICA

Crianças em idade escolar tendem a se expressar de forma mais assertiva, qualificando e quantificando a sua dor, fornecendo informações mais exatas. Assim, nessa faixa etária, é possível utilizar a escala numérica.[20] As escalas unidimensionais avaliam somente uma das dimensões da experiência dolorosa, com destaque para a escala visual numérica (EVN) dentre as mais usadas. A EVN é graduada de zero a 10, em que zero significa ausência de dor e 10, a pior dor imaginável. A vantagem desse instrumento é a sua familiaridade com os participantes, uma vez que o ser humano utiliza números desde a infância (Figura 2).[21]

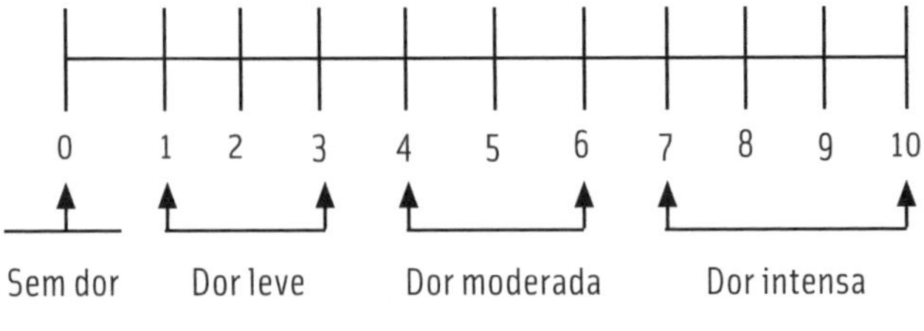

FIGURA 2. Escala numérica.

REFERÊNCIAS

1. World Health Organization. WHO guidelines on the pharmacological treatment of persisting pain in children with medical illnesses. Geneva: WHO, 2012.
2. Loeser JD, Treede RD. The Kyoto protocol of IASP basic pain terminology. Pain. 2008;137(3):473-477.
3. Taddio A, Katz J. The effects of early pain experience in neonates on pain responses in infancy and childhood. Pediatr Drug. 2005;7(4):245-257.
4. Lowery CL, Hardman MP, Manning N, Hall RW, Anand KJ, Clancy B. Neurodevelopmental changes of fetal pain. Semin Perinatol. 2007;31(5):275-282.
5. Anand KJ. Pain, plasticity, and premature birth: a prescription for permanent suffering? Nat Med. 2000;6(9):971-973.
6. Peters JW, Schouw R, Anand KJS, van Dijk M, Duivenvoorden H, Tibboel D. Does neonatal surgery lead to increased pain sensitivity in later childhood? Pain. 2005;114(3):444-454.
7. Max MB, Donovan M, Miaskowski CA, Ward SE, Gordon D; American Pain Society (APS) Quality of Care Committee. Quality improvement guidelines for the treatment of acute pain and cancer pain. JAMA. 1995;274(23):1874-1880.
8. Booss J, Drake A, Kerns RD, Ryan B, Wasse L. Pain as the 5th vital sign [Internet]. Illinois: Joint Commission on Accreditation of Healthcare Organizations, 2000.
9. Silva MADS, Pimenta CAM, Cruz DALM. Treinamento e avaliação sistematizada da dor: impacto no controle da dor do pós-operatório de cirurgia cardíaca. Rev Esc Enferm USP. 2013;47(1):84-92.
10. Benjamin J, Walker, David M, Polaner, Charles B. Acute pain. In: Cote C, Lerman J, Anderson B. A practice of anesthesia for infants and children. 6.ed. Philadelphia, PA: Elsevier, 2019. p.4354-4525.
11. Howard R, Carter B, Curry J, Morton N, Rivett K, Rose M et al.; Association of Paediatric Anaesthetists of Great Britain and Ireland. Pain assessment. Pediatr Anesth. 2008;18(Suppl.1):14-18.
12. Beltramini A, Milojevic K, Pateron D. Pain assessment in newborns, infants, and children. Pediatr Ann. 2017;46(10):e387-e395.
13. Crellin DJ, Harrison D, Santamaria N, Babl FE. Systematic review of the face, legs, activity, cry and consolability scale for assessing pain in infants and children: is it reliable, valid, and feasible for use? Pain. 2015;156(11):2132-2151.
14. Silva Jr. CA, Cumino DO. Analgesia pós-operatória em crianças. In: Manica J. Anestesiologia. 4.ed. Porto Alegre: Artmed, 2018. p.1486-1494.

15. Garra G, Singer AJ, Domingo A, Thode Jr. HC. The Wong-Baker pain FACES scale measures pain not fear. Pediatr Emerg Care. 2013;29(1):17-20.
16. De Jonghe B, Cook D, Appere-de-Vecchi C, Guyatt G, Meade M, Outin H. Using and understanding sedation scoring systems: a systematic review. Intensive Care Med. 2000;26(3):275-285.
17. Moritz RD, Souza RL, Machado FO. Avaliação de um algoritmo para a adequação da sedoanalgesia de pacientes internados em UTI e submetidos à ventilação mecânica. Rev Bras Ter Intensiva. 2005;17(4):265-269.
18. van Dijk M, Peters JWB, van Deventer P, Tibboel D. The COMFORT behavior© scale: a tool for assessing pain and sedation in infants. Am J Nurs. 2005;105(1):33-36.
19. Amoretti CF, Rodrigues GO, Carvalho PRA, Trotta EA. Validação de escalas de sedação em crianças submetidas à ventilação mecânica internadas em uma unidade de terapia intensiva pediátrica terciária. Rev Bras Ter Intensiva. 2008;20(4):325-330.
20. Silva YP, Silva JF. Dor em pediatria. Rio de Janeiro: Guanabara Koogan; 2006. p.279.
21. Bottega FH, Fontana RT. A dor como quinto sinal vital: utilização da escala de avaliação por enfermeiros de um hospital geral. Texto Contexto Enferm. 2010;19(2):283-290.

14.1

Identificação inicial do paciente grave

Heloisa Fuzita Ionemoto
Nelson Horigoshi

INTRODUÇÃO

A identificação e a abordagem precoce e adequada nos pacientes graves interferem diretamente no desfecho do quadro e na sua recuperação. Daí a importância de as equipes assistenciais estarem sempre bem treinadas e aptas para intervenções precisas nesses pacientes.

Sistematizar a forma de avaliar o paciente é uma maneira organizada de abordar todos os pontos importantes capazes de estabelecer critérios técnicos e objetivos no exame da criança. Diferentemente dos adultos, os pacientes pediátricos estão em constante evolução e em diferentes fases de desenvolvimento, que devem sempre ser levadas em consideração nessa abordagem.

SISTEMATIZAÇÃO NA AVALIAÇÃO DA CRIANÇA

A American Academy of Pediatrics (AAP) recomenda que o profissional treine e sistematize seu olhar para que não deixe nenhum ponto importante sem averiguação.[1] Nem sempre a criança colabora para a avaliação, e vários fatores podem interferir nessa análise, como febre, medo, ansiedade do paciente e dos pais etc.

De acordo com Dieckmann, é possível avaliar o paciente mesmo antes de ele chegar à triagem, às vezes ainda no colo da mãe, observando três aspectos: a aparência geral, a respiração e a cor da pele. A partir desses dados, pode-se ter uma ideia geral de como a criança está naquele momento.[1]

Se for notada alguma alteração em qualquer um desses três pontos, provavelmente a criança irá necessitar de alguma intervenção da equipe assistencial, segundo Horeczko et al.[2]

Antes de abordar diretamente a criança, deve-se observar se ela está acordada, ativa, responsiva, se interage com a mãe e com o ambiente, ou se parece distante, sonolenta, irritada, chorosa. Em relação à parte respiratória, é preciso verificar se ela está respirando normalmente, com ou sem esforço; se apresenta estridores, chiados ou tosse; se consegue falar; e se tem batimento de asa no nariz. Por fim, em relação à cor, deve-se observar se está pálida, cianótica ou com a pele muito avermelhada, refletindo a parte circulatória e a perfusão.

A partir dessa triagem observacional mínima, inicia-se a fase de avaliação sistemática, dedicando um olhar mais apurado para o que chamou atenção na triagem, associando os aspectos observados à história clínica e à queixa trazida pela mãe.

A avaliação sistemática é feita a partir do protocolo ABCDE, em que cada etapa deve ser memorizada e realizada em sequência. Esse acrônimo vem da língua inglesa: A corresponde a *airways* (vias aéreas); B vem de *breathing* (observar respiração); C de *circulation* (circulação); D de *disability* (avaliação do estado mental, cognitivo-sensorial); e E de *exposure* (exposição do corpo).[3,4]

Com isso, é possível checar rapidamente todos os grandes sistemas do paciente, avaliando e identificando a necessidade de pronta intervenção (Tabela 1).

A avaliação sistemática clínica combinada com a aferição dos dados vitais é capaz de triar e definir uma estratégia de intervenção imediata que pode contribuir muito para a recuperação do paciente. Recursos simples e básicos, como a monitorização não invasiva, com oximetria de pulso, pressão arterial e temperatura, são fundamentais nesse processo.

Alguns cuidados devem ser considerados na utilização desses equipamentos para que não sofram interferências e registrem dados incorretos. A oximetria de pulso deve ser utilizada com sensores adequados para a idade e o tamanho da criança; e fatores como temperatura, pulsos finos, esmalte escuro nas unhas, incidência excessiva de luz externa, mal posicionamento do sensor, dentre outros, podem interferir no resultado final. A aferição da pressão arterial deve ser realizada com manguito adequado para a idade e o tamanho do paciente, com a criança tranquila e a técnica correta.

TABELA 1. Sistematização da avaliação.

	Observações gerais	Intervenções iniciais possíveis
A (via aérea)	*Inspeção:* • Paciente respirando com ou sem esforço • Apresenta estridor inspiratório ou não consegue emitir som, lembrando obstrução alta • Presença de secreção • Visualização de corpo estranho na orofaringe • Sialorreia • Referência de dor	• Posicionar o paciente para manter a via aérea pérvia • Aspirar as vias aéreas, se necessário • Retirar corpo estranho somente se estiver visível e for de fácil remoção • Instalar oximetria de pulso e verificar a necessidade de suplementação de O_2 se saturação < 94% em ar ambiente
B (esforço respiratório)[5]	*Inspeção:* • Paciente com movimento respiratório muito rápido ou muito devagar para a idade (Tabela 2) ou sem respirar • Necessidade de uso da musculatura acessória • Tiragem intercostal e/ou batimento de asa de nariz • **Alerta para qualquer idade:[3] frequência respiratória (FR) > 60 ou < 10 movimentos respiratórios por min** *Expansibilidade torácica:* • Simétrica ou assimétrica *Ausculta pulmonar:* • Presença de estertores, sibilos, roncos • Ausculta simétrica ou assimétrica	• Avaliar a necessidade de ofertar suplementação de O_2 se saturação < 94% em ar ambiente • Definir o melhor dispositivo para ofertar O_2 de acordo com o quadro clínico: cateter O_2, bolsa-válvula-máscara, máscara de Venturi ou dispositivos para via aérea avançada (máscara laríngea, intubação orotraqueal etc.) • No caso de apneia, verificar se o paciente está responsivo, se tem pulso e se necessita de manobras de ressuscitação cardiopulmonar (RCP) imediatamente • Verificar possíveis causas da ausculta assimétrica
C (circulação)	*Inspeção:* • Observar se o paciente está corado, pálido, cianótico, com rendilhado na pele *Temperatura:* • Se apresenta extremidades com temperatura normal ou fria *Pulso:* • *Periférico:* radial, pedioso, tibial • *Central* – de acordo com a idade: < 1 ano: aferição braquial ou femoral; > 1 ano: aferição carotídea • Checar a qualidade do pulso: se está com ritmo cheio, fino, não palpável • Verificar tempo de enchimento capilar em temperatura ambiente adequada (normal: 2 a 3 s; lenta: de 3 a 5 s; bem lenta: > 5 s), que pode sugerir má perfusão periférica e ser um dos sinais de choque	• Completar monitorização não invasiva do paciente, se possível com frequência cardíaca (FC), pressão arterial (PA), temperatura (T) e eletrocardiografia (ECG) • A intervenção depende do conjunto das aferições dos dados vitais e do quadro clínico que o paciente apresenta. Ela visa a corrigir ou minimizar as alterações apresentadas: pacientes pálidos ou cianóticos, sem pulso periférico palpável ou com pulsos finos, com má perfusão periférica, taquicárdicos ou bradicárdicos para a idade e com pressão sistólica baixa para a idade apresentam sinais de choque e necessitam imediatamente de acesso vascular e reposição de volume, além das medidas do protocolo de sepse,[6] de acordo com as boas práticas

(continua)

TABELA 1. Sistematização da avaliação. *(continuação)*

	Observações gerais	Intervenções iniciais possíveis
C (circulação)	• Verificar a frequência cardíaca (FC) • *Sinais de alerta:* FC > 180 bpm em bebês e crianças e FC > 160 bpm para pacientes acima 2 anos de idade • Verificar a ausculta cardíaca: rítmica ou arrítmica • Aferir pressão arterial (PA) com manguito adequado para a idade • Checar Tabela 3: limites abaixo dos inferiores de pressão sistólica para a idade podem ser indicativos de choque e devem ser avaliados com outros sinais clínicos • Observar a quantificação da diurese • Excluir outros fatores que possam interferir na avaliação, como dor, ansiedade, febre, ambientes frios etc.	• Garantir acesso venoso adequado (periférico, intraósseo ou central) é fundamental para o tratamento inicial do choque • Identificar precocemente paciente que não responde, não respira e não tem pulso • Paciente está em parada cardiorrespiratória: chamar ajuda e iniciar compressões torácicas imediatamente • Monitorar, identificar o ritmo cardíaco do paciente e intervir quando necessário • Intervir quando necessário, reavaliar constantemente a resposta e a evolução do paciente
D (disfunção) Avaliar nível de consciência	• Observar o *status* mental do paciente, se está responsivo, sonolento, irritado, agitado, confuso ou sem resposta • Aplicar escala AVDI (alerta, voz, dor e inconsciência) (Tabela 4) • A escala de Glasgow pode aferir o nível de consciência com maior precisão. Nesse caso, ela leva em conta abertura ocular, resposta motora e verbal (Tabela 5) • Verificar o tamanho e a resposta da pupila à luz; se está simétrica, responsiva. Pupilas midriáticas ou mióticas podem ocorrer por intoxicações exógenas; pupilas assimétricas, por trauma; pupilas não fotorreativas, por drogas, coma arreativo etc.	• Garantir ventilação adequada e vias aéreas pérvias, lembrando que pacientes sonolentos ou pouco responsivos podem apresentar movimento respiratório superficial e/ou irregular e devem ser monitorados, ventilados com bolsa-valva-máscara se necessário • Puncionar acesso venoso • Controle de Dextro • Pacientes com alteração da consciência devem ficar sob rígida vigilância; Glasgow < 8 indica baixo nível de consciência e necessidade de intubação
E (exposição)	• Expor o corpo da criança a uma inspeção da superfície corpórea, em busca de hematomas, petéquias, sufusões hemorrágicas (trauma, maus-tratos), assim como algumas doenças infectocontagiosas, hematológicas, queimaduras, deformidades fixas ou adquiridas	• Avaliar se as lesões são recentes, se estão evoluindo, aumentando ou mudando de características

Equipamentos não invasivos digitais bem calibrados facilitam a mensuração desses dados pela enfermagem, que, associados ao exame físico e à história clínica, são imprescindíveis para a identificação e a reavaliação contínua do paciente grave.

Pacientes graves são dinâmicos e necessitam ser acompanhados com precisão durante sua evolução. A enfermagem exerce papel fundamental no atendimento ao paciente grave, devendo estar sempre treinada e atenta às variações dos dados clínicos e sinais vitais da criança. É indispensável também que a equipe de enfermagem estabeleça um diálogo permanente com a equipe médica, para que, juntas, possam avaliar o paciente de forma técnica, com dados objetivos e comunicação efetiva entre as equipes.[7,8]

TABELA 2. Frequência respiratória normal de acordo com a faixa etária.

Faixa etária	Frequência respiratória (respirações/minuto)
0 a 11 meses	30 a 60
1 a 3 anos	20 a 40
4 a 5 anos	22 a 34
6 a 12 anos	18 a 30
13 a 18 anos	12 a 16

Fonte: modificada de Aerhlert, 2018.[4]

TABELA 3. Sinais de alerta para valores abaixo do limite inferior da pressão sistólica por idade.

Idade	Limite inferior da pressão sistólica normal
0 a 28 dias – RN a termo	> 60 mmHg
1 a 11 meses	> 70 mmHg
1 a 10 anos	> 70 mmHg (calcular a idade em anos x 2)
> 10 anos	> 90 mmHg

Fonte: adaptada de Aerhlert, 2018.[4]

TABELA 4. Avaliação do nível de consciência – escala AVDI

Parâmetros	Reações
Alerta	Paciente está alerta, responde de forma apropriada a estímulos externos de acordo com a idade
Voz	Responde apenas a estímulos de voz
Dor	Responde a estímulos dolorosos
Inconsciente	A criança não responde a nenhum estímulo

Fonte: adaptada de AHA, 2017.[3]

TABELA 5. Escala de Glasgow modificada para pacientes pediátricos.

Pontuação	0 a 11 meses	1 a 14 anos
Abertura ocular		
4	Espontânea	Espontânea
3	Em resposta à fala	Em resposta a comandos verbais
2	Em resposta à dor	Em resposta à dor
1	Sem resposta	Sem resposta
Resposta motora		
6	Movimentos espontâneos	Obedece a comandos
5	Retira em resposta ao toque	Localiza a dor
4	Retira de acordo com flexão	Retira de acordo com a flexão
3	Flexão anormal (decorticação)	Flexão anormal (decorticação)
2	Extensão (descerebração)	Extensão (descerebração)
1	Sem resposta	Sem resposta
Resposta verbal		
5	Sorri, murmura	Conversa, orientado
4	Chora, mas é consolável	Desorientado, confuso
3	Choro, gritos inapropriados	Palavras inapropriadas
2	Geme em resposta à dor	Sons incompreensíveis
1	Sem resposta	Sem resposta
Total: 3 a 15		

Fonte: adaptada de AHA, 2017.[3]

REFERÊNCIAS

1. Dieckmann RA, Brownstein D, Gausche-Hill M. The pediatric assessment triangle: a novel approach for the rapid evaluation of children. Pediatr Emerg Care. 2010;26(4):312-315.
2. Horeczko T, Enriquez B, McGrath NE, Gausche-Hill M, Lewis RJ. The pediatric assessment triangle: accuracy of its application by nurses in the triage of children. J Emerg Nurs. 2013;39(2):182-189.
3. American Heart Association (AHA). PALS – Pediatric advanced life support. Provider manual. Texas: AHA, 2017.
4. Aerhlert B. Pediatric advanced life support study guide. 4.ed. Burlington: Jones & Bartlett Learning, 2018. p.1-25.
5. Topjian AA, Raymond TT, Atkins D, Chan M, Duff JP, Joyner Jr. BL et al.; Pediatric Basic and Advanced Life Support Collaborators. Part 4: pediatric basic and advanced life support: 2020 American Heart Association Guidelines for Cardiopulmonary Resuscitation and Emergency Cardiovascular Care. Circulation. 2020 Oct 20;142(16_suppl_2):S469-S523. doi: 10.1161/CIR.0000000000000901.
6. Weiss SL, Peters MJ, Alhazzani W, Agus MSD, Flori HR, Inwald DP et al. Surviving sepsis campaign – international guidelines for the management of septic shock and sepsis-associated organ dysfunction in children. Pediatr Crit Care Med. 2020;21(2):e52-e106.
7. Ortega R, Hansen CJ, Elternan K, Woo A. Pulse oximetry. Videos in clinical medicine. N Engl J Med. 2011;364:e33.
8. Hanning CD, Alexander-Willians JM. Pulse oximetry: a pratical review. BMJ. 1995;311:367.

14.2

Paciente gravemente enfermo – monitorização invasiva e não invasiva

Vanessa Santos Munhoz
Amparito del Rocío Vintimilla Castro

INTRODUÇÃO

As técnicas de monitorização invasiva e não invasiva tornaram-se essenciais na unidade de cuidados intensivos para a assistência de pacientes graves, como os instáveis hemodinamicamente e aqueles que necessitam de assistência permanente e especializada das equipes de enfermagem e médica.[1] A capacitação do enfermeiro lhe permite cuidar da clientela pediátrica, monitorando de forma contínua o estado hemodinâmico das variáveis fisiológicas e desenvolvendo um cuidado associativo embasado em evidências. Os monitores permitem observar, detectar, registrar, transmitir, armazenar, correlacionar e analisar os parâmetros clínicos mensuráveis e objetivos de modo constante, colaborando para as tomadas de decisão relativas ao estado de saúde do paciente.[2]

MONITORIZAÇÃO NÃO INVASIVA

Por meio da monitorização não invasiva, detectam-se precocemente desequilíbrios hemodinâmicos, definem-se preditores de sobrevida, previne-se o grau de risco e estima-se o prognóstico do paciente, ao detectar alterações antes que aconteça a exteriorização clínica advinda da exaustão dos mecanismos compensatórios do organismo.[2,3]

Monitorização da frequência respiratória

Interligada com a saturação de oxigênio e a frequência cardíaca (FC), a frequência respiratória (FR) é considerada um preditor da gravidade de doenças relacionadas à concentração de oxigênio que atingem o sistema respiratório, podendo ser acompanhada por meio de monitor multiparamétrico de sinais vitais, que verifica os movimentos do tórax identificados por sensores nos eletrodos precordiais do cabo de eletrocardiograma.[3] A programação dos parâmetros dos sinais vitais aciona alarmes sonoros segundo a faixa etária e o estado hemodinâmico do paciente.[4]

Monitorização da oxigenação sanguínea

A monitorização da oxigenação sanguínea detecta o risco de diminuição repentina do nível de oxigênio, que pode ser alterado por mudança de decúbito, aumento de secreções e alteração da relação ventilação/perfusão, principalmente na síndrome do desconforto respiratório, causa principal das internações nas unidades de terapia intensiva pediátricas (UTIP), chegando a até 52,4% dos casos.[4]

Os dados da saturação de oxigênio ligados à frequência cardíaca respaldam as decisões das intervenções com a titulação de oxigênio.[5,6] Os parâmetros do suporte ventilatório, se não forem assertivos, podem acarretar sequelas neurológicas e respiratórias de curto e longo prazo. Os níveis de saturação parcial de oxigênio (SpO_2) são transmitidos pelo oxímetro de pulso, variando, normalmente, de 95 a 100%.[7-9] O funcionamento de um oxímetro de pulso fundamenta-se na espectrofotometria transcutânea com transmissão contínua da luz infravermelha absorvida pela hemoglobina e oxi-hemoglobina, que detecta mudanças de volume de sangue no leito microvascular do tecido, por meio do cálculo da taxa de hemoglobina oxigenada em relação à hemoglobina total no sangue arterial. As informações de um oxímetro de pulso são obtidas pelo sistema de fotopletismograma (em forma de onda), que contém dados sobre a FR e reflete tanto dados vitais espectrofotométricos quanto pletismográficos, por meio de luz vermelha emitida pelo sensor colocado em superfície plana e vascularizada, facilitando a absorção dos diodos detectores de luz (LEDs).[7]

Durante a sístole, os vasos sanguíneos recebem maior volume de sangue, o que facilita a captação dos LEDs; na diástole, diminui o enchimento capilar, com variações das ondas pletismográficas refletidas na tela do oxímetro de forma numérica. A leitura é realizada quando as ondas pletismográficas têm amplitude, altura e frequência uniformes. O oxímetro não detecta a hipoventilação alveolar arterial nem a hiperoxemia circulante no sangue.[4,8]

A leitura da oximetria pode sofrer alterações relacionadas:[6,7,9]

- ao paciente: movimentação corporal, choro, irritabilidade, espessura da pele, baixa saturação de O_2, perfusão periférica prejudicada, vasoconstrição periférica, pele fria, alterações nos níveis de bilirrubina, estados convulsivos, choque, instabilidade hemodinâmica e esmalte de unhas;
- ao ambiente: fototerapia e luzes fluorescentes, lâmpadas com raios infravermelhos, raios solares;
- ao sensor: mal posicionamento, local escolhido, fitas ou adesivos não recomendados pelo fabricante, compressão do dispositivo e desconhecimento do manuseio do aparelho.

Para detectar hiperoxigenação, que causa dano rápido e grave, o capnógrafo monitora o excesso de oxigênio circulante no sangue em pacientes sem intubação endotraqueal e avalia seu estado metabólico.[10] Essa monitorização depende das mudanças no volume de sangue arterial e venoso, da intensidade induzida pela respiração e da pressão intratorácica.[4]

Cabe ao enfermeiro garantir que esses equipamentos tenham condições de funcionamento, bem como higienizá-los com produtos preconizados pela instituição; ajustar os parâmetros dos aparelhos para evitar alarmes desnecessários; e colocar o sensor em local seco e aquecido, dependendo do tipo de dispositivo, idade e condição do paciente.[6] Geralmente, os dedos das mãos são os locais mais utilizados, por terem pele fina e serem facilmente acessíveis. Deve-se aguardar de 2 a 30 segundos para a leitura, tempo médio da maioria dos oxímetros para emitir dados. A necessidade de se realizar rodízio do sensor de oxímetro, que varia de uma a quatro horas, dependerá do estado clínico do paciente e da perfusão periférica; assim, evitam-se lesões de pele como queimaduras, especialmente em recém-nascidos e prematuros.[4,6]

Monitorização da pressão arterial

Medições contínuas da pressão arterial (PA) sistólica e diastólica são necessárias para avaliar pacientes com alterações cardiovasculares e disfunções autonômicas, assim como para detectar hipotensão ou hipertensão. O método oscilométrico detecta a hipotensão, sinal tardio da deterioração hemodinâmica, ainda que seja pouco confiável em relação ao baixo débito cardíaco.[11,12] Os métodos não invasivos subestimam significativamente a pressão arterial sistólica e superestimam a diastólica, mas a pressão arterial média obtida por métodos não invasivos é mais válida do que as pressões sistólica e diastólica.[13,14]

O enfermeiro precisa se atentar à posição do braço; aumento progressivo de cerca de 6 mmHg quando o braço é movimentado da posição horizontal para a vertical e de 6,5 mmHg quando as costas do paciente não estão apoiadas são variações esperadas nas mudanças de pressão hidrostática. O tamanho do manguito deve corresponder a 40% da circunferência do braço.[13]

Monitorização da frequência cardíaca

A monitorização da frequência cardíaca (FC) é a verificação da velocidade do ciclo cardíaco, medida pelo número de contrações do coração e atividade elétrica. O monitor multiparamétrico oferece a opção de sensores colocados nos eletrodos precordiais do cabo de eletrocardiograma para verificar a frequência cardíaca e detectar as ondas elétricas. Há um aparelho de automação cardiográfica e acústica em desenvolvimento que grava os sons cardíacos, avalia sua função e detecta insuficiência e alterações do ritmo; parece seguro, fácil de usar e confiável.[11]

Monitorização da temperatura

Temperatura é o equilíbrio entre o calor produzido pelo organismo e o calor eliminado para o ambiente. Hipotermia, hipertermia ou febre são indicadores de alterações do sistema nervoso central ou de infecções. O sensor incorporado a um cabo de monitor multiparamétrico monitora constantemente a temperatura corporal central, prevenindo complicações e mortalidade.[14]

Monitorização da hemoglobina

Vale mencionar a monitorização não invasiva transcutânea da concentração de hemoglobina para detectar anemia, comum em até 74% da clientela pediátrica em UTI. A *pulsi-cooximetria* baseada em pulsioximetria utiliza algoritmos próprios, cujos testes apontam para uma boa correlação geral com os resultados da hemoglobina obtida por laboratório, apesar dos limites de concordância serem amplos.[15]

MONITORIZAÇÃO INVASIVA

Apesar do rápido avanço da tecnologia no que diz respeito à monitorização não invasiva em UTI pediátrica, deve-se executar o método mais adequado levando em conta as necessidades individuais do paciente e a relação risco/benefício da técnica adotada.[16,17] O conhecimento do enfermeiro capacita-o para tomadas de decisão clínica e interpretação e análise dos sinais registrados, ofertando, assim, um cuidado seguro e aplicando a sistematização da assistência.[16,18,19]

Pressão arterial invasiva

A medida de pressão arterial média (PAM) vem sendo realizada em cirurgias de médio e grande porte para identificar variações rápidas e bruscas na hemodinâmica de pacientes graves. A PAM é medida por meio da punção de artérias periféricas ou centrais através de cateter adequado, conectado a um equipo transdutor de pressão e ligado a sistemas de monitorização que possibilitam a leitura da pressão.[19,20]

Os principais cuidados com a mensuração da PAM incluem:[16,19,20]

- manter o paciente em posição supina;
- identificar o zero hidrostático;
- garantir permeabilidade do cateter instalado para prevenir coágulos e bolhas;
- realizar o teste de lavagem (*flush test*);
- zerar o sistema em relação à pressão hidrostática;
- manter a bolsa pressurizada com solução salina 0,9%, conforme protocolos;
- avaliar morfologia da curva e cuidados com o curativo da inserção do cateter.

Pressão venosa central

A pressão venosa central (PVC) diz respeito à medida de pressão sanguínea nas grandes veias de retorno ao átrio direito ou à pressão de enchimento do ventrículo direito, importante parâmetro a ser aferido em diversas situações clínicas, cirúrgicas e experimentais, e um dos primeiros passos na avaliação volêmica e da função cardíaca de pacientes graves. Apesar das limitações de avaliação da volemia, a PVC é um método simples e disponível rapidamente à beira leito.[19,20] A aferição é realizada por meio da conexão de um equipo transdutor na via distal de um cateter venoso central (CVC). A medida pressórica constitui o padrão-ouro que pode ser substituído pela medida manométrica (coluna líquida) com uso de equipo de coluna de água adotada. As veias preferencialmente utilizadas são as jugulares direita ou esquerda e as subclávias direita ou esquerda.[16,19]

Os cuidados com a mensuração da PVC incluem:[19,20]

- manter o paciente em posição supina;
- identificar o zero hidrostático;
- garantir a permeabilidade do CVC, mantendo-o livre de coágulos e bolhas;
- realizar o teste de lavagem (*flush test*);
- zerar o sistema em relação à pressão hidrostática;
- avaliar morfologia da curva no monitor.

Cateter arterial pulmonar

O cateter arterial pulmonar (CAP) é um dispositivo que mede as pressões hemodinâmicas do átrio direito, a pressão da artéria pulmonar sistólica e diastólica, o débito cardíaco, o índice cardíaco e a pressão venosa pulmonar. Está indicado pela necessidade de informações sobre a pré-carga, pós-carga, contratilidade cardíaca e relação consumo/oferta de oxigênio.[16,19]

Os cuidados da monitorização com o CAP são:[16,19]

- certificar-se do correto posicionamento do cateter por meio do raio X de tórax;
- manter o paciente em posição supina;
- identificar o zero hidrostático;
- garantir permeabilidade do cateter, mantendo-o livre de coágulos e bolhas;
- realizar o teste de lavagem (*flush test*);
- zerar o sistema em relação à pressão hidrostática;
- identificar as ondas de CAP;
- realizar a medida no final da expiração;
- verificar a morfologia das curvas e suas relações com o ciclo respiratório.

Pressão intra-abdominal

A cavidade abdominal é um compartimento com complacência limitada, e pacientes vítimas de traumas ou com sepse grave sofrem com aumento da pressão intra-abdominal.[19] A mensuração da pressão intra-abdominal (PIA), medida em mmHg, pode ser realizada direta ou indiretamente. O método direto é feito por meio de um cateter introduzido diretamente na cavidade peritoneal, conectado a um equipo transdutor de pressão. O indireto é o mais utilizado, sendo realizado por meio da pressão intravesical, com a utilização da sonda Foley (de duas ou três vias) conectada a um equipo transdutor de pressão.[19,20]

Os principais cuidados com a mensuração da PIA incluem:[16]

- manter o paciente em posição supina;
- fechar o sistema de drenagem dos cateteres vesical ou abdominal para manter aberto o coletor para o paciente;
- infundir 1 mL/kg de solução salina 0,9%, conforme protocolo institucional;
- abrir o rolete de drenagem, descontando o volume infundido do débito de drenagem.

Pressão intracraniana (PIC)

A PIC é identificada como a principal complicação de várias comorbidades neurológicas que exigem tratamento para prevenir herniação e morte encefálica.[18] A PIC tem relação com o conteúdo intracraniano e a pressão atmosférica, sendo refletida por meio da variação do fluxo sanguíneo cerebral, do volume cerebral e do liquor cefalorraquidiano. O aumento de um desses componentes causa uma queda da PIC, exigindo que os mecanismos compensatórios fisiológicos mantenham os níveis pressóricos normais da autorregulação cerebral, bem como direcionem o liquor cefalorraquidiano para a medula espinal e reduzam a resistência venosa periférica.[18]

A aferição da PIC é realizada pelo uso de cateter encefálico implantado nas regiões subdural, intraparenquimal ou no ventrículo cerebral e conectado a um cabo de pressão ao monitor multiparamétrico, a partir da leitura dos valores pressóricos.[21]

Os principais cuidados com a monitorização da PIC são:[18,21]

- observar a morfologia da curva no monitor;
- manter o paciente com a cabeça alinhada ao tronco (posição neutra) para melhorar o retorno venoso por meio das jugulares;
- fixar bem o cateter e se atentar no extravasamento de liquor peri-inserção caso a implantação esteja intraventricular.

Saturação venosa central de oxigênio

Acompanha a função cardíaca do paciente em choque séptico e as disfunções cardíacas. O aumento dessa saturação reflete a melhora do índice cardíaco, da perfusão e da oferta de oxigênio.[19]

A monitorização é realizada através de cateter venoso central posicionado na veia cava superior ou átrio direito, mesmo que seja introduzido pela veia femoral, comumente utilizada em crianças. Esse cateter tem fibra óptica em seu interior para a leitura contínua da saturação venosa e transmissão ao monitor.[19]

Para mensurar a saturação venosa central de oxigênio, coleta-se amostra de sangue venoso central no momento da instalação do cateter para calibrar o aparelho, que necessitará da análise de gasometria venosa, hemoglobina e hematócrito. Após a calibração, o valor da saturação venosa central de O_2 pode ser visualizado no monitor, continuamente.[19,20] Deve-se, ainda, estabelecer um intervalo de coleta de amostra de sangue venoso central para calibrar o monitor e minimizar valores de saturação de O_2 venosa duvidosos.[20]

REFERÊNCIAS

1. Conselho Federal de Enfermagem (Cofen). Resolução n. 543, de 18 de abril de 2017. Atualiza e estabelece parâmetros para o Dimensionamento do Quadro de Profissionais de Enfermagem. Brasília, DF: Cofen; 2017. Disponível em: <http://www.cofen.gov.br/resolucao-cofen-5432017_51440.html>. Acesso em: 12 dez. 2020.
2. Fleming S, Tarassenko L, Thompson M, Mant D. Non-invasive measurement of respiratory rate in children using the photoplethysmogram. Annu Int Conf IEEE Eng Med Biol Soc. 2008;2008:1886-1889. Disponível em: <https://www.researchgate.net/publication/23932225_Non-invasive_Measurement_of_Respiratory_Rate_in_Children_Using_the_Photoplethysmogram>. Acesso em: 12 dez. 2020.
3. Hess DR. Pulse oximetry: beyond SpO2. Respiratory Care. 2016;61(12):1671-1680. Disponível em: <http://rc.rcjournal.com/content/61/12/1671.short>. Acesso em: 12 dez. 2020.
4. Tin W, Lal M. Principles of pulse oximetry and its clinical application in neonatal medicine. Semin Fetal Neonatal Med. 2015;20(3):192-197. Disponível em: <https://www.sciencedirect.com/science/article/pii/S1744165X15000190?via%3Dihub>. Acesso em: 12 dez. 2020.
5. Hochwald O, Borenstein-Levin L, Dinur G, Jubran H, Ben-David S, Kugelman A. Continuous noninvasive carbon dioxide monitoring in neonates: from theory

to standard of care. Pediatrics. 2019;144(1):e20183640. Disponível em: <https://pediatrics.aappublications.org/content/pediatrics/144/1/e20183640.full.pdf>. Acesso em: 12 dez. 2020.

6. Carrara D, Avelar AFM, Kusahara DM, Pedreira MLG; Conselho Regional de Enfermagem de São Paulo (Coren-SP). Oximetria de pulso arterial. Disponível em: <https://portal.coren-sp.gov.br/sites/default/files/oximetria%2022-12.pdf>. Acesso em: 12 dez. 2020.
7. Paz MAS. Segurança em equipamentos de monitorização em sala cirúrgica e UTI – Oxímetro de pulso, capnógrafo, monitor cardíaco e monitor de pressão não invasivo. [dissertação de pós-graduação]. Florianópolis, SC: Departamento de Engenharia/Universidade de Santa Catarina, 1996. Disponível em: <https://repositorio.ufsc.br/bitstream/handle/123456789/111768/106214.pdf?sequence=1>. Acesso em: 12 dez. 2020.
8. Mendes TAB, Andreoli PBA, Cavalheiro LV, Talerman C, Laselva C. Adequação do uso do oxigênio por meio da oximetria de pulso: um processo importante de segurança do paciente. Einstein. 2010;8(4Pt1):449-455. Disponível em: <https://www.scielo.br/pdf/eins/v8n4/pt_1679-4508-eins-8-4-0449.pdf>. Acesso em: 12 dez. 2020.
9. Marçal RG, Lima SS, Freitas BL. A utilização da pletismografia óptica na avaliação de pulso arterial: relato de experiência. Rev Enferm UFPE on-line. 2015;9(Supl.4):8130-8134.
10. Cereceda-Sánchez FJ, Molina-Mula J. Capnografia como ferramenta para detectar alterações metabólicas em pacientes atendidos em situações de emergência. Rev Latino-Am Enferm. 2017;25:e2885. Disponível em: <http://www.scielo.br/scielo.php?script=sci_arttext&pid=S0104-11692017000100600&lng=en>. Acesso em: 12 dez. 2020.
11. Kapur G, Chen L, Xu Y, Cashen K, Clark J, Feng X et al. Noninvasive determination of blood pressure by heart sound analysis compared with intra-arterial monitoring in critically ill children – A pilot study of a novel approach. Pediatr Crit Care Med. 2019;20(9):809-816. Disponível em: <https://pubmed.ncbi.nlm.nih.gov/31107377/>. Acesso em: 12 dez. 2020.
12. Ogedegbe G, Pickering T. Principles and techniques of blood pressure measurement. Cardiol Clin. 2010;28(4):571-586. Disponível em: <https://www.cardiology.theclinics.com/action/showPdf?pii=S0733-8651%2810%2900086-X>. Acesso em: 12 dez. 2020.
13. Sociedade Brasileira de Cardiologia (SBC). 7ª Diretriz Brasileira de Hipertensão Arterial. Arq Bras Cardiol. 2016;107(3 Supl.3):1-83. Disponível em: <http://publicacoes.

cardiol.br/2014/diretrizes/2016/05_HIPERTENSAO_ARTERIAL.pdf>. Acesso em: 12 dez. 2020.

14. Tedesco KR. Sistema para monitoramento remoto dos sinais vitais de um bebê [trabalho de conclusão de curso]. Pato Branco: Universidade Tecnológica do Paraná, Departamento Acadêmico de Informática, 2016. Disponível em: <http://repositorio.roca.utfpr.edu.br/jspui/bitstream/1/7720/1/PB_COENC_2016_2_04.pdf>. Acesso em: 12 dez. 2020.
15. García-Soler P, Alonso JMC, González-Gómez JM, Milano-Manso G. Monitorización no invasiva transcutánea de la concentración de hemoglobina en pacientes críticos pediátricos con riesgo de sangrado. Med Intensiva. 2017;41(4):209-215. Disponível em: <https://www.sciencedirect.com/science/article/pii/S02105691163014>. Acesso em: 12 dez. 2020.
16. Silva PLN, Santos AGP, Rodrigues BG, Novi BR, Ramos DZ, Rocha PT et al. Aspectos epidemiológicos, clínicos e assistenciais da monitorização hemodinâmica invasiva: uma revisão bibliográfica. J Manag Prim Health Care. 2019;100. Disponível em: <https://www.jmphc.com.br/jmphc/article/view/334>. Acesso em: 12 dez. 2020.
17. Silva WO. Monitorização hemodinâmica no paciente crítico. Rev HUPE. 2013;12(3):57-65. Disponível em: <https://www.e-publicacoes.uerj.br/index.php/revistahupe/article/view/7531/5913>. Acesso em: 12 dez. 2020.
18. D'Haese TM. Correlação entre a análise da morfologia da curva de pressão intracraniana não invasiva e valores de pressão intracraniana invasiva. [dissertação de pós-graduação]. Ponta Grossa, PR: Universidade Estadual de Ponta Grossa, 2019. Disponível em: <http://tede2.uepg.br/jspui/handle/prefix/2918>. Acesso em: 12 dez. 2020.
19. Venturi V, Viana CP, Maia LFS, Basílio MJ, Oliveira AA, Sobrinho JC et al. O papel do enfermeiro no manejo da monitorização hemodinâmica em unidade de terapia intensiva. Rev Recien. 2016;6(17):19-23. Disponível em: <https://www.recien.com.br/index.php/Recien/article/view/145/219>. Acesso em: 12 dez. 2020.
20. Borges MA, Prado M, Santini TRS, Barbosa AHP, Moreira AC, Ishibe EI et al. Desenvolvimento e validação clínica de equipamento para medida de pressão arterial não invasiva, batimento a batimento, comparado ao de pressão arterial invasiva durante procedimentos de angiocoronariografia. Einstein. 2019;17(2):eAO4156. Disponível em: <https://www.scielo.br/pdf/eins/v17n2/pt_2317-6385-eins-17-02-eAO4156.pdf>. Acesso em: 12 dez. 2020.
21. Alcântara TFDL, Marques IR. Avanços na monitorização neurológica intensiva: implicações para a enfermagem. Rev Bras Enferm. 2009;62(6):894-900. Disponível em: <https://www.scielo.br/pdf/reben/v62n6/a15v62n6.pdf>. Acesso em: 12 dez. 2020.

15

Sepse em pediatria

Regina Grigolli Cesar
Deborah de Campos Rosa Brites

INTRODUÇÃO

O relatório "*The resolution on sepsis*", da United Nations World Health Assembly, de maio de 2017, reconheceu a sepse como uma ameaça global à vida de adultos e crianças e uma prioridade para a Organização Mundial da Saúde (OMS) na próxima década.[1]

A sepse acomete mais de 4% de todos os pacientes hospitalizados com menos de 18 anos e cerca de 8% dos pacientes internados em unidade de terapia intensiva pediátrica (UTIP) em países de alta renda. A mortalidade de crianças com sepse varia de 4 a 50%, dependendo de aspectos como gravidade da doença, fatores de risco e localização geográfica.[2]

O reconhecimento rápido e preciso da sepse pediátrica é fundamental para prevenir a progressão para choque séptico.[3] Dentre as iniciativas para melhorar o reconhecimento precoce dos sintomas de sepse pediátrica, estão os protocolos de sepse, que são sistemas de alerta precoce, incluindo *screening* eletrônico, que podem alcançar alta sensibilidade e maior especificidade quando associados ao acompanhamento clínico, otimizando os resultados de equipes de resposta rápida.[2] Infelizmente, nenhum estudo envolvendo sistemas de alerta eletrônico foi desenvolvido em UTIPs de países de baixo e médio recursos.[2]

A triagem sistemática para sepse em crianças é impulsionada pela premissa de que o reconhecimento precoce leva a um início mais oportuno da terapia, o que se traduz em melhor morbidade e/ou mortalidade. O rápido reconhecimento da sepse, por meio de triagem e procedimentos padronizados para orientar o manejo de pacientes identificados como de risco para sepse, deve ser um componente essencial dos programas de melhoria da qualidade da sepse. Vários estudos demonstram que os *quality improvement* (QI) *programs*, que incorporaram ferramentas de triagem, tiveram melhores resultados.[2]

DEFINIÇÃO DE SEPSE, SEPSE GRAVE E CHOQUE SÉPTICO

Até recentemente, as definições de sepse pediátrica eram de valor limitado para identificação de casos de sepse à beira do leito, tinham baixo valor preditivo e não haviam sido validadas, diminuindo sua utilidade em monitoramento de desempenho e estratificação do paciente.[1]

Conforme as diretrizes mais recentes da Society of Critical Care Medicine (SCCM),[2] enquanto adultos se beneficiaram do "*The third international consensus definitions for sepsis and septic shock (Sepsis-3)*"[4] e ainda que sua aplicação em crianças tenha sido experimentada em estudos publicados em 2017 e 2018, revisões oficiais nas definições de sepse pediátrica continuam pendentes. Portanto, a maioria dos estudos utilizados para estabelecer evidências nessas diretrizes refere-se à nomenclatura de 2005, valendo, para sepse, dois ou mais critérios da síndrome de resposta inflamatória sistêmica (SIRS), com base na idade e na presença de infecção suspeitada ou confirmada) e, para sepse grave, sepse e disfunção cardiovascular ou síndrome do desconforto respiratório agudo (SDRA), ou, então, pelo menos duas disfunções de órgãos, excluindo disfunções cardiovasculares.[2,5]

Em relação ao choque séptico, as novas diretrizes da Society of Critical Care Medicine e da European Society of Intensive Care Medicine (SCCM/ESICM), de 2020,[2] definem sepse como "infecção grave, levando a disfunção cardiovascular (incluindo hipotensão, necessidade de drogas vasoativas ou perfusão prejudicada)" e disfunção orgânica associada à sepse como "infecção grave, levando a disfunção orgânica cardiovascular e/ou não cardiovascular".

Para a identificação de disfunção orgânica aguda em crianças, Weiss et al. (2020)[2] recomendam a utilização de um dos esquemas disponíveis, incluindo o *pediatric sequential organ failure assessment* (pSOFA) *score*,[6,7] o *quick sequential organ failure assessment* (qSOFA),[7] o *pediatric logistic organ dysfunction score 2* (PELOD-2)[7,8] ou, ainda, critérios dos próprios autores, como os de Wilkinson et al. (1986),[9] utilizados, posteriormente, por Proulx et al. (1994)[10], e de Goldstein et al. (2005),[5] que associam critérios próprios com citações de outros autores.[11-13]

RECONHECIMENTO DE SEPSE

"*Surviving Sepsis Campaign*",[2] as atuais diretrizes da SCCM/ESICM, não são uma atualização ou repetição das recomendações publicadas em

2016 pela OMS[14] e pelo National Institute for Health and Care Excellence (NICE), do Reino Unido.[15] Elas não estabelecem um algoritmo de tratamento nem definem um padrão de atendimento, mas, sim, estabelecem uma abordagem abrangente, tanto geograficamente como em termos de diversidade profissional, baseada em evidências e com o objetivo de orientar as melhores práticas[2] a serem utilizadas no desenvolvimento de sistemas de alerta e *checklists* – lembrando que faltam estudos de alta qualidade sobre o reconhecimento da sepse pediátrica e que os dados disponíveis não são suficientes para sugerir qualquer ferramenta de triagem específica.[2]

Entretanto, essas recomendações foram desenvolvidas sem considerar a disponibilidade de recursos. Assim, sobre o reconhecimento da infecção, a "*Surviving Sepsis Campaign*" recomenda:[2]

- implementar triagem sistemática para reconhecimento oportuno de choque séptico e outras disfunções orgânicas associadas à sepse, conforme as seguintes condições:
  - a triagem sistemática precisa ser adaptada ao tipo de paciente, aos recursos e aos procedimentos dentro de cada instituição;
  - é necessário avaliar sistematicamente a eficácia e a sustentabilidade da triagem;
- implementar um protocolo/diretriz para o manejo de crianças com choque séptico ou outras disfunções orgânicas associadas à sepse.

Profissionais da equipe de enfermagem que prestam cuidados diretos aos pacientes estão em posição privilegiada para o reconhecimento dos sinais iniciais de sepse pediátrica (Diaz et al., 2020),[3] de modo que sua participação é essencial na elaboração e implementação de um protocolo institucional alinhado com as recomendações, ainda que adaptado aos recursos disponíveis. O fluxograma apresentado na Figura 1 resume as condutas do protocolo utilizado no Sabará Hospital Infantil.

SUGESTÕES DA "*SURVIVING SEPSIS CAMPAIGN*" (SCCM/ESICM)[2]

- Lactato sérico: embora amplamente utilizado em virtude da rapidez do resultado, ainda não há evidências que sustentem sua recomendação na estratificação do risco de sepse, choque séptico e outras disfunções orgânicas associadas à sepse.

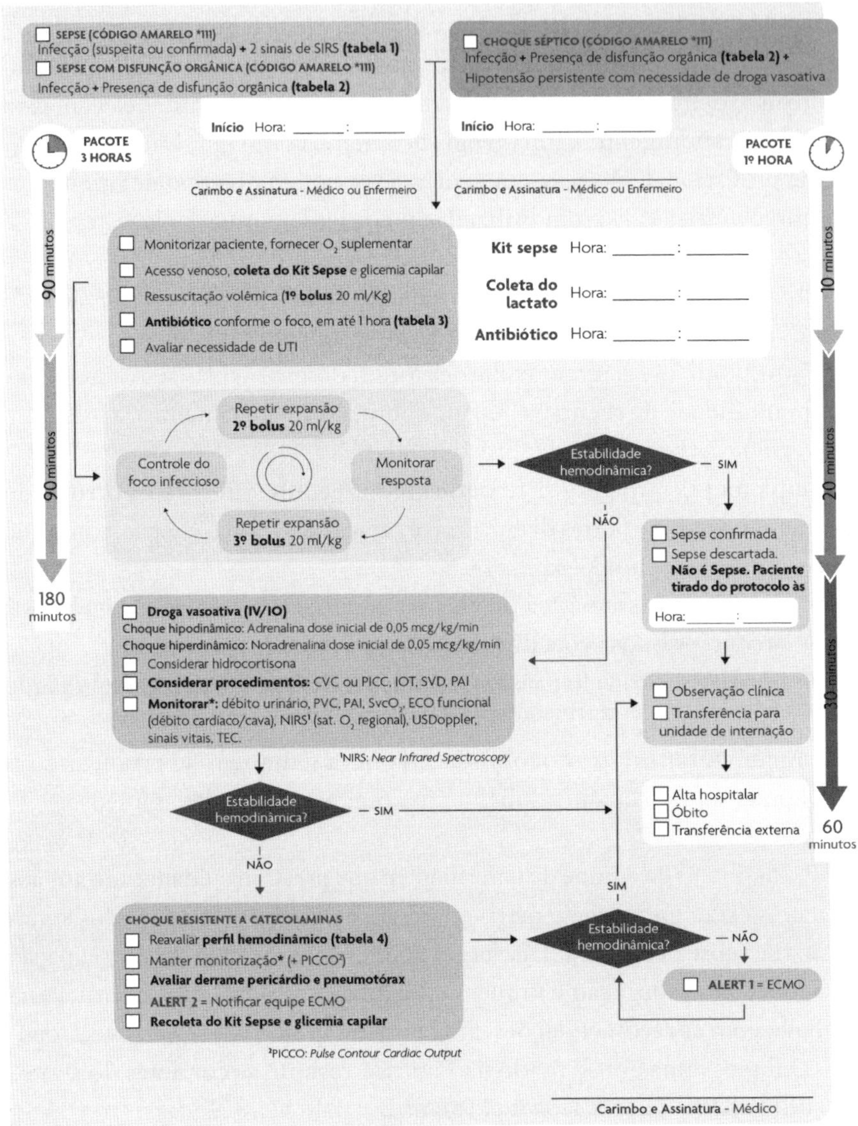

FIGURA 1. Fluxograma de sepse, sepse com disfunção orgânica e choque séptico, conforme protocolo utilizado no Sabará Hospital Infantil.

- Por outro lado, em associação com avaliação clínica, o nível de lactato sérico é útil para orientar a ressuscitação em casos de choque séptico e outras disfunções orgânicas associadas à sepse.
- Deve ser realizada coleta de amostras para hemocultura antes do início da antibioticoterapia.
- Monitorização hemodinâmica: embora amplamente utilizada, ainda não há evidências que sustentem a recomendação de uma meta de pressão arterial média (PAM) no 5º ou 50º percentil para a idade em crianças com choque séptico e outras disfunções orgânicas associadas à sepse.
- Sinais clínicos à beira do leito (como "quente" ou "frio") não devem ser valorizados isoladamente para categorizar o choque séptico em crianças.
- Variáveis hemodinâmicas avançadas, quando disponíveis, associadas a variáveis clínicas à beira do leito, guiam a reanimação de crianças com choque séptico ou outras disfunções orgânicas associadas à sepse.

REFERÊNCIAS

1. Schlapbach LJ, Kissoon N. Defining pediatric sepsis. JAMA Pediatr. 2018;172(4):313-314.
2. Weiss SL, Peters MJ, Alhazzani W, Agus MSD, Flori HR, Inwald DP et al. Surviving sepsis campaign international guidelines for the management of septic shock and sepsis-associated organ dysfunction in children. Intensive Care Med. 2020;46:10-67. doi.org/10.1007/s00134-019-05878-6.
3. Diaz DA, Anderson M, Quelly SB, Clark KD, Talbert S. Early recognition of pediatric sepsis simulation checklist – an exploratory study. J Pediatr Nurs. 2020;50:25-30.
4. Singer M, Deutschman CS, Seymour CW, Shankar-Hari M, Annane D, Bauer M et al. The third international consensus definitions for sepsis and septic shock (Sepsis-3). JAMA. 2016;315(8):801-810.
5. Goldstein B, Giroir B, Randolph A; International Consensus Conference on Pediatric Sepsis. International pediatric sepsis consensus conference: definitions for sepsis and organ dysfunction in pediatrics. Pediatr Crit Care Med. 2005;6(1):2-8.
6. Matics TJ, Sanchez-Pinto LN. Adaptation and validation of a pediatric sequential organ failure assessment score and evaluation of the sepsis-3 definitions in critically ill children. JAMA Pediatr. 2017;171(10):e172352.

7. Schlapbach LJ, Straney L, Bellomo R, MacLaren G, Pilcher D. Prognostic accuracy of age-adapted SOFA, SIRS, PELOD-2, and qSOFA for in-hospital mortality among children with suspected infection admitted to the intensive care unit. Intensive Care Med. 2018;44(2):179-188.
8. Leteurtre S, Duhamel A, Salleron J, Grandbastien B, Lacroix J, Leclerc F; Groupe Francophone de Réanimation et d'Urgences Pédiatriques (GFRUP). PELOD-2: an update of the pediatric logistic organ dysfunction score. Crit Care Med. 2013;41(7):1761-1773.
9. Wilkinson JD, Pollack MM, Ruttimann UE, Glass NL, Yeh TS. Outcome of pediatric patients with multiple organ system failure. Crit Care Med. 1986;14(4):271-274.
10. Proulx F, Gauthier M, Nadeau D, Lacroix J, Farrell CA. Timing and predictors of death in pediatric patients with multiple organ system failure. Crit Care Med. 1994;22(6):1025-1031.
11. Jennett B, Bond M. Assessment of outcome after severe brain damage. Lancet 1975;1(7905):480-484.
12. Bernard GR, Artigas A, Brigham KL, Carlet J, Falke K, Hudson L et al. The American-European consensus conference on ARDS. Definitions, mechanisms, relevant outcomes, and clinical trial coordination. Am J Respir Crit Care Med. 1994;149(3 Pt 1):818-824.
13. Timmons OD, Havens PL, Fackler JC. Predicting death in pediatric patients with acute respiratory failure. Pediatric Critical Care Study Group. Extracorporeal Life Support Organization. Chest. 1995;108(3):789-797.
14. World Health Organization (WHO). Guideline: updates on paediatric emergency triage, assessment and treatment: care of critically-ill children. Geneva: WHO, 2016. Disponível em: <https://pubmed.ncbi.nlm.nih.gov/27010047/>. Acesso em: 17 jan. 2021.
15. National Institute for Health and Care Excellence. Sepsis: recognition, diagnosis and early management. 13 jul. 2016. Disponível em: <https://www.nice.org.uk/guidance/ng51/resources/sepsis-recognition-diagnosis-and-early-management-1837508256709>. Acesso em: 17 jan. 2021.

16

Terapias substitutivas renais

Patricia Araújo Soto
Ana Paula Brecheret

INTRODUÇÃO

A diálise, como terapia renal substitutiva, é a remoção de solutos e líquidos através de uma membrana semipermeável. Na lesão renal aguda, a diálise é indicada quando as medidas clínicas disponíveis não são suficientes para corrigir os distúrbios hidroeletrolíticos, da acidose e a manutenção do balanço de fluidos do paciente. Na doença renal crônica, a indicação da diálise crônica é realizada quando existe uma diminuição importante da função renal, resultando no acúmulo de líquido e toxinas, e é baseada na filtração glomerular e no quadro clínico do paciente.

MECANISMOS DA DIÁLISE

1. Difusão: passagem do soluto do local de maior concentração para o de menor concentração. Sofre influência da diferença de concentração, do tamanho, da forma e da natureza elétrica do soluto, além da temperatura das soluções, área e porosidade da membrana.
2. Ultrafiltração: remoção de fluidos através da membrana a partir do lado com maior pressão para o de menor pressão.
3. Convecção: transporte de solutos através da membrana durante a ultrafiltração; independe do mecanismo de difusão.
4. Adsorção: retirada de solutos por aposição de moléculas (geralmente proteínas) na superfície do filtro de hemodiálise.

DIÁLISE AGUDA

A epidemiologia, a identificação e o tratamento da lesão renal aguda (LRA) na unidade de terapia intensiva (UTI) passaram por grandes mudanças nas últimas décadas. O aperfeiçoamento da terapia substitutiva renal e o monitoramento do paciente proporcionaram uma melhora em sua terapêutica e seu prognóstico. Apesar disso, a LRA ainda se apresenta como fator importante na morbidade e mortalidade do paciente pediátrico criticamente enfermo. A LRA é definida como a perda da capacidade renal de regular os eletrólitos, o equilíbrio acidobásico e o controle do balanço hídrico, junto com a diminuição da filtração glomerular. Na prática, a LRA caracteriza-se por aumento da ureia e da creatinina e diminuição do volume urinário.

Na LRA, a escolha do método dialítico é feita levando-se em consideração o objetivo clínico do momento, a doença de base, a presença de instabilidade hemodinâmica e os métodos disponíveis no serviço.

DIÁLISE CRÔNICA

No paciente crônico, a escolha do método dialítico depende de vários fatores, como as características clínicas do paciente e suas limitações, a estrutura familiar, as condições de moradia e a preferência do paciente e da família. Na pediatria, principalmente em lactentes e pacientes com baixo peso, o método preferencialmente utilizado é a diálise peritoneal. Entretanto, no caso de impossibilidade de realização da diálise peritoneal por perda da função do peritônio ou por outros motivos, realiza-se a hemodiálise ambulatorial.

DIÁLISE PERITONEAL

A diálise peritoneal (DP) é eficiente na difusão e na ultrafiltração, proporcionada pelo gradiente osmótico gerado pela concentração de glicose na solução da diálise. Sua realização é simples em comparação com as modalidades extracorpóreas (hemodiálise intermitente e terapia substitutiva renal contínua). O acesso para a DP é rápido e fácil de ser obtido, mesmo em pacientes hemodinamicamente instáveis. Os cateteres para DP são compostos de um tubo de borracha siliconada e anéis de Dacron para a aderência no tecido subcutâneo, geralmente implantados pelo cirurgião pediátrico.

O processo de DP inicia-se com a infusão do líquido de diálise, sendo que pequenas moléculas se difundem mais rapidamente do que moléculas maiores, como as proteínas. A membrana peritoneal tem poros de diferentes tamanhos, e, à medida que aumenta o tamanho molecular do soluto, diminui a permeabilidade peritoneal.

A DP é realizada em pacientes crônicos, sendo realizada em domicílio, de forma automatizada ou manual, e na terapia intensiva, no caso de pacientes agudos.

HEMODIÁLISE

A hemodiálise é um método de substituição renal que consiste na remoção de solutos e líquido do sangue através da membrana semipermeável do filtro do dialisador, em circulação extracorpórea. Os dialisadores consistem em dois compartimentos divididos por uma membrana semipermeável. Em um dos compartimentos, flui o sangue, enquanto, no outro, em contracorrente, passa a solução de diálise. Através da membrana, ocorrem as trocas entre o sangue e o banho de diálise, por meio de difusão, ultrafiltração e convecção.

O acesso vascular é um aspecto essencial para esse tipo de terapia, devendo ser exclusivo para a realização de hemodiálise. No paciente crônico, é utilizado um cateter venoso central de longa permanência ou uma fístula arteriovenosa, em caso de pacientes maiores; no paciente agudo, pode ser utilizado um cateter de curta permanência. Em pediatria, o pequeno calibre dos vasos aumenta a dificuldade técnica de obtenção e manutenção do acesso vascular.

TERAPIAS HEMODIALÍTICAS CONTÍNUAS

As terapias hemodialíticas contínuas são realizadas nos pacientes agudos, geralmente instáveis hemodinamicamente. Têm maior custo e maior complexidade do que a diálise peritoneal ou a hemodiálise, porém proporcionam maior tolerância hemodinâmica, maior retirada de toxinas ao longo do tempo e maior capacidade de remoção de fluidos. Por meio da ultrafiltração da difusão, convecção e remoção de solutos lenta e gradual, reestabelecem o equilíbrio acidobásico, mantêm a estabilidade hemodinâmica, controlam precisamente o volume ultrafiltrado e melhoram o suporte nutricional. Sua realização depende de um acesso vascular adequado e de uma equipe médica e de enfermagem bem treinadas.

A ATUAÇÃO DO ENFERMEIRO EM TERAPIAS SUBSTITUTIVAS RENAIS

Quando pensamos em crianças, geralmente as associamos a situações de bem-estar, saúde, crescimento e desenvolvimento normais, porém, diante do diagnóstico de uma doença, observamos alterações comportamentais tanto no paciente pediátrico quanto em sua família. No caso das doenças renais, há o agravante da cronicidade e suas particularidades, como alterações da rotina do paciente e de seus familiares, alterações alimentares, limitações físicas, hospitalizações frequentes, entre outras.

A criança com insuficiência renal passa a depender, mesmo que temporariamente, de terapias que assumem a função perdida do rim. O enfermeiro deve estar capacitado para atender o paciente nefropata, independentemente de qual tipo de terapia será utilizada, seja no âmbito hospitalar ou domiciliar.

O enfermeiro tem papel fundamental no acolhimento, na condução da terapia e na educação da família. O enfermeiro e sua equipe devem promover estratégias para que tanto o paciente quanto sua família se adaptem, da melhor forma possível, a essa nova realidade.

Os cuidados de enfermagem giram em torno de alguns pontos específicos, como:

- manutenção da via de acesso pela qual a terapia é realizada;
- instalação e administração da terapia prescrita;
- controle da terapia prescrita, atentando-se para possíveis intercorrências;
- atuação diante de eventos adversos que possam ocorrer.

Um cuidado primordial nas terapias hemodialíticas refere-se à manutenção do acesso vascular utilizado, uma vez que o paciente possui cateteres venosos inseridos em vasos de maior calibre. A equipe deve estar preparada para o manuseio desse acesso, de forma a evitar ou minimizar o risco de infecção, por meio, por exemplo, de manipulação e realização de curativos de maneira asséptica. É essencial que a instituição hospitalar tenha protocolos bem definidos e estabelecidos em relação à assepsia. Além disso, deve-se garantir e manter a permeabilidade do cateter enquanto sua utilização for necessária.

Há, também, o risco de trombose relacionado ao cateter inserido. Para que isso seja evitado, o calibre do cateter deve ser adequado ao diâmetro do vaso escolhido e fazer uso de soluções que minimizem a formação de trombos pode ser uma escolha adequada.

Durante a terapia, é importante atentar-se às instabilidades hemodinâmicas, como arritmias, alterações da pressão sanguínea, alterações hidroeletrolíticas, sangramentos e distúrbios de coagulação, entre outras. Checar o equipamento utilizado também é necessário para garantir o sucesso na realização da hemodiálise.

Em diálise peritoneal, podem surgir algumas complicações. Uma das mais frequentes é a peritonite, mas também podem ocorrer obstrução mecânica do cateter por fibrina, deslocamento do cateter e perda da efetividade da diálise.

Quando os pacientes têm alta hospitalar, o papel do enfermeiro é educá-los, assim como suas famílias, para a nova realidade ainda durante a internação, uma vez que o manuseio e a instalação da cicladora automatizada passará para os cuidados e responsabilidade da família.

A abordagem da doença renal deve ser feita por uma equipe multidisciplinar. É importante preparar a equipe para desenvolver uma visão holística e uma abordagem que objetiva, principalmente, retardar a progressão da lesão renal, assim como um preparo adequado para a terapêutica de substituição da função renal, promovendo qualidade de vida ao paciente e sua família.

BIBLIOGRAFIA CONSULTADA

Avner ED, Harmon WE, Niaudet P, Yoshikawa N, Emma F, Goldstein SL (eds). Pediatric nephrology. 7.ed. Nova York: Springer, 2016.

Coelho JCA, Coelho NMD, Souza WC, Fioravante FA. Doenças renais: a enfermagem na terapia de substituição renal. Rev Conexão Eletrônica (Três Lagoas). 2018;15(1):277-289.

Lima RAG, Vieira MA. Crianças e adolescentes com doença crônica: convivendo com mudanças. Rev Latino-Am Enferm. 2002;10(4):552-560.

Moreira DS, Vieira MR. Crianças em tratamento dialítico: a assistência pelo enfermeiro. Arq Ciênc Saúde. 2010;17(1):27-34.

Phadke KD, Goodyer P, Bitzan M (eds). Manual of pediatric nephrology. Nova York: Springer, 2014.

Riella MC. Princípios de nefrologia e distúrbios hidroeletrolíticos. 4.ed. Rio de Janeiro: Guanabara Koogan, 2003.

Riley AA, Watson M, Smith C, Guffey D, Minard CG, Currier H et al. Pediatric continuous renal replacement therapy: have practice changes changed outcomes? A large single-center ten-year retrospective evaluation. BMC Nephrol. 2018;19(1):268.

17

ECMO em pediatria

Thais Oliveira Franco
Gisela Ponce
Caio Marques Martins

INDICAÇÃO

A oxigenação por membrana extracorpórea (ECMO) é uma terapia extremamente agressiva que utiliza vários dispositivos (oxigenadores, bombas centrífugas etc.) para dar suporte hemodinâmico e ventilatório temporário (podendo durar de dias a meses) durante uma falência cardiopulmonar, situação que representa um risco sem igual para qualquer paciente, principalmente aqueles em estado grave. Por isso, a indicação e a contraindicação da ECMO são pontos cruciais e decisivos para que a terapia seja usada adequadamente, evitando-se apenas prolongar um processo de morte inevitável, distanásia e mais sofrimento. Em contrapartida, os benefícios que a ECMO proporciona nos casos em que o suporte cardiopulmonar é necessário e bem conduzido são extremamente decisivos no desfecho de casos graves.[1]

A indicação para ECMO é discutida apenas depois que já tiverem sido realizadas, sem sucesso, todas as alternativas terapêuticas, como otimização de suporte inotrópico ao paciente em síndrome de baixo débito ou ventilação de alta frequência oscilatória em casos de insuficiência respiratória aguda, sempre respeitando o estado clínico do paciente e seus limites.

Como as indicações de ECMO são variadas e mudam de acordo com o órgão em falência, aqui elas serão divididas em dois grupos: indicações de ECMO-VA (venoarterial) e de ECMO-VV (venovenosa), como mostra a Tabela 1.[2]

TABELA 1. Indicações de ECMO-VA e ECMO-VV.

ECMO-VA (suporte hemodinâmico e pulmonar)	ECMO-VV (suporte exclusivamente pulmonar)
Descompensação cardiovascular aguda, potencialmente reversível, com risco de morte, sem resposta à terapia otimizada, como drogas inotrópicas, vasodilatoras e/ou vasoconstritoras, antiarrítmicos e marca-passo	Doença pulmonar com potencial de reversibilidade
Hipotensão progressiva	Índice de oxigenação > 35
Pressão média do átrio direito (PMAD) ou pressão média do átrio esquerdo (PMAE) > 20 mmHg por mais de 6 horas	Hipercapnia e pH < 7,1
Taquiarritmia, bradiarritmia ou baixo débito causados por efeito tóxico de drogas potencialmente reversíveis	Relação PaO_2/FiO_2 < 100
Saturação venosa mista < 60%	Ventilação pulmonar mecânica < 14 dias
Acidose persistente (pH < 7,15)	Síndrome da angústia respiratória aguda (SARA)
Falência ventricular (FE < 30% no ecocardiograma)	Recuperação de função cardíaca em quadro de insuficiência cardiorrespiratória, sem evolução pulmonar
Impossibilidade de interromper a circulação extracorpórea (CEC) no intraoperatório de cirurgia cardíaca	
Síndrome do baixo débito	
Evidência de hipoperfusão de órgão-alvo (p.ex., débito urinário < 1 mL/kg/h)	
Parada cardiorrespiratória com causa reversível ou sem diagnóstico de causa	
Choque séptico refratário com presença de componente de disfunção ventricular aguda	
Insuficiência cardíaca crônica como ponte para dispositivo e/ou transplante	

CONTRAINDICAÇÕES

As contraindicações da terapia de ECMO servem tanto para o início como para a manutenção e são divididas em absolutas e relativas (Tabela 2). Apesar de os seus critérios serem poucos e instintivos, durante a decisão de início da terapia, é extremamente necessário realizar a consulta sistemática do protocolo de indicação, para que todos os critérios sejam bem avaliados antes de qualquer indicação.[3] Além disso, eles devem ser revisados periodicamente, principalmente as absolutas, a fim de se reavaliar, sempre que possível, a viabilidade da terapia.

TABELA 2. Critérios de contraindicações da ECMO.[1,2]

Contraindicações absolutas	Contraindicações relativas
Condição hemorrágica ou coagulopatia não controladas	Peso inferior a 2,5 kg
Cardiopatia congênita sem possibilidade de correção	Vasos inacessíveis
Lesão pulmonar irreversível (p.ex., ventilação pulmonar mecânica prolongada)	
Malformações ou cromossomopatias importantes (trissomia 13 e 18)	
Lesão cerebral irreversível	
Resistência vascular pulmonar elevada fixa	
Doença metabólica ou oncológica de mau prognóstico	

CIRCUITO DA ECMO

O circuito da ECMO é particular de cada centro realizador, mas os seus componentes básicos são sempre os mesmos, bem como seus tamanhos devem estar sempre de acordo com o peso e a superfície corpórea do paciente. Para se criar um circuito de *bypass* cardiopulmonar, é preciso exercer duas funções: impulsionar o sangue e oxigenar o sangue. Assim, os principais componentes do circuito da ECMO são: a bomba centrífuga (para impulsionar o sangue) e o oxigenador de membrana PMP (para oxigenar o sangue). Com os principais componentes em mente, pode ser iniciada a construção do circuito de ECMO.

Os circuitos de ECMO dividem-se em circuito adulto e circuito pediátrico, tendo cada fabricante suas próprias especificações de peso e superfície corpórea para determinar qual circuito usar para cada caso. Os circuitos de adulto são compostos por tubos de 3/8", para diminuir a resistência do fluxo sanguíneo e reduzir as pressões exercidas pela bomba centrífuga sobre o circuito. Já o circuito pediátrico é composto por tubos de ¼", para diminuir o volume de *prime* (enchimento do circuito) sem pressurizar as linhas de drenagem e retorno e não causar prejuízo ao paciente e à terapia.[4]

O circuito básico de ECMO para adultos é composto por linha venosa, bomba centrífuga, *safe zone*, oxigenador e linha arterial. Esse circuito atende a pacientes com indicação tanto de ECMO-VA quanto de ECMO-VV, modificando-se somente a posição das cânulas inseridas pelo cirurgião no momento da canulação. O circuito básico pediátrico e neonato difere do de adulto em dois aspectos: diâmetro dos tubos e presença de uma ponte conectando as linhas venosa e arterial (Figura 1).

A **linha venosa** é a conexão entre a(s) cânula(s) de drenagem com a bomba centrífuga. Pelo fato de o tubo estar posicionado anteriormente à bomba, a força física aplicada (centrífuga de sucção) causa uma pressão negativa na linha venosa, única em todo o conjunto circuito-paciente. Essa pressão negativa deve ser monitorizada constantemente durante a terapia, pois fornece informações importantes, como para o manejo de volemia, indicação de trombose em cânula venosa, tamanho de cânulas e circuitos, entre outras.

A **bomba centrífuga** é o componente mais manuseável da ECMO, por ser responsável por criar o débito cardíaco na VA, a fração oxigenada na assistência VV e a pressão positiva que o sangue irá exercer no circuito. Dessa forma, é necessário alterar os parâmetros de seu console para atender às

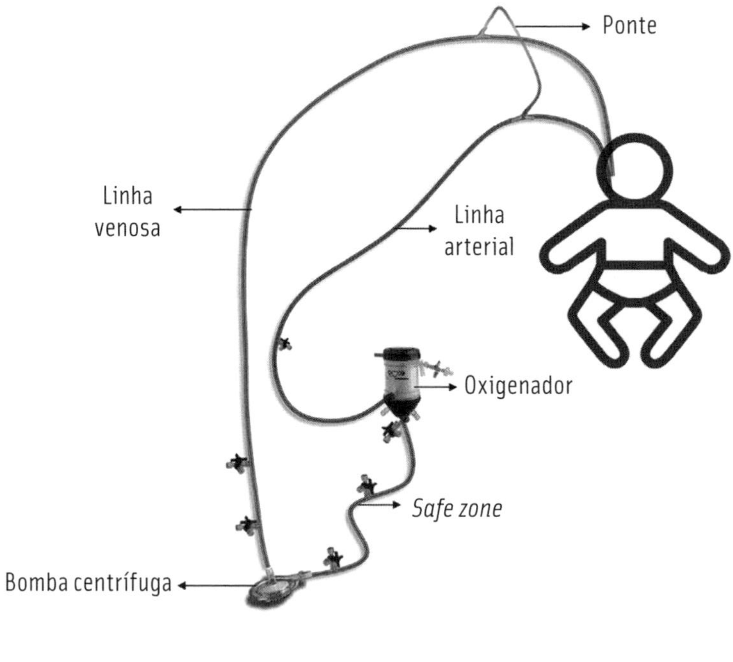

FIGURA 1. Composição do circuito básico pediátrico.

Crédito: elaborada por Caio Marques Martins.

demandas da terapia. O único parâmetro efetivamente ajustável no console da bomba centrífuga são as rotações por minuto, que é a velocidade com que o motor da bomba deve girar para criar determinado fluxo sanguíneo como resultado. Cada fornecedor possui seus parâmetros específicos, variando de acordo com o tamanho do descartável, nível de comunicação entre o imã giratório e o descartável, comprimento do sistema e outros.

Ao ajustar as rotações por minuto do console da bomba centrífuga, assume-se que mais de um parâmetro da ECMO será alterado, como: fluxo de assistência, pressão de acesso, gradiente transmembrana, capacidade de oxigenação na membrana e temperatura gerada pela força centrífuga na conexão imã-descartável. A Tabela 3 ilustra as mudanças dos parâmetros de acordo com o ajuste de RPM.[3]

Safe zone é a área do circuito mais segura de se manipular, e isso se deve a um conjunto de fatores que protege o paciente em caso de acidente com a manipulação do circuito. A bomba centrífuga é responsável pela pressurização e impulsão do sangue, direcionando-o para a *safe zone*, que o recebe com a maior pressão exercida em todo o circuito, pois a membrana, que está logo a seguir, se comporta como uma obstrução, aumentando a pressão do sangue, que precisa vencer essa resistência para ser oxigenado.[5]

Essa pressão também deve ser monitorada constantemente durante a terapia, apesar de não haver nenhum valor para se basear na conduta ou avaliação, ao menos não sem estar pareada com outro parâmetro. A pressão pré-membrana é a pressão aferida na *safe zone* e, em conjunto com a pressão pós-membrana, permite o cálculo do gradiente transmembrana – para o qual é necessário subtrair o valor da pressão pré-membrana do valor da pressão pós-membrana: PÓS| – PRÉ| = Δ.|

TABELA 3. Mudanças dos parâmetros no circuito de ECMO em decorrência do ajuste de RPM.

RPM ⇑	Pressão de acesso ⇓	Gradiente transmembrana ⇑	Capacidade de oxigenação na membrana ⇓	Temperatura no ímã ⇑
RPM ⇓	Pressão de acesso ⇑	Gradiente transmembrana ⇓	Capacidade de oxigenação na membrana ⇑	Temperatura no ímã ⇓

O resultado é um indicador específico para avaliar função da membrana, prever coágulos invisíveis que podem interromper a terapia e evitar hemólise ou trauma sanguíneo.[6]

O **oxigenador** é a maior barreira do circuito de ECMO; portanto, é o maior concentrador de trombos e depósitos de fibrina do circuito. Além disso, é o componente mais importante do circuito, o que o torna responsável pela necessidade de troca de circuito durante a terapia. A função do oxigenador deve ser monitorada pelo menos uma vez ao dia, com avaliação de gasometria e inspeção visual em conjunto com parâmetros clínicos e laboratoriais do paciente. Em caso de resultados condizentes com falência de membrana, deve-se programar a troca do circuito e da membrana como procedimento de urgência.[4,7]

Linha arterial é a linha que retorna o sangue já oxigenado, com fluxo e aquecido para o paciente, em uma artéria (no caso de VA) ou em uma veia (no caso de VV). Independentemente se a terapia for VA ou VV, a linha arterial deve ser manipulada apenas em uma situação específica durante toda a terapia: coleta de amostra pós-membrana para a avaliação de função do oxigenador. Salvo essa situação específica, a linha arterial nunca deve ser manipulada pelo risco de embolia, principalmente gasosa, já que qualquer êmbolo poderá ser impulsionado diretamente para o sistema vascular do paciente, sem nenhuma obstrução ou filtro para impedir.

A **ponte** é um componente presente apenas no circuito pediátrico. A função da ponte é manter um fluxo de sangue no circuito diferente do fluxo mantido no paciente. Essa diferença é necessária por alguns motivos, como:

- manter um fluxo seguro e não trombogênico no circuito sem causar hiperfluxo durante a terapia;
- manter o circuito funcionante durante o processo de desmame em pacientes de baixo peso, enquanto o fluxo de assistência é gradativamente reduzido;
- possibilitar atingir fluxos baixos de assistência independentemente do mínimo de RPM da bomba centrífuga.[8]

A confecção do circuito básico de cada centro deve ser descrita em protocolo e seguida pelo primer (perfusionista responsável por montar, adaptar e circular o circuito de ECMO), responsável no momento de montagem e início da terapia, oferecendo sempre o mesmo circuito para a equipe de especialistas em ECMO (circuito *default*) e deixando os componentes acessórios (Figura 2) prontos para serem instalados a critério médico ou de acordo com protocolo institucional.[4]

Transdutores de pressão são utilizados para aferir as pressões do circuito (acesso, pré-membrana e pós-membrana) mencionadas anteriormente. Cada transdutor deve ser inserido em locais específicos para aferir a pressão de modo correto, sem interferência de outros componentes, observando sempre a presença de ponte e/ou desvios no circuito que possam mascarar o valor das pressões.

Um dispositivo de hemofiltração (hemoconcentrador) é instalado no circuito de ECMO para controle volêmico, principalmente nas primeiras horas de terapia, período de maior influência de mediadores inflamatórios que aumentam a permeabilidade vascular, causando edema e hipovolemia. A utilização de substâncias coloides e a retirada de volume diminui o edema e aumenta a pressão osmótica do sangue, mantendo a pressão arterial estável e facilitando o controle volêmico. Para instalação do hemofiltro, é necessária

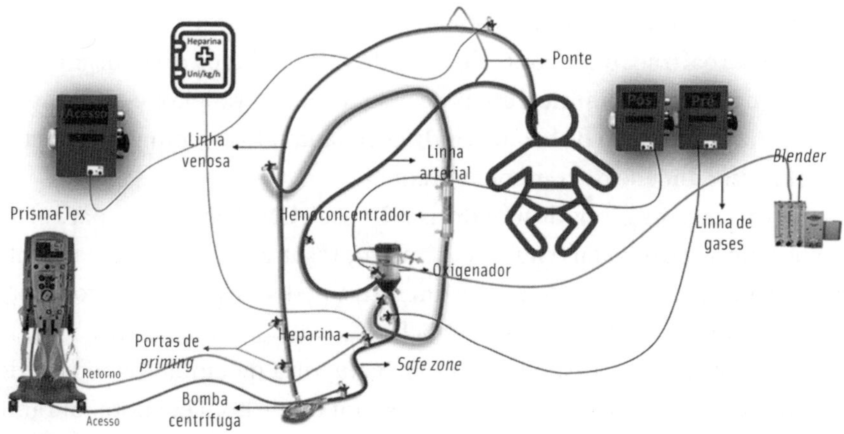

FIGURA 2. Componentes acessórios.

Crédito: elaborada por Caio Marques Martins.

uma porta com pressão positiva (*safe zone*), para sequestro de fluxo, e uma porta de pressão negativa, para retorno do sangue filtrado (linha venosa).[8-10]

Um circuito de PrismaFlex é adicionado ao circuito da ECMO de acordo com a interação pressórica do sistema de substituição renal contínua com a ECMO, sendo sempre priorizadas as portas da *safe zone*.

Cada componente acessório incluso no circuito deve estar de acordo com protocolos embasados em literatura científica ou *guidelines* da Extracorporeal Life Support Organization (ELSO).

ATUAÇÃO DO ENFERMEIRO ESPECIALISTA

Diante da alta complexidade tecnológica que a utilização de ECMO demanda, busca-se a atualização constante de profissionais altamente especializados para a realização de assistência direta à beira leito. Reitera-se que o conhecimento científico, atrelado ao conhecimento técnico, na operacionalização e manuseio do circuito, é primordial para o êxito do tratamento. A maioria das informações sobre a utilização de ECMO provém de registros da ELSO.

Para a realização da assistência direta ao paciente pediátrico submetido à ECMO, é indispensável a avaliação de aspectos fisiológicos do paciente, como aspectos operacionais para o adequado conhecimento e manuseio do circuito de oxigenação extracorpórea.

Para a realização do controle de todos os cuidados dispensados em ECMO, nas 24 horas ininterruptas de assistência beira-leito, o enfermeiro deve utilizar o registro de balanço hídrico, adaptando as rotinas de cuidado que essa modalidade de tratamento requer.

Os parâmetros gerais de monitorização em ECMO envolvem, para além do controle usual de sinais vitais e parâmetros respiratórios tradicionalmente empregados em unidade de terapia intensiva pediátrica, parâmetros específicos, conforme apresentado na Tabela 4.

A monitorização dispensada nessa categoria de cuidados requer do enfermeiro o controle de gazes, pressões e fluxos de hora em hora, durante as 24 horas contínuas de assistência direta beira-leito.

TABELA 4. Registro de parâmetros vitais monitorados em oxigenação por membrana extracorpórea (ECMO).

Parâmetro vital controlado	Definição
Fluxo paciente	Fluxo de sangue fornecido ao paciente
Fluxo total	Fluxo de sangue desviado do corpo para o circuito
Delta fluxo	Corresponde à diferença encontrada entre o fluxo de sangue total e o fluxo de sangue do paciente
Rotação por minuto	Velocidade que a bomba centrífuga demanda para gerar um fluxo contínuo
Pressão de acesso	Pressão presente na via de drenagem para desviar o sangue do corpo para o circuito
Pressão pré-membrana	Pressão encontrada após a bomba centrífuga e antes do oxigenador
Pressão pós-membrana	Pressão remanescente após a passagem do sangue pelo oxigenador
Gradiente da diferença das pressões	Diferença encontrada entre as pressões de acesso pré-membrana e pós-membrana
Fração inspirada de oxigênio (FIO_2) (ECMO)	Quantidade de oxigênio suportivo ofertado ao paciente submetido à ECMO
Sweep	Fluxômetro destinado à administração de doses extras de oxigênio. Permite a administração suplementar de oxigênio para manter os níveis de CO_2 no sangue dentro dos parâmetros de normalidade
Ultrafiltração	Taxa monitorada no circuito que possibilita a avaliação da função renal
Tempo de coagulação ativado (TCA)	Controle do tempo de coagulação ativado mensurado de hora em hora; corresponde à taxa de coagulação monitorada
Aquecedor	Componente do circuito que aquece o sangue ao longo do sistema, evitando hipotermia

A autonomia do enfermeiro nos ajustes dos parâmetros em ECMO vincula-se estritamente aos limites de alteração preestabelecidos pelo profissional médico. No início de cada plantão, os parâmetros são determinados mediante o preestabelecimento de valores mínimo e máximo aceitáveis para o manejo de cuidados nas 24 horas posteriores ao tratamento.

Os parâmetros de monitorização considerados essenciais ao paciente em tratamento de oxigenação extracorpórea, e ajustados pelo profissional enfermeiro, são descritos na Tabela 5.

TABELA 5. Parâmetros de monitorização diários preestabelecidos ao paciente pediátrico submetido à ECMO.

Parâmetro de monitorização	Ajuste de parâmetro
1. Manter (FiO_2) > 50% ou necessário	Saturação de oxigênio periférica: (> ou <) (___)
2. Ajustar fluxo de oxigênio (*sweep*)	PCO_2 (arterial) entre 40 e 50 mmHg: (___)
3. Ajustar FiO_2	PO_2 pós-membrana: (___) mmHg
4. Ajustar fluxo da ECMO	Saturação venosa > central: (___) %
5. Comunicar equipe médica se:	Gradiente transmembrana > (___) mmHg Diferença entre fluxo total e fluxo do paciente < (___) mL Pressão de acesso < (___) mmHg Tempo de coagulação ativado (TCA) < (___) ou > (___) segundos Pressão arterial média < (___) ou > (___) mmHg
	Pressão venosa central (PVC) < (___) ou > (___) mmHg Frequência cardíaca < (___) ou > (___) bpm Saturação de oxigênio < (___) % Saturação venosa de oxigênio < (___) % Pressão intra-abdominal > (___) mmHg Fluxo total < (___) mL Fluxo do paciente (___)

A checagem e a conferência do circuito de ECMO figura entre os cuidados de maior relevância durante a assistência beira-leito. A rotina da instituição estabelece que as checagens sejam efetuadas de maneira individual, de hora em hora, pelo profissional enfermeiro e, em duplas, durante as trocas de turno.

A Tabela 6 elenca os componentes do circuito de oxigenação extracorpórea, conferidos sistematicamente pelo enfermeiro especialista em ECMO, bem como o tempo de controle padronizado na instituição para a conferência de cada componente – uma espécie de *checklist* para uma execução sequencial e preordenada.

A atenção dispensada para além das condições fisiológicas e técnicas do cuidado tem se mostrado uma preocupação constante nos serviços de ECMO. A inclusão do suporte psicológico aos familiares dos pacientes pediátricos é crescente, dados os riscos inerentes a esse tratamento.[12-15]

TABELA 6. Componentes do circuito de ECMO e tempo de controle preestabelecido para a conferência.[11]

Componentes do circuito de ECMO	Tempo de controle
Checagem do circuito e dos equipamentos	1/1h
Nivelar, lavar e zerar pressões do circuito de ECMO	6/6h
Fluxo no *sweep* no circuito	6/6h (ou a pedido médico)
Reposicionar ajuste na ponte	6/6h (ou a pedido médico)
Prova de oxigênio no circuito	1x/dia (ou a pedido médico)
Aspirar drenos e/ou lavar torneirinhas que não estão em uso	6/6h
Trocar claves e transdutores de pressão do circuito de ECMO	24/24h (ou necessário)

Estudo realizado em um hospital estadunidense descreveu a experiência exitosa na criação de uma equipe de cuidados avançados em pediatria destinada ao cuidado de familiares de pacientes submetidos ao suporte de vida extracorpórea. Enfatizou a importância do acompanhamento psicológico em decorrência do alto risco de mortalidade associado ao procedimento.[14,16]

Um fator impactante ainda a ser considerado durante a assistência de enfermagem é o dimensionamento de recursos humanos para a realização de cuidados beira-leito ao paciente em ECMO.[12] A elevada complexidade de cuidados, associada ao volume de trabalho demandado, exige o dimensionamento para além da proporção 1:1. Derradeiramente, elencam-se os princípios éticos a serem observados pela equipe multiprofissional no atendimento ao paciente submetido a essa modalidade de tratamento:[15]

- respeitar os princípios da beneficência, na busca do melhor interesse da criança;
- não maleficência, de modo que os benefícios advindos da terapia suportiva sejam superiores à dor e ao sofrimento vivenciados;
- autonomia, ou seja, o processo de tomada de decisão deve envolver necessariamente o consentimento dos pais ou responsáveis.

Ante o exposto, constata-se a complexidade dos cuidados realizados pelo enfermeiro na assistência direta e ininterrupta beira-leito ao paciente pediátrico submetido à ECMO.

A contribuição do estudo advém do compartilhamento de cuidados específicos realizados pelo enfermeiro em uma modalidade de tratamento promissora e de elevada criticidade. Conhecer a atuação de enfermeiros especialistas em um campo crescente em nosso país possibilita a ampliação de perspectivas para a disseminação de uma prática em expansão no cenário hospitalar nacional.

REFERÊNCIAS

1. Jenks CL, Raman L, Dalton HJ. Pediatric extracorporeal membrane oxygenation. Crit Care Clin. 2017;33(4):825-841. doi.org/10.1016/j.ccc.2017.06.005.
2. Rodrigues-Cruz E, Walters 3rd. H, Aggarwal S. Pediatric extracorporeal membrane oxygenation. Medscape [Internet]. Atualizado em: 21 dez. 2017. Disponível em: <http://emedicine.medscape.com/article/1818617-overview>. Acesso em: 4 mar. 2021.
3. Toomasian JM, Lawson S, Harris WE. The circuit. In: Annich G, Lynch W, MacLaren G, Wilson J, Bartlett R (eds). Extracorporeal cardiopulmonary support in critical care. 4.ed. Ann Arbor: Extracorporeal Life Support Organization, 2012. p.107-132.
4. Lansink-Hartgring AO, van den Hengel B, van der Bij W, Erasmus ME, Mariani MA, Rienstra M et al. Hospital costs of extracorporeal support therapy. Crit Care Med. 2016;44(4):717-723. Disponível em: <https://www.ncbi.nlm.nih.gov/pubmed/26571188>. Acesso em: 4 mar. 2021.
5. Extracorporeal Life Support Organization (ELSO). Overall outcomes. Disponível em: <https://www.elso.org/Registry/Statistics.aspx>. Acesso em: 4 mar. 2021.
6. Guérin C, Reignier J, Richard JC, Beuret P, Gacouin A, Boulain T et al. Prone positioning in severe acute respiratory distress syndrome. N Engl Med. 2013;368(23):2159-2168. Disponível em: <http://www.nejm.org/doi/full/10.1056/NEJMoa1214103>. Acesso em: 4 mar. 2021.
7. Redaelli S, Zanella A, Milan M, Isgrò S, Lucchini A, Pesenti A et al. Daily nursing care on patients undergoing venous-venous extracorporeal membrane oxygenation: a challenging procedure! J Artif Organs. 2016;19(4):343-349. Disponível em: <https://link.springer.com/article/10.1007%2Fs10047-016-0912-y>. Acesso em: 4 mar. 2021.

8. Lee SH, Shin DS, Kim JR, Kim H. Factors associated with mortality risk in critical care patients treated with veno-arterial extracorporeal membrane oxygenation. Heart Lung. 2017;46(3):137-142. doi.org/10.1016/j.hrtlng.2017.02.003.
9. Clements L, Moore M, Tribble T, Blake J. Reducing skin breakdown in patients receiving extracorporeal membranous oxygenation. Nurs Clin North Am. 2014;49(1):61-68. doi.org/10.1016/j.cnur.2013.11.003.
10. Aubron C, Cheng AC, Pilcher D, Leong T, Magrin G, Cooper DJ et al. Factors associated with outcomes of patients on extracorporeal membrane oxygenation support: a 5-year cohort study. Crit Care. 2013;17(2):R73. Disponível em: <https://ccforum.biomedcentral.com/articles/10.1186/cc12681>. Acesso em: 4 mar. 2021.
11. Chaves RCF, Rabello Filho R, Timenetsky KT, Moreira FT, Vilanova LCS et al. Oxigenação por membrana extracorpórea: revisão da literatura. Rev Bras Ter Intensiva São Paulo. 2019;31(3):410-424. Disponível em: <http://www.scielo.br/scielo.php?script=sci_arttext&pid=S0103-507X2019000300410&lng=en&nrm=iso>. Acesso em: 13 fev. 2021.
12. van Kiersbilck C, Gordon E, Morris D. Ten things that nurses should know about ECMO. Intensive Care Med. 2016;42(5):753-744. Disponível em: <https://link.springer.com/article/10.1007%2Fs00134-016-4293-8>. Acesso em: 4 mar. 2021.
13. Schwartz SM, Schmidt A. Medical and nursing care of the child on mechanical circulatory support. Pediatr Crit Care Med. 2013;14(5 Suppl.1):S43-S50. Disponível em: <https://www.ncbi.nlm.nih.gov/pubmed/23735985>. Acesso em: 4 mar. 2021.
14. Ryan J. Extracorporeal membrane oxygenation for pediatric cardiac arrest. Crit Care Nurse. 2015;35(1):60-69. Disponível em: <http://ccn.aacnjournals.org/content/35/1/60>. Acesso em: 4 mar. 2021.
15. Carter MA. Ethical considerations for care of the child undergoing extracorporeal membrane oxygenation. AORN J. 2017;105(2):148-158. Disponível em: <http://onlinelibrary.wiley.com/doi/10.1016/j.aorn.2016.12.001/epdf>. Acesso em: 4 mar. 2021.
16. Doorenbos AZ, Starks H, Bourget E, McMullan DM, Lewis-Newby M, Rue TC et al. Examining palliative care team involvement in automatic consultations for children on extracorporeal life support in the pediatric intensive care unit. J Palliat Med. 2013;16(5):492-495. Disponível em: <http://online.liebertpub.com/doi/pdf/10.1089/jpm.2012.0536>. Acesso em: 4 mar. 2021.

18

Cuidados com o paciente cirúrgico antes, durante e após a cirurgia

Giovana Abrahão de Araújo Moriya
Janaína de França Antoniassi
Maria Lucia Moreira Castanheira

O AMBIENTE DE CENTRO CIRÚRGICO E A CIRURGIA PEDIÁTRICA

A unidade de centro cirúrgico (CC) pode ser definida como um conjunto de áreas e instalações destinadas à realização de procedimentos anestésico-cirúrgicos, à recuperação anestésica e ao pós-operatório imediato, de forma a prover segurança e conforto para o paciente e toda a equipe multidisciplinar atuante.[1]

Especificamente a população infantil tem particularidades em todas as esferas, motivo pelo qual é necessário realizar atendimento personalizado para cada criança, pois se trata de um público mais sensível a diferentes crises, devido aos seus recursos limitados para o enfrentamento de situações desconhecidas e/ou dolorosas.[2,3]

SISTEMATIZAÇÃO DA ASSISTÊNCIA DE ENFERMAGEM PERIOPERATÓRIA (SAEP)

A SAEP é um modelo assistencial que favorece a garantia da qualidade ao paciente cirúrgico. Trata-se de uma proposta organizada de planejamento, com o objetivo de promover a assistência integral e continuada ao paciente cirúrgico, permitindo a interação da assistência nos períodos pré, trans e pós-operatórios.[2-5]

Quando a instituição opta pela aplicação de uma metodologia como a SAEP, ela deve preparar o profissional de enfermagem para:

- auxiliar pacientes e familiares no enfrentamento do ato anestésico-cirúrgico proposto;
- prever, prover e controlar recursos humanos e materiais necessários ao ato anestésico-cirúrgico;
- realizar a prevenção de riscos decorrentes do ambiente de CC e da sala de recuperação pós-anestésica (SRPA);

- utilizar os materiais e equipamentos necessários para o desenvolvimento desses procedimentos, estimulando a cultura de segurança durante a jornada do paciente no período perioperatório (desde a admissão do paciente no CC até a sua saída para a unidade de destino).

Em todas as etapas do SAEP, é fundamental o registro de todas as atividades em impresso próprio e adequado às fases do período perioperatório.[2]

ATENÇÃO AO PACIENTE NO PERÍODO PRÉ-OPERATÓRIO

Um dos modelos implantados nas instituições para alinhamento de processos pré-operatórios é o "bate-mapa", que consiste em uma reunião, em horário predeterminado, na data precedente ao procedimento cirúrgico, com o intuito de alinhar todos os preceitos e avaliar criteriosamente todos os riscos, na tentativa de prevenir ou reduzir a possibilidade de posteriores complicações. Nessa reunião, são analisados os seguintes aspectos: porte, duração do procedimento, tipo de anestesia, possíveis riscos no transoperatório, autorização dos materiais específicos para o procedimento, como órteses, próteses e materiais especiais (OPME), bem como equipamentos, materiais permanentes e descartáveis, reservas de hemoderivados e vaga em unidade de terapia intensiva (UTI). Para o sucesso do procedimento anestésico-cirúrgico, são fundamentais o engajamento e a comunicação efetiva entre todos os participantes das áreas adjacentes ao CC que participam desse momento.

Um grande diferencial para a programação e o preparo da assistência é a realização da consulta de enfermagem pré-operatória, que pode ser feita presencialmente ou por meio de teleconsulta guiada. O enfermeiro, nesse momento, é responsável por estabelecer um vínculo com a criança e seus familiares e iniciar as orientações, como: jejum oral (conforme rotina institucional, com especial atenção ao horário correto da última mamadeira, refeição ou água ingeridos), retirada de adornos, higienes corporal e oral prévias (ressalta-se a importância de relembrar, às crianças que já escovam os dentes sozinhas, cuidado maior no momento de enxaguar a boca, para que não haja nenhuma ingestão de água). Outras informações são de extrema importância para a programação da intervenção anestésico-cirúrgica, como alergias prévias, histórico de hipertermia maligna familiar, cirurgias anteriores e complicações, além da realização de exame físico na consulta presencial, entre outros. É importante também observar sinais de medo e ansiedade, tanto na criança como nos familiares, comuns nessa fase, procurando estimulá-los a falarem sobre suas expectativas e seus receios.[2,6]

RECEBIMENTO DO PACIENTE NO CENTRO CIRÚRGICO

A primeira fase desse momento é a de acolhimento do paciente e sua família, que preferencialmente deverá ser realizada por um enfermeiro. Primordialmente, devem ser checados os dados de identificação da criança, a depender do protocolo institucional.[2]

Os fatores estressantes da cirurgia e da hospitalização têm sido considerados situações de crise, capazes de produzir ajustamento negativo nas crianças. O papel do enfermeiro deve estar centrado em minimizar o estresse de ambas as experiências, visto que as crianças de cada grupo etário reagem de formas diferentes a fatores estressantes de medo, separação, perda de controle e dor, sendo importante ajustar o melhor cuidado para cada criança especificamente.[2]

Caso a criança não venha espontaneamente aos cuidados da equipe de enfermagem, deve-se permitir que o responsável pela criança (p.ex., pais) possa entrar no CC, levando em conta a rotina de cada instituição.[2,7] Algumas instituições possuem brinquedoteca, um espaço lúdico que conta com a presença de brinquedistas e de brinquedos didáticos/terapêuticos para que as crianças se entretenham antes de serem encaminhadas para as salas operatórias. Por vezes, nesses locais são realizadas demarcações cirúrgicas e responsabilizações de termos e riscos legais.

PERÍODO INTRAOPERATÓRIO

A criança só poderá ser encaminhada para a sala operatória quando esta estiver totalmente equipada e quando a equipe cirúrgica estiver presente (anestesiologista, cirurgião, assistente e circulante de sala).[2] A sala já deverá estar preparada e previamente aquecida quando a criança adentrar. Um dos grandes diferenciais de um centro cirúrgico pediátrico especializado reside no fato de o paciente sempre ser acompanhado de um representante para a sala operatória. Dessa forma, o *sign in* – primeira fase do *checklist* de segurança cirúrgica – é realizado com a presença tanto da equipe cirúrgicaquanto do responsável pela criança (p.ex., pais).

A criança deve ser colocada na mesa cirúrgica de modo confortável e seguro, e mantida em decúbito dorsal horizontal e em posição anatômica até que seja cardiomonitorizada e que seus parâmetros vitais sejam verificados.

O tema humanização na assistência ao paciente cirúrgico pediátrico significa não somente executar um processo, mas fazê-lo com afeto, paciência e resiliência; ouvindo as palavras, os choros e, por que não, o silêncio, comum na sala operatória. Estratégias como musicoterapia, jogos integrativos e outras formas de humanização e encantamento são utilizadas para minimização do estresse da criança. Esses momentos são essenciais para pacientes e familiares e para a satisfação dos profissionais que atuam nesse contexto.

O *checklist* cirúrgico deve ser realizado antes da indução anestésica (*sign in*), antes da incisão na pele (*time out*) e depois da cirurgia (*sign out*), em consonância com a equipe cirúrgica.[2,8,9]

Somente após a criança adormecer são realizados procedimentos invasivos, como punção venosa para a administração das drogas anestésicas ou quaisquer outros acessos. Dessa forma, garante-se o sucesso dos procedimentos sem maiores traumas. Uma das atribuições do enfermeiro na sala operatória é auxiliar o anestesiologista durante a indução anestésica e o despertar da criança, além de garantir o aquecimento e a manutenção da temperatura corpórea da criança. Para tal, são indicados cobertores, protetores de matelassê e mantas ou colchões térmicos. É importante também acompanhar a temperatura corpórea por meio de termometria esofágica ou retal durante o intraoperatório.

Outro cuidado muitas vezes subestimado nas práticas cotidianas em CC está relacionado à prevenção de lesões de pele relativas ao posicionamento cirúrgico e aos riscos inerentes à posição inadequada. Mais uma vez, ressalta-se a importância do trabalho em equipe, visto que o posicionamento cirúrgico é uma responsabilidade compartilhada entre as equipes anestésica, cirúrgica e de enfermagem, e a sua negligência pode acarretar sérias consequências à criança. A aquisição de equipamentos, acessórios e dispositivos adequados, assim como de recursos de proteção específicos para quaisquer procedimentos/particularidades da criança, é essencial.[2]

Ainda como cuidado fundamental, a placa neutra do eletrocautério (ou o colchão placa) deverá ser colocada em local apropriado.

Antes de iniciar o procedimento propriamente dito, é realizado o *time out*, a segunda fase do *checklist* de segurança cirúrgica.[2,8,9]

SEGURANÇA DO PACIENTE CIRÚRGICO[9]

Ao término do procedimento, é realizada a terceira e última fase do *checklist* de segurança cirúrgica: o *sign out*.[2,8,9] O paciente é encaminhado para a área de destino sempre na cama, que deve estar protegida, com as grades elevadas em suas laterais, e portando o suporte de oxigênio/nebulização, caso necessário. Se o destino for a unidade de terapia intensiva, o paciente, sempre monitorizado, deve ser acompanhado pela equipe anestésica, pelo enfermeiro e pelo auxiliar de transporte, após transição de cuidados por telefone e preenchimento de documentação em sistema informatizado. Se o destino for a sala de recuperação anestésica, deve ter acompanhamento do anestesiologista e da enfermagem.[2]

A Figura 1 é um exemplo de *checklist* cirúrgico do Sabará Hospital Infantil, implantado em todas as salas operatórias para aplicação nas três fases (*sign in, time out* e *sign out*) e que segue as orientações do Ministério da Saúde, da Organização Pan-Americana da Saúde (Opas) e da Organização Mundial da Saúde (OMS).

PÓS-OPERATÓRIO IMEDIATO – RECUPERAÇÃO ANESTÉSICA

Os principais cuidados de enfermagem na recuperação anestésica são:

- análise do nível de consciência (sonolência e agitação);
- manutenção dos sinais vitais;
- observação de distúrbios respiratórios;
- manutenção da normotermia;
- observação de náuseas/vômitos;
- controle da dor.

A criança deve ser mantida aquecida, com o decúbito elevado, cabeça unilateralizada, quando não houver restrições quanto ao decúbito, e a oxigenoterapia deverá ser ofertada, se necessário. O aquecimento corporal e a oxigenação auxiliam a eliminar os fármacos anestésicos utilizados na cirurgia de forma mais rápida, reduzindo os desconfortos próprios do pós-operatório. Além disso, emocionalmente, o aquecimento corporal se traduz em aconchego e conforto.[2,10-12]

Diferentemente do adulto, não há indicações de monitorização completa na criança no pós-operatório imediato. No entanto, a oximetria de pulso é imprescindível.[2,10-12]

A dor é uma experiência multidimensional e de alta complexidade. Apesar de existirem muitas escalas para a avaliação da dor em crianças, não há uma ideal para todos os pacientes pediátricos. Além disso, sua aplicação clínica é de difícil abordagem, a depender da escala de dor e do nível de consciência/agitação do paciente.[2]

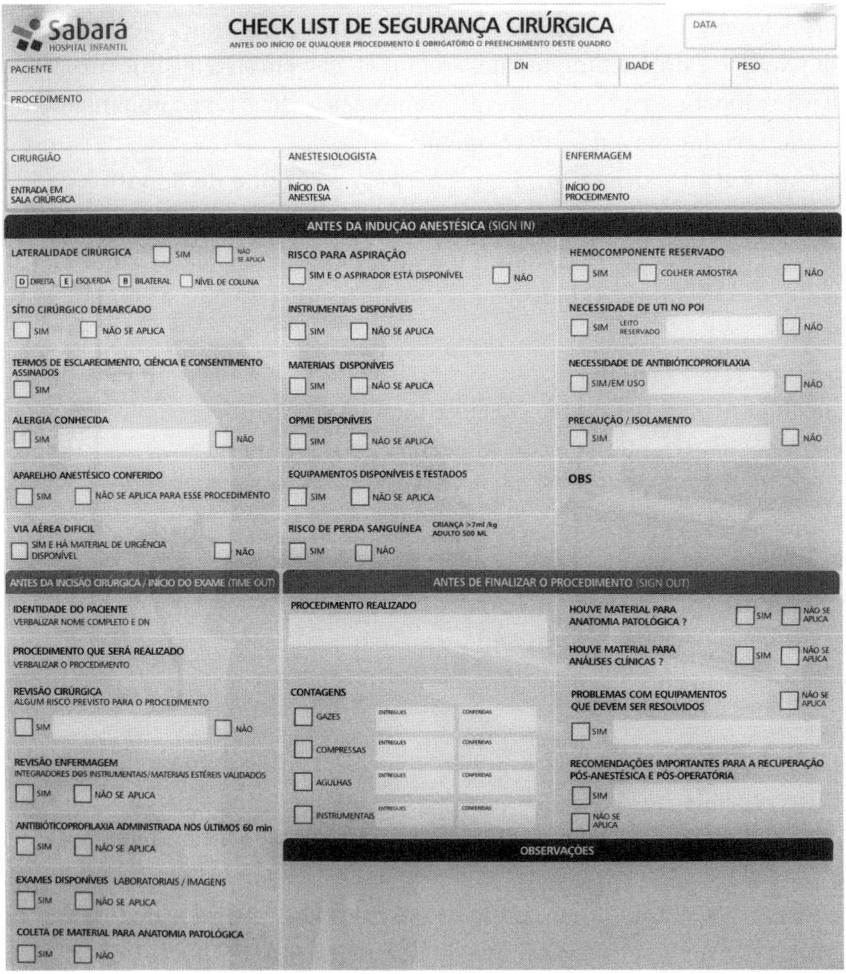

Sabará HOSPITAL INFANTIL

CHECK LIST DE SEGURANÇA CIRÚRGICA

ANTES DO INÍCIO DE QUALQUER PROCEDIMENTO É OBRIGATÓRIO O PREENCHIMENTO DESTE QUADRO

DATA

PACIENTE | DN | IDADE | PESO

PROCEDIMENTO

CIRURGIÃO | ANESTESIOLOGISTA | ENFERMAGEM

ENTRADA EM SALA CIRÚRGICA | INÍCIO DA ANESTESIA | INÍCIO DO PROCEDIMENTO

ANTES DA INDUÇÃO ANESTÉSICA (SIGN IN)

LATERALIDADE CIRÚRGICA ☐ SIM ☐ NÃO SE APLICA
D DIREITA E ESQUERDA B BILATERAL ☐ NÍVEL DE COLUNA

SÍTIO CIRÚRGICO DEMARCADO ☐ SIM ☐ NÃO SE APLICA

TERMOS DE ESCLARECIMENTO, CIÊNCIA E CONSENTIMENTO ASSINADOS ☐ SIM

ALERGIA CONHECIDA ☐ SIM ☐ NÃO

APARELHO ANESTÉSICO CONFERIDO ☐ SIM ☐ NÃO SE APLICA PARA ESSE PROCEDIMENTO

VIA AÉREA DIFICIL ☐ SIM E HÁ MATERIAL DE URGÊNCIA DISPONÍVEL ☐ NÃO

RISCO PARA ASPIRAÇÃO ☐ SIM E O ASPIRADOR ESTÁ DISPONÍVEL ☐ NÃO

INSTRUMENTAIS DISPONÍVEIS ☐ SIM ☐ NÃO SE APLICA

MATERIAIS DISPONÍVEIS ☐ SIM ☐ NÃO SE APLICA

OPME DISPONÍVEIS ☐ SIM ☐ NÃO SE APLICA

EQUIPAMENTOS DISPONÍVEIS E TESTADOS ☐ SIM ☐ NÃO SE APLICA

RISCO DE PERDA SANGUÍNEA CRIANÇA >7ml /kg ADULTO 500 ML ☐ SIM ☐ NÃO

HEMOCOMPONENTE RESERVADO ☐ SIM ☐ COLHER AMOSTRA ☐ NÃO

NECESSIDADE DE UTI NO POI ☐ SIM LEITO RESERVADO ☐ NÃO

NECESSIDADE DE ANTIBIÓTICOPROFILAXIA ☐ SIM/EM USO ☐ NÃO

PRECAUÇÃO / ISOLAMENTO ☐ SIM ☐ NÃO

OBS

ANTES DA INCISÃO CIRÚRGICA / INÍCIO DO EXAME (TIME OUT)

IDENTIDADE DO PACIENTE
VERBALIZAR NOME COMPLETO E DN

PROCEDIMENTO QUE SERÁ REALIZADO
VERBALIZAR O PROCEDIMENTO

REVISÃO CIRÚRGICA
ALGUM RISCO PREVISTO PARA O PROCEDIMENTO ☐ SIM ☐ NÃO

REVISÃO ENFERMAGEM
INTEGRADORES DOS INSTRUMENTAIS/MATERIAIS ESTÉREIS VALIDADOS ☐ SIM ☐ NÃO SE APLICA

ANTIBIÓTICOPROFILAXIA ADMINISTRADA NOS ÚLTIMOS 60 min ☐ SIM ☐ NÃO SE APLICA

EXAMES DISPONÍVEIS LABORATORIAIS / IMAGENS ☐ SIM ☐ NÃO SE APLICA

COLETA DE MATERIAL PARA ANATOMIA PATOLÓGICA ☐ SIM ☐ NÃO

ANTES DE FINALIZAR O PROCEDIMENTO (SIGN OUT)

PROCEDIMENTO REALIZADO

CONTAGENS
☐ GAZES ENTREGUES CONFERIDAS
☐ COMPRESSAS ENTREGUES CONFERIDAS
☐ AGULHAS ENTREGUES CONFERIDAS
☐ INSTRUMENTAIS ENTREGUES CONFERIDAS

HOUVE MATERIAL PARA ANATOMIA PATOLÓGICA ? ☐ SIM ☐ NÃO SE APLICA

HOUVE MATERIAL PARA ANÁLISES CLÍNICAS ? ☐ SIM ☐ NÃO SE APLICA

PROBLEMAS COM EQUIPAMENTOS QUE DEVEM SER RESOLVIDOS ☐ NÃO SE APLICA ☐ SIM

RECOMENDAÇÕES IMPORTANTES PARA A RECUPERAÇÃO PÓS-ANESTÉSICA E PÓS-OPERATÓRIA ☐ SIM ☐ NÃO SE APLICA

OBSERVAÇÕES

FIGURA 1. Lista de verificação de segurança cirúrgica do Sabará Hospital Infantil.

REFERÊNCIAS

1. Brasil. Ministério da Saúde. Agência Nacional de Vigilância Sanitária (Anvisa). Resolução n. 50, de 21 de fevereiro de 2002. Dispõe sobre o regulamento técnico para planejamento, programação, elaboração e avaliação de projetos físicos de estabelecimentos assistenciais de saúde. Brasília, DF: Ministério da Saúde, 2002.
2. Associação Brasileira de Enfermeiros de Centro Cirúrgico, Recuperação Anestésica e Centro de Material e Esterilização (Sobecc). Diretrizes de práticas em enfermagem cirúrgica e processamento de produtos para a saúde. 7.ed. Barueri: Manole, 2017.
3. Whaley LF, Wong DL. Nursing care of infants and children. 4.ed. St. Louis: Mosby, 1991.
4. Rothrock JC. Alexander – Cuidados de enfermagem ao paciente cirúrgico. 13.ed. Rio de Janeiro: Elsevier, 2007.
5. Child Health Care. AAP Research Update, a publication of the American Academy of Pediatrics, n. 9, 1993.
6. Sampaio CEP, Oliveira MVO, Leal VMM, Comino LBS, Romano RAT, Gomes AMT. Cirurgia ambulatorial pediátrica: um estudo exploratório acerca do impacto da consulta de enfermagem. Rev Min Enferm. 2012;16(1):25-30.
7. Fundo das Nações Unidas para a Infância (Unicef). Legislação, normativas, documentos e declarações. Apresenta a Lei n. 8.069, de 13 de julho de 1990. Dispõe sobre o Estatuto da Criança e do Adolescente e dá outras providências. Brasília, DF: Unicef, 1990. Disponível em: <https://www.unicef.org/brazil/estatuto-da-crianca-e-do-adolescente>. Acesso em: 12 dez. 2020.
8. Carvalho R (coord). Enfermagem em centro cirúrgico e recuperação anestésica. Manuais de Especialização Einstein. Barueri: Manole, 2015.
9. Organização Mundial da Saúde (OMS). Segundo desafio global para a segurança do paciente – cirurgias seguras salvam vidas. Rio de Janeiro: Organização Pan-Americana da Saúde; Ministério da Saúde; Agência Nacional de Vigilância Sanitária, 2009. Disponível em: <http://bvsms.saude.gov.br/bvs/publicacoes/seguranca_paciente_cirurgias_seguras_guia.pdf>. Acesso em: 12 dez. 2020.
10. Moraes MW, Carvalho R. A inserção do centro cirúrgico na assistência à saúde. In: Carvalho R, Bianchi ERF (orgs). Enfermagem em centro cirúrgico e recuperação. 1.ed. 2. reimp. Barueri: Manole, 2010. p.1-21.
11. Monteiro EL, Melo CL, Amaral TLM, Prado PR. Cirurgias seguras: elaboração de um instrumento de enfermagem perioperatória. Rev SOBECC. 2014;19(2):99-109. Disponível em: <http://sobecc.org.br/arquivos/artigos/2015/pdfs/site_sobecc_v19n2/07_sobecc_v19n2.pdf>. Acesso em: 12 dez. 2020.
12. Whaley LF, Wong DL. Enfermagem Pediátrica: elementos essenciais à intervenção efetiva. 5.ed. Rio de Janeiro: Guanabara Koogan, 1999.

19

Paciente crônico – uma abordagem integrativa

Renata Gasparre
Thais Oliveira Franco

INTRODUÇÃO

A idealização de que os filhos sejam saudáveis, independentemente de sua idade cronológica, é existente e o maior desejo de todos os pais. Com isso, o aparecimento de uma doença no curso da vida ou, até mesmo, ao nascer é avassalador, e o sentimento de desamparo faz-se presente em toda a família.[1-3]

A prevalência de doenças crônicas na infância é muito elevada, afetando o desenvolvimento da criança doente e as relações familiares. Estima-se que a prevalência da população infantil dos EUA que sofre de alguma forma de disfunção crônica, incluindo condições físicas, deficiências de desenvolvimento, dificuldades de aprendizagem e doenças mentais, seja de 15 a 18%, e cerca de 7% dessas crianças têm restrições em suas atividades diárias.

As doenças crônicas são caracterizadas por um longo curso de progressão, necessidade de tratamento a longo prazo e impactos na capacidade funcional das crianças.[4-6]

Embora tratamentos medicamentosos para as doenças orgânicas tenham sido desenvolvidos e as taxas de sobrevivência tenham melhorado significativamente, muitas crianças ainda requerem procedimentos médicos ofensivos, hospitalização e deterioração de sua condição física.[4,7]

O PAPEL DA FAMÍLIA COM A CRIANÇA CRÔNICA

Desde a descoberta de uma doença até seu desfecho, existe um longo caminho a se percorrer. A ideia de um filho com uma doença crônica que irá acarretar mudanças no estilo de vida de toda a família é bastante assustadora e interfere totalmente na expectativa criada, por isso, é necessário um suporte psicológico intenso, em especial para a díade mãe-criança.[2,3,8]

A doença crônica pode ser considerada uma espécie de estresse que afeta o desenvolvimento normal das crianças e também as relações sociais no sistema familiar.

A rotina da família muda completamente, e as constantes visitas ao médico, os medicamentos e frequentes hospitalizações acabam afetando a todos que convivem com a criança.

Em uma família em que a criança está doente, três subsistemas irão interagir: o paciente e sua condição, a família e sua rede social e os serviços de saúde. Assim, a intervenção psicológica deve atentar-se em cada subsistema e no que acontece entre esses subsistemas. Com base na teoria sistêmica da família, podem ser descritos três modelos teóricos para tentar explicar o que acontece nesses subsistemas.

Em primeiro lugar, está o denominado modelo família doente, cujas principais características são: falta de limites entre indivíduos e subsistemas, incapacidade de resolver problemas e métodos rígidos. Isso terá um grande impacto na progressão e no manejo de certas doenças.[2-4]

O segundo é o denominado modelo de ofensa familiar, referindo-se especialmente às famílias de crianças com doenças psiquiátricas. O modelo tenta ilustrar como certas características da família (como hostilidade e criticismo) predizem a recorrência da doença.

Por fim, o terceiro é o modelo de impacto, que diz respeito ao impacto das doenças crônicas na organização da família em relação à forma de trabalhar.

A contextualização do estresse familiar relacionado às doenças crônicas precisa levar em consideração as características do pai e da mãe e suas visões sobre a doença do filho. No entanto, as respostas das famílias ao estresse podem ser influenciadas pela rede de apoio social que as cercam, principalmente no que diz respeito à tratativa, à aceitação e ao manejo da doença crônica, incluindo aspectos como hospitalização, desospitalização e cuidados em casa com a criança.[5,8,9]

O PAPEL DO PROFISSIONAL DA SAÚDE COM A CRIANÇA CRÔNICA

Mesmo com o avanço tecnológico e da medicina, ainda é extremamente difícil saber como lidar com a criança com doença crônica e com sua família em relação à aceitação dessa condição. O plano de cuidados relativos à criança doente é sempre desafiador, e a possibilidade de terminalidade ou morte como desfecho ainda é um tabu social. Além disso, a capacitação dos profissionais de saúde para lidar com esse problema é, muitas vezes, defasada.[1,7,10]

Um fator preocupante inclui os sentimentos de desamparo, dor, medo, impotência, entre outros, vivenciados pelo profissional da saúde que lida com o paciente pediátrico crônico. Esse profissional também precisa ser olhado de uma forma humana, e é necessário traçar estratégias psicológicas para ajudar todos da equipe a lidarem com esses sentimentos.

Após a identificação da criança crônica e das necessidades da equipe, é de suma importância que sejam promovidas condições para o desenvolvimento dessa criança e de sua família. Após o diagnóstico, é fundamental que exista um líder na equipe para determinar os próximos passos, incluindo uma conversa com a família e com o responsável pelos cuidados da criança. Entretanto, para além de medicamentos, tratamentos e aparelhos de suporte à vida, essa criança necessita ser inclusa na sociedade e na rotina familiar fora do hospital, por isso é essencial preparar a família, o quanto antes, para a vida fora do ambiente hospitalar.[2,3,5]

O treinamento da equipe de saúde é extremamente importante para o desenvolvimento dessas famílias, assim como o apoio psicológico e psiquiátrico. O olhar humanizado e aguçado é necessário para lidar com o público e, quando se trata de pediatria, a inclusão da família em todo o cuidado é imprescindível. A empatia é a condução adequada para esse manejo. É preciso preparar cada vez mais, e de forma mais intensa, o processo de desospitalização dessas crianças.

TERMINALIDADE E O PROCESSO DE MORTE

A morte, embora seja uma parte natural da vida de todas as pessoas, ainda não é explicada no que diz respeito às dimensões de valores e símbolos relacionados à psicologia e às ciências sociais.

Na pediatria, a aceitação e o entendimento da mortalidade tornam-se um processo ainda mais complicado e delicado, ainda que a tratativa da aceitação de terminalidade pela equipe de saúde seja totalmente compartilhada e manejada com a família da criança doente.

Além da tratativa social, crianças que possuem alguma doença crônica que evolua para a terminalidade enfrentam muita dor, dependendo do diagnóstico. A sensação de deixar a família e, muitas vezes, a incapacidade de comunicação decorrente de efeitos colaterais de medicamentos ou, até mesmo, pela evolução da doença, tornam o processo ainda mais doloroso.

Durante os cuidados prestados à criança, profissionais de saúde constroem vínculos emocionais e estabelecem uma base segura no exercício de suas profissões. Entretanto, quando o desenvolvimento da doença crônica é a terminalidade ou morte, a sensação de desamparo e impotência é comum nesses profissionais. Dessa forma, é de suma importância desenvolver e preparar a equipe para que o manejo seja o melhor e mais humano possível. Em relação à família, é preciso ter o preparo adequado para atender às necessidades da criança e de seus familiares quanto aos desejos pré e pós-morte.[1,2,10]

RELATO DE CASO

Daniel, paciente pediátrico nascido em uma maternidade de São Paulo, foi transferido para o nosso serviço 4 meses após o nascimento. Durante a gestação, foi diagnosticado com tetralogia de Fallot e agenesia de valva pulmonar.

Nascido de parto cesárea, com idade gestacional (IG) de 39 2/7 semanas e Apgar 3-6, foi internado em unidade de terapia intensiva (UTI) neonatal em estado grave, fazendo uso de ventilação oscilatória de alta frequência (VAFO), óxido nítrico (NO) e prostaglandina. Programada a cirurgia cardíaca, no período pré-operatório apresentou quadro de baixo débito cardíaco, precisando de droga vasoativa (DVA) e diálise peritoneal, além de receber tratamento para crises convulsivas. Em 27 de dezembro de 2018, foi submetido à correção cirúrgica do defeito, sendo realizada após timectomia, ventriculosseptoplastia com *patch* de pericárdio autólogo e plastia de tricúspide, ventriculotomia à direita com ressecção infundibular e desconexão de tronco pulmonar e ramos pulmonares, com redução posterior, seguida de reconstrução dos vasos e ampliação da via de saída do ventrículo direito (VD) com monocúspide n. 10 e fechamento parcial de comunicação interatrial (CIA). Apresentava rim esquerdo multicístico e displásico, e rim direito vicariante.

No Sabará Hospital Infantil, foi dada continuidade para o tratamento clínico. O bebê apresentava quadro de insuficiência cardíaca direita grave, hipertensão pulmonar e ascite quilosa pós-cirurgia cardíaca; assim, foi passado cateter de Tenckhoff para drenagem e alívio de pressão intra-abdominal.

Por persistência da má perfusão periférica, foi implantado um marca-passo bicameral em 9 de abril de 2019. O caso foi discutido entre a equipe da cardiologia e cirurgia cardíaca, sem novas propostas cirúrgicas corretivas/curativas. O paciente apresentou diversos quadros de sepse no período, tratados com antibióticos (ATB) e com posterior melhora.

Paciente também apresentou desnutrição proteico-calórica grave, hipoalbuminemia e hipogamaglobulinemia. Em decorrência da ascite quilosa, passou por períodos prolongados de jejum (aproximadamente dois meses contínuos), em uso de nutrição parenteral periférica (NPP). Evoluiu com dificuldade de aceitação de dieta enteral e fez uso de diálise peritoneal intermitente (DPI) por longo período, inicialmente por ascite quilosa e depois para manejo de volume. Em setembro de 2019, teve intercorrência em procedimento cirúrgico, evoluindo com choque hemorrágico grave e necessidade de transfusão maciça. Desde então, passou a apresentar insuficiência renal dependente de diálise peritoneal, ficando a dúvida se essa insuficiência foi sequela pós-quadro de instabilidade ou se se tratava de evolução natural de doença de base não identificada.

Resumindo, o paciente apresentava:

- cardiopatia complexa, tendo realizado cirurgia cardíaca no período neonatal;
- síndrome convulsiva;
- atraso global do desenvolvimento neuropsicomotor;
- ascite quilosa resolvida;
- desnutrição proteico-calórica grave;
- imunodeficiência (linfopenia e hipogamaglobulinemia);
- enteropatia perdedora de proteínas;
- diarreia crônica dependente de diálise peritoneal;
- insuficiência renal crônica;
- hipocalcemia, hipomagnesemia, hipocalemia e hipofosfatemia, dependentes de reposição de eletrólitos.

Equipe de suporte e cuidados paliativos

Em razão do diagnóstico de doença crônica complexa e ameaçadora à vida, foi iniciado seguimento com a equipe de suporte e cuidados paliativos em 17 de abril de 2019, com a demanda de suporte familiar, definição de objetivo de cuidado e alinhamento de plano de cuidado entre família e equipes. Ao dar início ao seguimento, foi realizada uma reunião familiar com a equipe de cardiologia, durante a qual se conversou sobre o diagnóstico e foram esclarecidos o prognóstico e a falta de novas propostas cirúrgicas curativas. Na conversa, de acordo com os valores dos pais, a família decidiu que Daniel recebesse todo o cuidado e suporte clínico que permitisse mantê-lo confortável e prolongasse sua vida o máximo possível, objetivando o mínimo de sofrimento nessa trajetória.

Diante da biologia do paciente e de acordo com sua biografia e os valores dos pais, foi decidido que Daniel seria mantido no suporte clínico e que, em caso de evolução com piora progressiva e natural da doença, seria limitado o suporte e não estariam indicados hemodiálise, oxigenação por membrana extracorpórea (ECMO) e massagem cardíaca.

Em setembro de 2019, Daniel passou por novo quadro extremamente grave, após ser submetido a outro procedimento cirúrgico. No dia 10 daquele mês, foi realizada passagem de cateter Broviac em centro cirúrgico, com acidente de punção de artéria carótida direita na tentativa de puncionar jugular. O paciente apresentou hipotensão, com resolução rápida após hemoderivados, e queda de hemoglobina; foi passado cateter central de inserção periférica (PICC) em veia femoral direita e rafiada a lesão de carótida, com retirada de Broviac.

Em razão da intercorrência aguda secundária a procedimento eletivo e de outros conflitos que ocorreram nessa ocasião, a equipe e os pais optaram por suporte pleno, visando ao restabelecimento da condição basal do paciente, que ficou extremamente grave, precisando de hemoderivados (transfusão maciça), DVA e necessidade de retornar Tenckhoff e diálise peritoneal. O paciente apresentou melhora em um período de 5 dias. Mesmo diante dessa situação, manteve-se o plano de cuidado de não indicar hemodiálise, não indicar ECMO e não realizar massagem cardíaca em qualquer hipótese. Após esse período, Daniel evoluiu com piora renal, hematológica, gastrointestinal, respiratória e cardiovascular. Ao longo dos meses e em decorrência do ajuste de suporte, todos os sistemas evoluíram com alguma recuperação e estabilização do quadro.

Durante os 11 meses de seguimento, a equipe trabalhou com o paciente e sua família em suas diversas dimensões.

Apesar da gravidade e complexidade do quadro e do atraso global do desenvolvimento neuropsicomotor (DNPM), Daniel apresentou ganhos no desenvolvimento: passou a pegar objetos, levá-los objetos à boca, sorrir e interagir com os pais. Por estar internado desde o nascimento, ele não conhecia outro tipo de vida que não fosse a hospitalar. Dentro dessas condições, apresentava-se estável, sem dor ou outros sintomas de difícil controle.

Dimensão emocional

Quando em boas condições, o paciente costumava ser tranquilo e sorridente. A mãe era a principal cuidadora. O pai vivia em Amsterdã, mas, apesar da distância, seguia participativo nas discussões e nos cuidados sobre a criança, ficando desgastado. O filho foi planejado e desejado. Após o diagnóstico de cardiopatia ainda durante a gravidez, os pais optaram por manter gestação. Ao nascimento, sabiam da gravidade da patologia e pensavam que o filho poderia viver com qualidade de vida apesar da doença. Ao longo do tempo, perceberam que a situação era mais complicada do que haviam imaginado. No início do seguimento pela equipe de paliativos, os pais estavam preparados para o desfecho morte, mas com dificuldade de viver a maternidade e a paternidade. A equipe trabalhou para que tanto os pais quanto a criança pudessem viver essa relação de família. Ao longo do seguimento, o vínculo se estreitou de forma significativa e eles passaram a aproveitar a vivência com o filho, dentro do possível, no contexto hospitalar. Tinham ciência da possibilidade de morte prematura e, ao mesmo, esperança na possibilidade de prolongar a vida de Daniel, conseguindo, em algum momento, a desospitalização e a melhora da qualidade de vida.

Um plano de cuidado mais direcionado propiciou melhor qualidade de vida mesmo dentro da instituição, respeitando as limitações. Ações relacionadas ao lúdico e ao desenvolvimento da criança tiveram início com as equipes de enfermagem e de fisioterapia.

Plano de cuidado

Desenhado de forma individual, o plano de cuidado utiliza recursos de estímulos sensoriais, idas à brinquedoteca, banho de sol e estímulos de desenvolvimento conforme a faixa etária. A ideia é prolongar a vida o máximo possível e com o mínimo sofrimento necessário, tendo como prioridade o bem-estar e o conforto do paciente (Figura 1).

Daniel veio a óbito no ano de 2020, após um ano e 6 meses de vida.

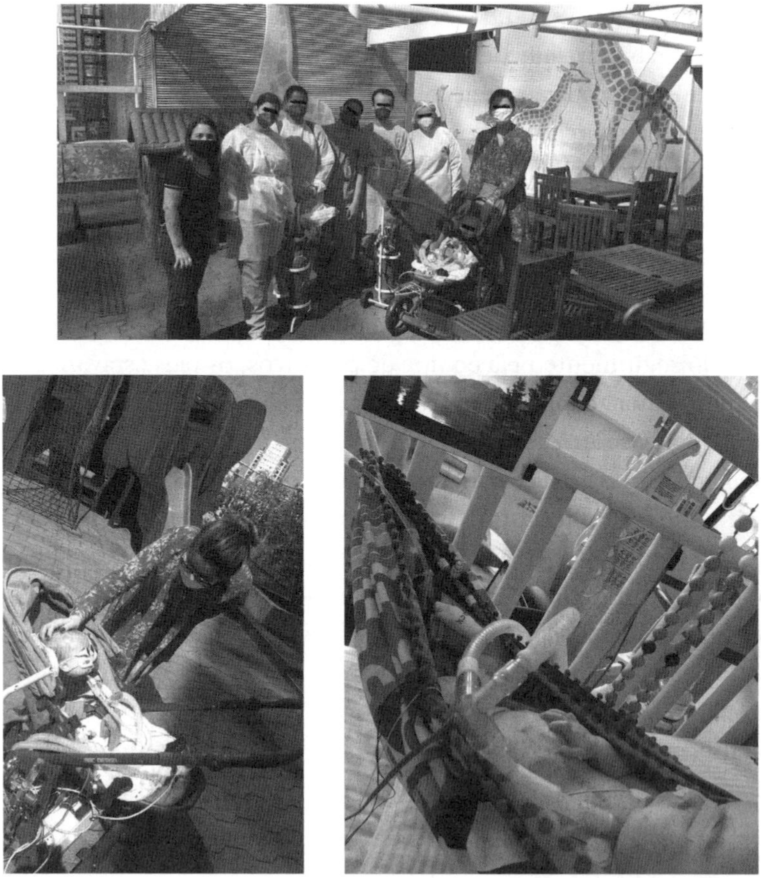

FIGURA 1. Relato de caso e plano de cuidados individual desenvolvido pela equipe assistencial: momento único.

REFERÊNCIAS

1. Viana V, Barbosa MC, Guimarães J. Doença crônica na criança: fatores familiares e qualidade de vida. Psicologia, saúde e doença. 2007;8(1):117-127.
2. Silva CG, Cota LI, Vieira RO, Arrazão VD, Cyrino LAR. Doenças terminais, conhecimento essencial para o profissional da saúde. Psicol Argum. 2013;31(72):137-144.
3. Freitas MC, Santana ME. Implementação da estratégia de ensino-aprendizagem à família de paciente crônico. Rev Bras Enferm. 2002;55(2):146-150.
4. Holanda ER, Collet N. As dificuldades da escolarização da criança com doença crônica no contexto hospitalar. Rev Esc Enferm USP. 2011;45(2):381-389.
5. Taddeo OS, Gomes KWL, Caprata A, Gomes AMA, Oliveira GC. Acesso, prática educativa e empoderamento de pacientes com doença crônicas. Ciênc Saúde Colet. 2012;17(11):2923-2926.
6. Martins JT, Robazzi MLCC. O trabalho do enfermeiro em unidade de terapia intensiva: sentimentos de sofrimento. Rev Lat-Am Enfermag. 2009;17(1):52-58.
7. Nobrega RD, Collet N, Pimentel I, Holanda ER. Criança em idade escolar hospitalizada: significado da condição crônica. Tex Conte Enferm. 2010;19(3):1-10.
8. Castro EK, Piccinini CA. Implicações da doença orgânica crônica na infância para as relações familiares: algumas questões teóricas. Psicol Reflex Crit. 2002;15(3):236-244.
9. Ito M. Um modelo de gestão de paciente crônico baseado nos conceitos de relacionamento com o cliente. [tese de doutorado]. São Paulo, SP: Escola Politécnica da Universidade de São Paulo, 2006. p.210-215.
10. Carvalho AD, Carvalho AT, Macedo RL, Neiva AEA. Sentimentos de enfermeiros que atuam junto a pacientes com câncer em fase terminal. Rev Pesqui (Univ Fed Est Rio J). 2017;9(4):1015-1020.

BIBLIOGRAFIA CONSULTADA

Gutierrez BAO, Ciampone MHT. O processo de morrer e a morte no enfoque dos profissionais de enfermagem de UTIs. Rev Esc Enferm USP. 2007;41(4):660-667.